全国中医药行业高等职业教育"十三五"规划教材

生理学

（第二版）

（供中医学、针灸推拿、中医骨伤、康复治疗技术、护理、临床医学等相关专业用）

主　编 ◎ 杨桂染　杨宏静

中国中医药出版社
·北　京·

图书在版编目（CIP）数据

生理学/杨桂染，杨宏静主编．—2版．—北京：中国中医药出版社，2018.8

全国中医药行业高等职业教育"十三五"规划教材

ISBN 978 - 7 - 5132 - 4948 - 5

Ⅰ．①生…　Ⅱ．①杨…　②杨…　Ⅲ．①人体生理学 - 高等职业教育 - 教材　Ⅳ．①R33

中国版本图书馆 CIP 数据核字（2018）第 090362 号

中国中医药出版社出版

北京市朝阳区北三环东路 28 号易亨大厦 16 层

邮政编码　100013

传真　010 - 64405750

山东百润本色印刷有限公司印刷

各地新华书店经销

开本 787 × 1092　1/16　印张 17　字数 350 千字

2018 年 8 月第 2 版　2018 年 8 月第 1 次印刷

书号　ISBN 978 - 7 - 5132 - 4948 - 5

定价　55.00 元

网址　www. cptcm. com

社 长 热 线　010 - 64405720

购 书 热 线　010 - 89535836

维 权 打 假　010 - 64405753

微信服务号　zgzyycbs

微商城网址　https://kdt. im/LIdUGr

官 方 微 博　http://e. weibo. com/cptcm

天猫旗舰店网址　https://zgzyycbs. tmall. com

如有印装质量问题请与本社出版部联系（010 - 64405510）

中医药职业教育是我国现代职业教育体系的重要组成部分，肩负着培养新时代中医药行业多样化人才、传承中医药技术技能、促进中医药服务健康中国建设的重要职责。为贯彻落实《国务院关于加快发展现代职业教育的决定》（国发〔2014〕19号）、《中医药健康服务发展规划（2015—2020年）》（国办发〔2015〕32号）和《中医药发展战略规划纲要（2016—2030年）》（国发〔2016〕15号）（简称《纲要》）等文件精神，尤其是实现《纲要》中"到2030年，基本形成一支由百名国医大师、万名中医名师、百万中医师、千万职业技能人员组成的中医药人才队伍"的发展目标，提升中医药职业教育对全民健康和地方经济的贡献度，提高职业技术院校学生的实际操作能力，实现职业教育与产业需求、岗位胜任能力严密对接，突出新时代中医药职业教育的特色，国家中医药管理局教材建设工作委员会办公室（以下简称"教材办"）、中国中医药出版社在国家中医药管理局领导下，在全国中医药职业教育教学指导委员会指导下，总结"全国中医药行业高等职业教育'十二五'规划教材"建设的经验，组织完成了"全国中医药行业高等职业教育'十三五'规划教材"建设工作。

中国中医药出版社是全国中医药行业规划教材唯一出版基地，为国家中医中西医结合执业（助理）医师资格考试大纲和细则、实践技能指导用书、全国中医药专业技术资格考试大纲和细则唯一授权出版单位，与国家中医药管理局中医师资格认证中心建立了良好的战略伙伴关系。

本套教材规划过程中，教材办认真听取了全国中医药职业教育教学指导委员会相关专家的意见，结合职业教育教学一线教师的反馈意见，加强顶层设计和组织管理，是全国唯一的中医药行业高等职业教育规划教材，于2016年启动了教材建设工作。通过广泛调研、全国范围遴选主编，又先后经过主编会议、编写会议、定稿会议等环节的质量管理和控制，在千余位编者的共同努力下，历时1年多时间，完成了83种规划教材的编写工作。

本套教材由50余所开展中医药高等职业教育院校的专家及相关医院、医药企业等单位联合编写，中国中医药出版社出版，供高等职业教育院校中医学、针灸推拿、中医骨伤、中药学、康复治疗技术、护理6个专业使用。

本套教材具有以下特点：

1. 以教学指导意见为纲领，贴近新时代实际

注重体现新时代中医药高等职业教育的特点，以教育部新的教学指导意

见为纲领，注重针对性、适用性以及实用性，贴近学生、贴近岗位、贴近社会，符合中医药高等职业教育教学实际。

2. 突出质量意识、精品意识，满足中医药人才培养的需求

注重强化质量意识、精品意识，从教材内容结构设计、知识点、规范化、标准化、编写技巧、语言文字等方面加以改革，具备"精品教材"特质，满足中医药事业发展对于技术技能型、应用型中医药人才的需求。

3. 以学生为中心，以促进就业为导向

坚持以学生为中心，强调以就业为导向、以能力为本位、以岗位需求为标准的原则，按照技术技能型、应用型中医药人才的培养目标进行编写，教材内容涵盖资格考试全部内容及所有考试要求的知识点，满足学生获得"双证书"及相关工作岗位需求，有利于促进学生就业。

4. 注重数字化融合创新，力求呈现形式多样化

努力按照融合教材编写的思路和要求，创新教材呈现形式，版式设计突出结构模块化，新颖、活泼，图文并茂，并注重配套多种数字化素材，以期在全国中医药行业院校教育平台"医开讲－医教在线"数字化平台上获取多种数字化教学资源，符合职业院校学生认知规律及特点，以利于增强学生的学习兴趣。

本套教材的建设，得到国家中医药管理局领导的指导与大力支持，凝聚了全国中医药行业职业教育工作者的集体智慧，体现了全国中医药行业齐心协力、求真务实的工作作风，代表了全国中医药行业为"十三五"期间中医药事业发展和人才培养所做的共同努力，谨此向有关单位和个人致以衷心的感谢！希望本套教材的出版，能够对全国中医药行业职业教育教学的发展和中医药人才的培养产生积极的推动作用。需要说明的是，尽管所有组织者与编写者竭尽心智，精益求精，本套教材仍有一定的提升空间，敬请各教学单位、教学人员及广大学生多提宝贵意见和建议，以便今后修订和提高。

国家中医药管理局教材建设工作委员会办公室

全国中医药职业教育教学指导委员会

2018 年 1 月

　　《生理学》是全国中医药行业高等职业教育"十三五"规划教材之一。本教材根据全国中医药行业高等职业教育对人才培养的要求，以案例为引导，以培养学生自主学习的能力为中心，以为临床课程服务和满足未来的职业岗位需求为宗旨，注重学生创新和实际操作能力的培养，重视职业道德和人文素养的培养，突出职业技术教育技能培养目标，适用于高等卫生职业教育三年制中医学、针灸推拿、中医骨伤、康复治疗技术、护理、临床医学等相关专业。

　　本教材分为十二章，每章开始设有学习目标，让学习者了解本章的基本内容和要达成的目标；每章内有典型案例作为引导，以加强基础与临床之间的联系，利于培养学习者的临床诊断思维；每章末设置复习思考题，利于学习者自我诊断、自我检测目标达成情况；将相关实验项目置于章节最后，有利于培养学生的实践操作能力。

　　本教材具体编写分工：第一章由杨桂染编写，第二章由张晓刚编写，第三章由于杰编写，第四章由李开明、黄维琳编写，第五章由刘平编写，第六章由李弋编写，第七章由毛双法编写，第八章由刘娜、孙秀玲编写，第九章由权燕敏编写，第十章由侯勇编写，第十一章由王青溪编写，第十二章由杨宏静编写。此次编写过程中参考了大量的资料，得到了各参编院校及中国中医药出版社的大力支持，在此表示诚挚的谢意！

　　由于时间紧迫，加之编写水平所限，教材中难免出现疏漏和不妥之处，恳请广大师生提出宝贵意见，以便今后修订完善！

《生理学》编委会

2018 年 1 月

目录

第 一 章

绪 论

扫一扫，看课件

【学习目标】

1. 掌握人体功能调节的方式及特点。

2. 熟悉生命活动的基本特征，内环境及其稳态的概念和意义，反馈控制的分类及其意义。

3. 了解生理学的概念、任务、研究方法。

第一节　生理学概述

一、生理学的研究对象

生理学（physiology）是生物科学的一个分支，是研究生物体正常功能活动规律的科学。生物体是自然界一切有生命的物体的总称，简称机体，包括动物、植物、微生物等，因此生理学分为动物生理学、植物生理学、人体生理学。本书介绍的是人体生理学，是一门重要的医学基础课程，其主要任务是研究正常人体及其各组成部分的生命现象、活动规律及产生机制，并阐明机体各组成部分的功能活动是如何相互协调、相互制约并做出调节，以适应内、外环境变化，维持正常生命活动。

二、生理学的研究方法

生理学是一门实验性科学，生理学知识来源于临床实践与实验研究。现代生理学知识的获得，主要是来源于实验研究。

（一）生理学的实验方法

根据实验对象不同，生理学实验分为动物实验和人体实验。动物实验分为急性实验和慢性实验两大类。急性实验是在动物麻醉状态下，通过手术暴露出要观察的器官组织进行研究，周期较短，实验后动物无法存活，需及时予以处死。如果是直接在动物身上进行的观察实验称为急性在体实验；若将某一器官、组织或细胞从动物体内取出，在人工条件下进行观察则称为急性离体实验。慢性实验是在动物清醒状态下进行，通常为了特定的实验目的需要事先给动物进行必要的（包括手术等）处理，待其康复后进行实验，整个周期较长并可反复进行。以动物为实验对象研究人体生理功能有一定的局限性，因此，生理学研究仍需以人体作为研究对象，但是由于人体实验受到伦理道德的限制，到目前为止人体生理学实验主要以实验室观察和调查研究为主。随着科学技术的发展，近年来出现了采用遥控、遥测和体表无创检测技术进行功能研究的方法，使生理学的研究不断深入和发展。

（二）生理学研究的三个水平

由于人体功能十分复杂，需要从不同层次进行研究。通常将生理学的研究分为三个水平，即细胞和分子水平、器官和系统水平以及整体水平。

对人体生理功能的研究，首先是在器官和系统的水平上进行的，在这一层次上获得的知识构成了当今生理学的基本内容。由于人体各个器官的功能都是由所含细胞的特性决定的，而后者又取决于细胞所含物质分子的组成及其理化特性，因此要揭开人体生理功能的奥秘，就必须深入到细胞和分子水平。同时，还必须要认识到，人体是完整的统一体，人们从器官、系统以及细胞和分子水平对人体功能的认识，最终都要在整体水平上加以综合并得到验证。

1. 细胞和分子水平　细胞是构成人体结构和功能的基本单位。体内各个器官系统的功能都是由细胞的特性决定的。而细胞的生理特性又是由构成细胞的各个分子，特别是细胞中大分子的理化特性决定的。在细胞或分子水平上研究生命过程及规律的生理学，称为细胞生理学或普通生理学。当今生命科学研究的基因工程和蛋白质工程等热门课题都属于这一水平的研究。

2. 器官和系统水平　器官和系统水平的研究主要针对某一器官或系统的功能活动进行观察，分析其活动规律和产生机制，以及他们在整体活动中的地位与作用。例如将实验动物的心脏完整取出后，进行离体观察，研究药物、离子对心脏生理功能的影响，都属于器官和系统水平的研究。

3. 整体水平　整体水平的研究是以完整机体为研究对象，研究机体内各器官、系统之间的相互联系和相互影响，及环境因素对机体功能活动的影响和机体做出的各种规律性反应等。机体的各种功能活动相互协调，从而使机体形成一个完整的密不可分的整体。

上述三个水平之间的研究不是孤立的，而是相互联系、相互补充的。因此学习生理学时，要用发展的、辩证的观点来认识生命活动规律。

三、生理学与医学的关系

生理学的发展和医学的发展密切相关。人们在寻求对疾病医治的过程，必然要求人们对正常的人体及其正常的功能等进行探索。而生理学的知识正是随着人类社会的发展，尤其是在医学实践、科学研究和技术发展的过程中不断积累起来的。

医学的主要目的是防治疾病，促进人类健康。医学生只有全面系统地掌握机体各系统、各器官的正常生命活动规律，才能正确认识、预防和治疗各种疾病。因此生理学是医学基础课程，是医学生必修的专业基础课。对医务人员来说，没有扎实的人体生理的基本知识，就不能正确地认识疾病、诊断疾病和治疗疾病。

第二节　人体与环境

📚 案例导入

小雅，男，14岁，口干多饮1月，伴恶心、呕吐2天，于2016年11月1日入院。患者形体肥胖，体重80kg，无糖尿病家族史，父母体健。入院急查尿常规：酮体2＋、蛋白质3＋、葡萄糖3＋；急诊生化示：血糖34.06mmol/L、血钾6.7mmol/L；血气分析示：pH7.23、PCO_2 18mmHg。西医诊断：1型糖尿病合并酮症酸中毒。舌红、苔黄厚、脉滑数。中医诊断：消渴（痰热瘀阻证）。经过积极抢救治疗后，病情明显好转。

问题与思考

1. 稳态的意义是什么？

2. 通过查阅资料了解血浆pH值、血糖浓度、血钾的正常范围。

3. 通过案例分析稳态与阴阳平衡的关系。

法国生理学家Claude Bernard提出：机体生存在两个环境中，一个是不断变化着的外环境，另一个是比较稳定的内环境，人体之所以能在不断变化的外环境中很好地生存，内环境的相对稳定是首要条件。

一、人体与外环境

人体作为整体直接生存的环境称为外环境，包括自然环境和社会环境。自然环境为人类生存提供了阳光、空气和水等，当这些因素发生变化构成刺激时可影响人体的生命活动，人体通常能通过不断地调整各部分的功能活动和相互关系，使机体和环境维持着平衡统一，保证生命活动的正常进行。但过度的环境变化会超过人体的适应能力而导致不良影响，甚至危及生命。

社会环境变化也是影响人体生理功能的重要因素之一，如优越的社会制度、适宜的居住条件、良好的文化教育、和谐的人际关系等均可促进健康，反之则可导致人体多种功能紊乱，甚至引起疾病。

二、内环境及其稳态

（一）内环境

成年人身体重量的约60%是由液体构成的。人体内的液体称为体液，其中大部分分布于细胞内，称为细胞内液（占体重的40%）；小部分分布于细胞外，称为细胞外液（约占体重的20%），包括分布于细胞间隙中的组织液（约占体重的15%）和在血管中不断循环流动的血浆（约占体重的5%），还有少量的淋巴液和脑脊液等。人体的绝大多数细胞不与外环境直接接触，而是浸浴在细胞外液中，故细胞外液是体内细胞直接生存的环境，称为内环境（internal environment）。

内环境对细胞的生存及维持细胞的生理功能十分重要。细胞代谢所需的营养直接由内环境提供，细胞的代谢产物也首先排到内环境中，然后通过血液循环运输，通过呼吸和排泄器官排出体外（图1-1）。细胞要发挥正常功能，需要适宜的理化条件，这种适宜的理化条件也是由内环境提供的。

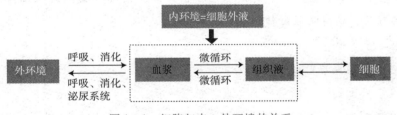

图1-1 细胞与内、外环境的关系

（二）稳态

1. **稳态的概念** 正常情况下，内环境中诸如温度、酸碱度、渗透压等物理性质和各种化学成分（如离子浓度）等经常保持相对的稳定。所谓相对稳定并非固定不变，而是可在一定范围内变动。生理学将内环境的各种理化性质维持相对稳定的状态称为内环境稳态（homeostasis）。稳态是维持机体正常生命活动的必要条件，例如，人的正常体温波动在37℃上下，每天的波动幅度不超过1℃。如果体温明显升高或降低，都会影响细胞代谢，使细胞、组织、器官的功能活动发生改变，从而导致疾病甚至发生死亡。

2. **稳态的维持** 稳态的维持是机体自我调节的结果。生理情况下，由于细胞的代谢

不断消耗 O_2 和营养物质，并产生 CO_2 和 H^+ 等代谢产物，同时释放热量使体温升高，这些因素的变化都会干扰稳态。但机体可通过多个系统和器官的活动，使受到干扰的内环境因素维持相对稳定。如利用呼吸系统的活动摄入所需的 O_2 和排出 CO_2；利用消化系统的活动可补充各种营养物质；经过散热可调节体温；依靠泌尿系统的活动则能将 H^+ 与多种代谢产物排出体外。在这些系统的功能活动中，血液循环系统通过其运输功能将各系统功能密切联系在一起。稳态的维持也与运动系统的活动密切相关，通过运动人体得以获取食物和脱离险境。

当内、外环境因素变化时，神经系统和内分泌系统通过发挥对各系统的调节作用，使稳态得以恢复和维持。

目前，稳态的概念已被扩展，不再局限于内环境的理化性质，而是扩大到泛指从细胞和分子水平、器官和系统水平到整体水平各个层面的各种生理功能活动，在神经系统和体液因素的调节下保持相对稳定的状态。维持各种生理功能活动的稳态主要依靠体内的负反馈控制系统。

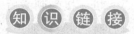

阴阳平衡与内环境稳态

阴阳五行学说是中国古代汉族人民创造的朴素的辩证唯物的哲学思想。因此，古代医学家借用阴阳五行学说来解释人体生理、病理的各种现象，并用以指导总结医学知识和临床经验，这就逐渐形成了以阴阳五行学说为基础的中医学理论体系。阴阳学说认为：阴阳之间的对立制约、互根互用，并不是处于静止和不变的状态，而是始终处于不断的运动变化之中。阴阳平衡是生命活力的根本。阴阳平衡则人健康、有神；阴阳失衡人就会患病、早衰，甚至死亡。阴阳平衡论恰巧与现代西医生理学中的"内环境稳态"有非常相似的内涵。阴阳平衡与内环境稳态皆具有相对性、动态性。阴阳间在一定范围内始终进行着消长变化，总体上呈相对稳定的状态；阴阳消长对阴阳平衡的维持与内环境稳态的维持的机理非常相似。

第三节 生命活动的基本特征

生命现象多种多样，生物学家通过研究发现生命活动的基本特征主要有新陈代谢、兴奋性、生殖。

一、新陈代谢

新陈代谢（metabolism）是指机体与环境之间不断进行物质和能量交换，以实现自我更新的过程。新陈代谢包括合成代谢和分解代谢两个方面。合成代谢是指机体不断地从外界摄取营养物质，合成机体自身的物质，以实现生长、发育、更新、修复，并储存能量的过程，又称同化作用；分解代谢是指机体不断将自身物质分解，并把代谢产物排出体外，释放能量的过程，又称异化作用。在物质代谢过程中，同时伴随能量代谢。新陈代谢是机体整个生命活动中最基本的特征，一旦停止，生命活动也随之终止。

二、兴奋性

当机体所处的内、外环境发生变化时，其功能活动会发生相应改变。例如：刺激性气味引起打喷嚏或屏气；气温下降时引起皮肤血管收缩等。组织、细胞或机体具有对刺激产生反应的能力或特性称为兴奋性。兴奋性是生物体生存的必要条件。

（一）刺激与反应

凡能引起机体功能活动改变的内、外环境变化称为刺激（stimulus）。机体接受刺激后功能活动的变化称为反应（response）。刺激按其性质不同可分为：①物理性刺激，如声、光、电、机械、温度、射线等；②化学性刺激，如酸、碱、离子、药物等；③生物性刺激，如细菌、病毒、抗体等；④社会心理性刺激，如社会因素、心理因素、情绪波动等。

并非所有的刺激都能引起机体发生反应。实验证明，能引起机体或组织发生反应，除了机体本身具有兴奋性外，刺激引起反应必须具备三个条件：刺激的强度、刺激的持续时间和刺激强度－时间变化率。

1. 刺激的强度　任何性质的刺激必须要达到一定的强度，才能引起机体或组织发生反应。能引起机体或组织发生反应的最小刺激强度称为阈强度（threshold），也称刺激阈或阈值。刺激强度等于阈值的刺激称为阈刺激（threshold stimulus）；刺激强度大于阈值的刺激称为阈上刺激；刺激强度小于阈值的刺激称为阈下刺激。阈刺激和阈上刺激都能引起组织发生反应，所以称有效刺激；一次阈下刺激不能引起机体发生反应，所以将阈下刺激又称为无效刺激。

2. 刺激的持续时间　刺激必须持续一定的时间，才能引起组织反应。如果刺激持续时间太短，即使刺激强度足够，也不能引起组织的反应。例如，医护人员在给病人进行肌肉注射时，应尽可能做到"进针快、出针快"，以缩短刺激时间，减少病人痛苦。

3. 刺激强度－时间变化率　单位时间（秒）内刺激强度增减的量，即强度变化速度，称为强度－时间变化率。强度－时间变化率越大，刺激作用越强；反之越弱。例如，在针灸学中的针刺治疗时，常采用捻转、提插毫针的操作手法，来达到刺激强度－时间变化率，以加强刺激效果，提高疗效。

（二）兴奋与抑制

机体在安静时，无明显的功能活动表现，但其内部理化过程仍不断进行，处于一种相对静息状态，称为生理静息状态。在静息状态下，机体接受有效刺激时，就会发生反应。根据机体接受刺激后功能活动的变化，可将反应分为兴奋和抑制两种形式。机体接受刺激后，由生理静息状态转变为活动状态，或功能活动由弱变强称为兴奋（excitation）。如在运动或激动时心跳加快，心肌收缩力加强，就是组织兴奋的表现。相反，机体由活动状态转变为生理静息状态，或功能活动由强变弱则称为抑制（inhibition）。如睡眠时心迷走神经作用于心脏，引起心跳减慢，心肌收缩力减弱，就是组织抑制的表现。

（三）衡量组织兴奋性的指标——阈强度（阈值）

机体各组织兴奋性高低不同，即使是同一组织在不同生理状态下其兴奋性也是不相同的。肌肉、神经、腺体三类组织兴奋性较高，一旦受到刺激即可引起明显的反应，称为可兴奋组织（excitable tissue）。不同组织或细胞在不同的状态下，发生反应所需的阈强度不同，故常以阈强度的大小作为衡量机体组织兴奋性高低的指标。阈强度与兴奋性的高低呈反变关系，即阈强度越小，其兴奋性越高，对刺激反应越灵敏；反之，兴奋性越低即阈强度越大，对刺激反应越迟钝。

三、生殖

生物体发育成熟后，能产生与自己相似的子代个体，以繁衍种族后代的过程称为生殖（reproduction）或自我复制（self‑replication）。生物个体均具有一定的生存寿限，为了延绵种族，延缓生命过程，只有通过生殖过程产生新的个体来延续种系。因此生殖是生命的基本特征之一。

第四节　人体功能的调节

当人体内、外环境因素发生变化时，体内各器官系统的功能及相互关系发生相应的变化以维持内环境的稳态，这种适应性变化称为人体功能的调节。

一、人体功能的调节方式

（一）神经调节

神经调节（neuroregulation）是指通过神经系统对人体功能进行调节的方式。神经调节是人体功能最主要的调节方式，其基本方式是反射，结构基础是反射弧，由感受器、传入神经、神经中枢、传出神经和效应器五部分组成。如肢体接近火焰时，皮肤感受器可感受到这种伤害性刺激，并将刺激信号转变为传入神经上的神经冲动传向中枢，信号经中枢分析处理后再以神经冲动的形式沿传出神经到达效应器，即有关肌群，结果引起肌群收缩，使受刺激肢体撤离刺激源，从而完成反射。反射须在反射弧的结构和功能完整的基础上才能正常进行，反射弧任何一个环节被阻断，反射将不能完成。反射可简单也可复杂，如膝跳反射在中枢只经过一次突触传递即可完成，而心血管反射、呼吸反射等则需经中枢神经系统中多级水平的整合才能完成。

反射分为非条件反射和条件反射。其形成、意义及特点见表1-1。

表1-1 非条件反射和条件反射的比较

	非条件反射	条件反射
形成	与生俱来，遗传决定	在非条件反射基础上，后天学习和训练获得
举例	吸吮反射、逃避反射、减压反射	望梅止渴、谈虎色变
神经联系	反射弧固定	反射弧易变、不固定
中枢	大脑皮质下中枢就能完成	必须通过大脑皮质才能完成
意义	是适应环境的基本手段，数量有限	提高对环境的适应能力，数量无限

神经调节的特点是反应快，作用时间短暂，调节作用精细而准确。

（二）体液调节

体液调节（humoral regulation）是指体内某些化学物质通过体液途径调节生理功能的方式。体液调节的化学物质主要指内分泌细胞分泌的激素，如生长素、性激素等；也包括某些组织细胞产生的特殊化学物质或代谢产物，如细胞因子、CO_2、腺苷等。随着现代生物技术的发展，发现能调节人体活动的化学物质种类越来越多，甚至可能是 NO 等之类的气体。

体液调节的特点是作用缓慢，广泛，持续时间长。

由于人体内多数内分泌腺或内分泌细胞接受神经的支配，故某些体液调节就成为神经调节反射弧的传出部分，这种调节称为神经-体液调节（neurohumoral regulation）。如肾上腺髓质受交感神经节前纤维的支配，交感神经兴奋时，可引起肾上腺髓质释放肾上腺素和去甲肾上腺素，从而使神经与体液因素共同参与人体的调节活动。

（三）自身调节

自身调节（autoregulation）是指组织细胞不依赖于神经或体液因素，自身对环境刺激发生的一种适应性反应。这种调节方式目前只在部分组织器官内发现，如肾血流量的自身调节。自身调节虽然调节幅度较小，灵敏度较低，范围较局限，但在维持某些器官和组织功能稳定中仍具有一定的生物学意义。

免疫系统作为人体重要的防御系统，同时也是体内重要的功能调节系统。近年来，由神经调节、内分泌调节和免疫调节共同构成的神经－内分泌－免疫调节网络系统，已经引起人们的高度关注。

二、人体功能调节的反馈控制

人体功能调节受控于一系列自动控制过程。生理学中，通常把神经中枢或内分泌腺看作是控制部分，而把效应器或靶细胞看作是受控部分，两者之间形成一个闭合的回路。控制部分发出控制信息调节受控部分的活动，而其自身的活动又受到来自受控部分返回信息的影响，不断纠正和调整自己的活动，从而实现自动精确的调节（图 1－2）。这种由受控部分发出信息反过来影响控制部分活动的过程称为反馈（feedback），发出的信息则称为反馈信息。反馈有负反馈和正反馈两种形式。

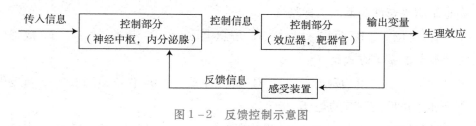

图 1－2　反馈控制示意图

（一）负反馈

反馈信息与控制信息作用相反的反馈称为负反馈（negative feedback）。人体内的负反馈非常多见，在维持机体生理功能的相对稳定和内环境稳态中具有重要意义，如调节动脉血压的压力感受性反射就是典型的负反馈控制。当动脉血压升高时，可通过反馈抑制心脏和血管的活动，使血压下降；相反，当动脉血压降低时，又可通过反馈增强心脏和血管的活动，使血压回升，从而维持血压的相对稳定。

（二）正反馈

反馈信息与控制信息作用相同的反馈称为正反馈（positive feedback）。正反馈远不如负反馈多见，其意义在于当某种生理活动进行时，通过反馈控制可使该生理活动进一步加强或减弱，直到完成。例如在排尿的过程中，尿液通过尿道时，刺激尿道感受器产生的反馈信息返回到排尿中枢可不断加强膀胱逼尿肌的收缩，直到尿液排尽。除了对排尿反射的控制，正反馈还见于分娩、血液凝固等生理过程，病理情况下出现的恶性循环也是一种正反馈。

另外，在正常情况下，人体功能的调节过程中，机体的反应所表示出的准确、适时和适度，除了因受到常见的反馈控制系统的作用外，还因受到了一种具有一定超前性和预见性的前馈控制系统（feed－forward control system）的作用。控制部分在反馈信息尚未到达之前因受到纠正信息（前馈信息）的影响，及时纠正其指令可能出现的偏差，这种自动控制形式称为前馈。体内前馈的例子很多，如运动员在到达运动场地但尚未开始比赛之前，循环和呼吸活动就已经发生改变，这属于条件反射，也属于前馈控制。

总之，人体功能的调节，是由多种机制共同作用，最终使人体功能的表现更为快速、准确和稳定。

复习思考

一、单项选择题

1. 维持内环境稳态的重要调节方式是（　　　）

    A. 体液调节　　B. 自身调节　　C. 正反馈调节　　D. 负反馈调节　　E. 自身调节

2. 衡量组织兴奋性高低的指标是（　　　）

    A. 动作电位　　B. 反应　　C. 静息电位　　D. 刺激　　E. 阈强度

3. 神经调节的基本方式是（　　　）

    A. 反射　　B. 反应　　C. 神经冲动　　D. 正反馈调节　　E. 负反馈调节

4. 下列属于正反馈调节的是（　　　）

    A. 排尿反射　　　　B. 吸吮反射　　　　C. 减压反射

    D. 血糖浓度的调节　　E. 以上都是

二、名词解释

1. 兴奋性

2. 正反馈

3. 内环境

4. 阈值

三、问答题

1. 生命的基本特征是什么？

2. 何为内环境稳态？内环境稳态的生理意义是什么？

3. 人体生理功能的调节方式有哪些？

4. 正、负反馈的生理意义是什么？

扫一扫，知答案

第 二 章
细胞的基本功能

扫一扫，看课件

【学习目标】

1. 掌握静息电位和动作电位的概念。

2. 熟悉细胞膜的物质转运功能和受体概念。

3. 了解肌细胞的收缩原理和收缩形式。

4. 培养学生通过现象看本质的思维，掌握人体生理的一切变化都是细胞的本质变化。

案例导入

吉女士，女性，35 岁，昏迷 1 小时。查体：T36.5℃，P60 次/分，R30 次/分，Bp110/80mmHg，平卧位，神志不清，呼之不应，压眶上有反应，皮肤湿冷，肌肉颤动，巩膜不黄，瞳孔针尖样，对光反射弱，口腔流涎，肺叩清，两肺较多哮鸣音和散在湿罗音，心界不大，心率60 次/分，律齐，无杂音，腹平软，肝脾未触及，下肢无水肿。既往体健，无肝、肾、糖尿病史，无药物过敏史，月经史、个人史及家族史无特殊。

问题与思考

1. 该患者考虑患有什么疾病？

2. 为什么出现肌肉颤动、瞳孔针尖样？

细胞是构成人体最基本的结构和功能单位，细胞的代谢活动又是人体生命活动的基础，要认识人体器官的功能和活动规律，就必须了解细胞的基本代谢活动。本章主要介绍细胞的物质跨膜转运功能、信号转导功能、细胞的生物电现象和肌细胞的收缩功能。

第一节 细胞膜的基本功能

细胞膜是一种具有特殊结构和功能的生物膜，将细胞分隔成细胞内与细胞外环境，细胞膜主要由脂类和蛋白质构成，此外还有少量的糖类物质。细胞膜的基本结构可用液态镶嵌模型解释（图2-1），即细胞膜是以液态脂质双分子层为基架，其间镶嵌着具有不同分子结构和生理功能的蛋白质。细胞膜所具有的各种功能取决于脂质双分子层中的蛋白质的功能，如物质的跨膜转运、信号转导等。

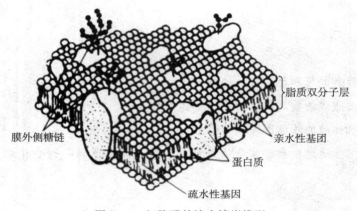

图2-1 细胞膜的液态镶嵌模型

一、细胞膜的物质转运功能

细胞的新陈代谢需要多种营养物质，同时也会产生许多代谢产物。细胞外营养物质的进入以及细胞内代谢产物的排出，都要经过细胞膜的物质转运才能实现。细胞膜的液态镶嵌模型结构决定了它对物质的通过有严格的选择性，保障了细胞正常代谢所需的理化环境的相对稳定。

由于细胞膜的基架是脂质双分子层，因此在理论上只允许脂溶性的物质通过。而大部分水溶性物质或离子进出细胞与细胞膜结构中各种特殊功能的蛋白质有关，一些大分子团块性固态或液态物质的跨膜转运以入胞或出胞的方式进出细胞，其生物学过程更为复杂。细胞膜转运物质的形式是多种多样的，现将几种常见的转运形式分述如下。

（一）单纯扩散

单纯扩散（simple diffusion）是指脂溶性小分子物质由细胞膜高浓度一侧向低浓度一侧移动的跨膜过程，是一种最简单的物质跨膜转运方式。机体内依靠单纯扩散通过细胞膜的物质较少，比较肯定的有 O_2、CO_2、乙醇、N_2 和尿素等。单纯扩散的特点是物质顺浓度差转运，不需要借助蛋白转运也不消耗能量。扩散的速率和扩散物质的多少，取决于膜两侧该物质的浓度差，及膜对该物质的通透性。

（二）易化扩散

易化扩散（facilited diffusion）是指体内非脂溶性或脂溶性低的物质借助细胞膜蛋白质，顺浓度差和（或）电位差进行跨膜转运的过程。易化扩散可根据参与转运的膜蛋白质的不同分为载体易化扩散和通道易化扩散两种类型。

1. 载体易化扩散　指物质依靠细胞膜载体蛋白，顺浓度差进行跨膜转运的过程。如葡萄糖、氨基酸等在载体蛋白的帮助下，就是顺浓度差跨细胞膜转运。首先借助载体蛋白贯穿膜的脂质双分子层，被转运的小分子物质在膜的一侧与载体蛋白的特定部位选择性地结合，随即载体蛋白发生构象改变，将所结合的小分子物质转向膜的低浓度的一侧（图2-2）。随后载体蛋白恢复构象，以便能继续进行转运。

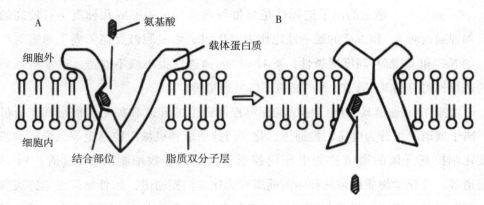

图2-2　载体易化扩散示意图

载体易化扩散具有三大特点：①高度的结构特异性，指每种载体蛋白只能特异性地转运某种特定的物质，如葡萄糖载体只能转运葡萄糖，氨基酸载体只能转运氨基酸；②饱和现象，指膜上的载体数量和载体结合位点的数量是有限的。当所有的载体都与被转运物质结合时，转运的速率和量将不再随浓度的增加而增加，即出现饱和现象；③竞争性抑制，指某种特异性不高的载体，化学结构类似的两种物质都可以经同一载体转运时，增加一种物质的浓度将削减另一种物质的转运，这是由于一定数量的结合位点被前者竞争性占据而导致的。

2. 通道易化扩散　指溶液中的 Na^+、K^+、Ca^{2+}、Cl^- 等带电离子借助细胞膜通道蛋白质的帮助，顺浓度差和（或）电位差进行的跨膜转运（图2-3），也称为离子通道。离子通道是一类贯穿细胞膜的亲水蛋白孔道，允许大小适当和带有适当电荷的离子通过。因此离子通道不仅具有离子跨膜转运功能，而且与细胞生物电现象的产生和信息转导密切相关。

通道转运也有特异性，经通道转运具有以下特点：

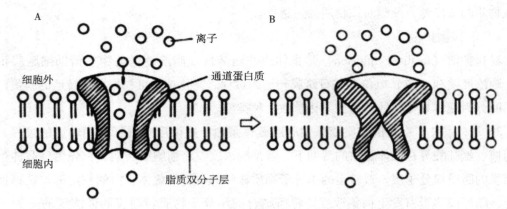

图 2-3 通道易化扩散示意图

1. 离子选择性　通道的离子选择性是指每种通道只对一种或几种离子有较高的通透能力，如钾通道对 K^+ 和 Na^+ 的通透性之比为 $100:1$；乙酰胆碱受体阳离子通道对小的阳离子，如 Na^+ 和 K^+ 都有高度通透性，而对 Cl^- 的通透性很小或不通透。通常根据通道对离子的选择性可分为 K^+ 通道、Na^+ 通道、Ca^{2+} 通道等。

2. 门控特性　通道具有闸门样结构，可控制通道的开放和关闭。根据其开放机制的不同，离子通道又可分为电压门控通道、化学门控通道和机械门控通道等。受细胞膜两侧电位变化调控其开闭的通道称为电压门控通道，如大多数细胞的 K^+ 通道、Na^+ 通道、Ca^{2+} 通道等；受化学物质调控其开闭的通道称为化学门控通道，如骨骼肌细胞终板膜上的 N_2 型乙酰胆碱受体阳离子通道；当膜的局部受牵拉变形时被激活的通道称为机械门控通道，如触觉的神经末梢、听觉的毛细胞等细胞膜上存在这类通道。

易化扩散和单纯扩散的动力均来自细胞膜两侧物质的浓度差和（或）电位差，无须消耗细胞代谢所产生的能量，因此两者都属于被动转运（passiv transport）。

知 识 链 接

河豚是美味佳肴，但河豚体内毒素如清除不干净，很易中毒身亡。主要是河豚体内毒素可以与机体钠离子通道特异性的结合，阻断神经传导，引起呼吸肌麻痹窒息而死亡。河豚体内毒素对小鼠的致死量为 10ng，因此河豚体内毒素具有极强的毒性，宰杀时要清理干净毒素，食用河豚要引起高度重视。

（三）主动转运

主动转运（active transport）是指细胞膜在膜蛋白质的参与下，通过本身的耗能过程，将某种分子或离子逆浓度差或电位差进行跨膜转运的过程，也称"泵"转运。根据能量来源的不同，主动转运可分为原发性主动转运和继发性主动转运。

1. 原发性主动转运（Primary active transport） 指细胞逆浓度差或电位差的跨膜转运，所需能量直接来自细胞内 ATP 的分解。在细胞膜上存在着称为离子泵的蛋白质，如 Na^+ - K^+ 泵、Ca^{2+} 泵、H^+ 泵等。泵蛋白的本质是 ATP 酶，可将线粒体合成的 ATP 分解为 ADP，释放高能磷酸键中的能量，完成逆浓度差或电位差的跨膜转运。

在膜的主动转运过程中，研究最充分的是对 Na^+、K^+ 进行主动转运的 Na^+ - K^+ 泵，简称 Na^+ 泵（图 2－4），也称 Na^+ - K^+ 依赖式 ATP 酶，是一个由跨膜的 α 亚单位和 β 亚单位组成的二聚体蛋白质。细胞内 Na^+ 浓度增多或细胞外 K^+ 浓度增多均可使 Na^+ 泵激活，分解 ATP 释放能量，每分解 1 分子 ATP 可泵出 3 个 Na^+，同时泵入 2 个 K^+，从而维持细胞内高钾和细胞外高钠的状态。

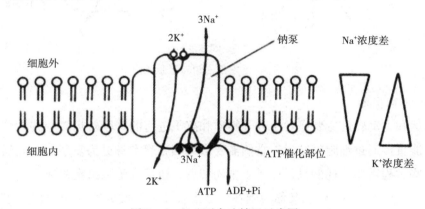

图 2－4　Na^+ 泵主动转运示意图

研究发现在哺乳动物 Na^+ 泵活动消耗的能量通常占细胞代谢产能的20% ~30%，某些功能活跃的神经细胞甚至可达到70%。Na^+ 泵活动的生理意义有：①Na^+ 泵活动造成的细胞内高钾，是细胞内许多代谢反应的必要条件。例如核糖体合成蛋白质及需要高钾环境；②Na^+ 泵活动可维持细胞内外 K^+、Na^+ 的浓度差，使细胞内 K^+ 浓度约为细胞外的 30 倍，细胞外 Na^+ 浓度约为细胞内的 12 倍，并以此建立离子势能贮备，一旦膜离子通道开放，K^+ 和 Na^+ 可顺浓度差或电位差通过各自的离子通道进行跨膜扩散，从而产生各种形式的生物电现象；③Na^+ 泵活动可维持细胞内渗透压和细胞形态的相对稳定。Na^+ 泵活动可将细胞内的 Na^+ 和与之相伴随的水同时泵出细胞，可防止由于大量 Na^+ 进入细胞内引发水分子同时进入而导致的细胞肿胀、死亡。

2. 继发性主动转运（secondary active transport） 指不直接利用 ATP 分解所产生的能量，而是利用来自 Na^+ 泵活动所造成的细胞内、外 Na^+ 的势能贮备完成的主动转运。例如当 Na^+ 泵活动造成膜外 Na^+ 浓度高于膜内的势能贮备时，Na^+ 顺浓度差进入膜内，所释放的势能可用于葡萄糖分子在小肠的逆浓度差转运。由于葡萄糖的主动转运所消耗的能量实际是间接来自 Na$^+$ 泵活动时 ATP 的分解，因此为继发性主动转运（图 2-5）。事实上，继发主动转运就是经载体易化扩散与原发主动转运相耦联的主动转运系统，其转运过程与存在于细胞膜中的转运体蛋白活动有关。

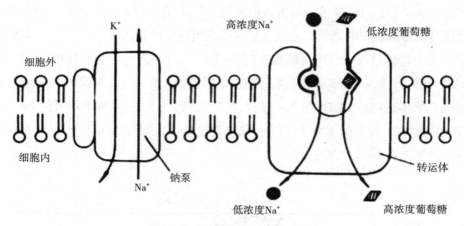

图 2-5 继发性主动转运示意图

（四）入胞和出胞

被动转运和主动转运主要是对小分子物质和离子进行的跨膜转运。一些大分子物质或物质团块不能直接通过细胞膜转运，它们需要借助细胞膜本身更为复杂的吞吐活动实现跨膜转运，这些过程需要消耗能量、也属于主动转运，包括入胞和出胞两种形式。

1. 入胞（endocytosis） 又称为胞吞，是指大分子物质或物质团块借助于细胞膜的移动，进入细胞的过程，如红细胞碎片、细菌、病毒、异物、大分子蛋白质等进入细胞的过程。这些物质被细胞识别接触后，接触部位的细胞膜向内凹陷或伸出伪足，形成包裹物质团块的囊泡进入细胞内。入胞包括吞噬和吞饮两种方式。吞噬指进入细胞的物质是固态的，例如巨噬细胞吞噬细菌的过程。吞饮指细胞外某些液态物质进入细胞的过程（图 2-6，A）。

2. 出胞（exocytosis） 又称为胞吐，是指胞质内的大分子物质以分泌囊泡的形式排出细胞的过程，在内分泌腺细胞的分泌活动中多见。大分子物质在细胞内形成后，由膜性组织包裹形成囊泡，当这些囊泡与细胞膜接触并融合后断裂，可将大分子物质排出细胞（图 2-6，B）。

二、细胞膜的信号转导功能

机体中的每个细胞，都在一定的部位执行特定的功能，它们相对独立又密切联系，相互配合，相互协调适应内外环境变化。但无论是通过神经调节还是体液调节，都要求细胞间有完善的信息联系，在细胞间传递信息的物质有数百种之多，如神经递质、激素等。由

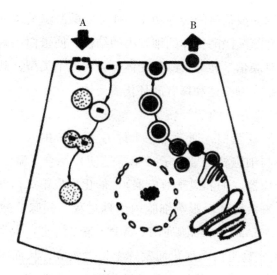

图 2-6　入胞和出胞示意图

A. 胞吞　　　　B. 胞吐

这些细胞外的信号传导至靶细胞内，引发其细胞内相应生物学效应的过程称为细胞信号转导（cell signal transduction）。

　　大多数信息都是首先作用于细胞膜上的受体，才引起细胞功能的相应改变。受体（receptor）是指存在于细胞膜上或细胞内，能识别各种信号分子并与之特异性结合，从而引起细胞产生特定生物效应的特殊蛋白质。按分布部位分为细胞膜受体和细胞内受体。细胞内受体又包括胞质受体和核受体。大多数细胞是通过离子通道耦联受体、酶耦联受体和G蛋白耦联受体三种细胞膜受体进行跨膜信号传递。

（一）离子通道耦联受体介导的信号转导

　　离子通道型受体是指细胞膜上既可以发挥受体作用又可以发挥离子通道转运功能的膜蛋白。属于化学门控通道，这种受体与某种特定的化学物质结合，引起通道快速开放和离子的跨膜流动，导致效应细胞的膜电位变化，引起细胞的功能状态改变（生理效应），从而实现了信号的跨膜转导。例如神经兴奋引起肌肉收缩的兴奋传递过程，神经 - 肌肉接头处接头后膜上的乙酰胆碱受体（N_2受体），既是受体蛋白又是离子通道。神经细胞兴奋，其纤维末梢释放神经递质乙酰胆碱，与N_2受体结合，引起化学门控通道开放，产生终板电位。终板电位又可作为电刺激信号引起肌细胞膜的电压门控通道开放，最后引起整个肌细胞的兴奋和收缩。

（二）酶耦联受体介导的信号转导

　　酶耦联受体是指细胞膜上一些既有受体的作用，又有酶的催化作用的蛋白质分子，细胞膜上受体外侧有信号分子的结合位点，起受体作用；细胞膜上受体内侧具有催化酶的作用，这种双重作用可共同完成信号的转导功能。如酪氨酸激酶受体的细胞外结构与各种生长因子结合后，可激活酪氨酸激酶受体的细胞内的结构，使蛋白质磷酸化，并产生一系列生物学效应，从而实现跨膜信号转导。酶联受体可分为几个类型，其中较重要的有酪氨酸激酶受体、酪氨酸激酶结合型受体和鸟苷酸环化酶受体。

（三）G 蛋白耦联受体介导的信号转导

鸟苷酸结合蛋白简称 G 蛋白，通常指三聚体 G 蛋白，由 α、β、γ 三个亚单位构成。细胞膜 G 蛋白耦联受体与细胞外信号分子（第一信使）结合，激活细胞膜内侧面的 G 蛋白，进而影响 G 蛋白效应器（酶和离子效应器），催化生成第二信使，将细胞外信息转导至细胞内，通过蛋白激酶系统从而影响细胞内生理过程。如腺苷酸环化酶催化细胞内的 ATP 产生环 – 磷酸腺苷（cAMP），细胞质内 cAMP（第二信使）水平的改变，可通过激活蛋白激酶 A（PKA），使底物蛋白磷酸化而发挥生物学效应，从而实现信号转导功能。由此可见，G 蛋白耦联受体介导的信号转导是通过膜受体、G 蛋白、G 蛋白效应器（包括催化生成第二信使的酶）以及第一信使等一系列存在于细胞膜和细胞质中的信号分子的活动实现的。

第二节　细胞的生物电活动

细胞生命活动过程中自始至终伴随的电现象，称为生物电（bioelectricity）。细胞的生物电与细胞的兴奋、抑制以及兴奋的传导密切相关。临床作为辅助性诊断的心电图、脑电图、肌电图等就是用引导电极放置在体表的一定部位，记录体内器官或多细胞结构所表现的生物电现象。

细胞的生物电现象表现为细胞膜两侧存在的电位差，称为跨膜电位，简称膜电位（membrane potential），包括细胞安静时出现的静息电位和可兴奋细胞受到刺激兴奋时产生的动作电位。

一、静息电位

（一）静息电位的概念

静息电位（resting potential，RP）指细胞处于静息状态时，细胞膜两侧存在的内负外正的电位差。静息电位是一切生物电产生或变化的基础。静息电位通常用细胞内记录方法观察（图 2 – 7）。当两个微电极均在膜外侧时，示波器记录不到任何电位差。当一个微电极在膜外、另一个刺入细胞膜内的瞬间，示波器立刻显示出一个电位差，表现膜内电位较膜外为负，即为静息电位。

在实验过程中静息电位都表现为膜内较膜外为负。据测定，当细胞外固定为零电位

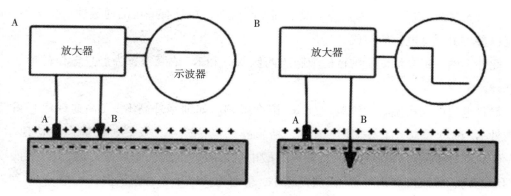

图 2-7 测定静息电位的示意图

时，大多数细胞在安静状态下的膜内电位均为 $-10 \sim -100mV$。例如，枪乌贼巨大神经轴突的静息电位为 $-50 \sim -70mV$，绝大多数哺乳动物神经细胞的静息电位为 $-70 \sim -90mV$，骨骼肌细胞的静息电位约为 $-90mV$，人红细胞的静息电位为 $-6 \sim -10mV$。静息电位是一种稳定的直流电，虽然各种组织细胞在安静时所表现的电位大小不尽相同，但只要细胞的新陈代谢能正常进行且没有外来刺激，静息电位就能维持相对稳定。

通常把细胞在安静时，细胞膜两侧电位所保持的内负外正的状态称为极化状态（polarization）。静息电位减小，则表明膜内外电位差变小，如膜电位从 $-90mV$ 变化到 $-70mV$，向绝对值减小的方向变化的过程或状态称为去极化（depolarization）；去极化至零电位后膜电位如进一步变为正值则称为反极化（reverse polarization）。如果细胞膜去极化后再向静息电位方向恢复的过程，称为复极化（repolarization）；如果膜电位从 $-70mV$ 变化到 $-90mV$，静息电位增大的过程或状态称为超极化（hyperpolarization）。

（二）静息电位的产生机制

静息电位形成的基本原因是离子的跨膜扩散，产生离子扩散的条件有两个：①细胞内外的离子分布不均，细胞内 K^+ 浓度较高，约为细胞外的 30 倍；而细胞外的 Na^+ 浓度较细胞内的高，约为 12 倍。细胞外还存在以 Cl^- 为主的负离子，细胞内的负离子则以蛋白质（A^-）为主；②在不同状态下，细胞膜对各种离子的通透性不同。如果细胞膜允许这些离子自由通过，将会出现 Na^+ 内流和 K^+ 外流。但是，细胞处于静息状态时，细胞膜对 K^+ 的通透性较大，对 Na^+ 的通透性很小，而对细胞内的有机负离子几乎没有通透性。假定细胞膜只对 K^+ 有通透性，K^+ 受浓度差的驱动力向外扩散，导致细胞膜外侧带正电荷、细胞膜内侧带负电荷，膜两侧出现了电位差。K^+ 顺浓度差外流形成的内负外正的电场力构成了其外流的阻力，且随 K^+ 外流逐渐增大，当促使 K^+ 外流的动力与阻止其外流的电场力达到平衡时，不再有 K^+ 的净移动。此时，细胞膜两侧相对稳定的电位差称为 K^+ 平衡电位，所以静息电位是 K^+ 外流形成的电-化学平衡电位。实验表明，静息电位接近但不完全等于或略低于 K$^+$ 平衡电位，因为安静情况下细胞膜对 Na$^+$ 也具有一定的通透性，少量的 Na$^+$ 内流也参与了静息电位的形成。

此外，钠－钾泵活动所维持的细胞膜两侧 Na$^+$ 和 K$^+$ 浓度差，为静息电位的形成奠定了基础。

静息电位的大小主要受细胞内外 K$^+$ 浓度影响。如细胞外高 K$^+$（高血钾症）可使细胞内外 K$^+$ 浓度差减小，K$^+$ 外流减少，结果静息电位减小；反之，则静息电位值增大；钠－钾泵活动受限（如细胞缺血、缺氧、酸中毒导致的细胞代谢异常）时，K$^+$ 不能顺利泵回细胞内，导致细胞内外 K$^+$ 浓度差减小，静息电位减小，甚至消失。

二、动作电位

（一）动作电位的概念

动作电位（action potential，AP）是指可兴奋细胞受到有效刺激时，膜电位在静息电位的基础上发生快速、可传播的电位变化的过程。动作电位是细胞兴奋的标志。在生理学中，动作电位和兴奋是同义词。对可兴奋细胞来说，兴奋性就是细胞受到刺激后产生动作电位的能力。可兴奋细胞只有产生动作电位，才能表现出各自特定的生理功能，如神经的传导、肌肉的收缩和腺体的分泌等。

不同的组织细胞受到刺激后所产生的动作电位形态不尽相同，用细胞内记录的方法，以神经纤维的动作电位为例观察其演变过程（图 2-8）。

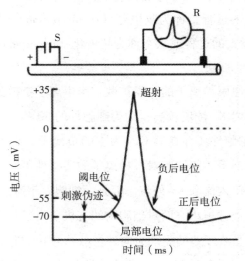

图 2-8　神经纤维动作电位示意图

R. 记录仪器　　S. 电刺激器

神经纤维的静息电位为 $-70mV$，受到有效刺激后，其膜电位从 $-70mV$ 逐渐去极化达到阈电位水平，此后迅速上升至 $+35mV$，形成动作电位的上升支（去极相）；随后又迅速复极至接近静息电位水平，此时形成动作电位下降支（复极相）。两者共同形成尖峰状的电位变化，称为锋电位。锋电位是动作电位的主要部分，锋电位持续约1ms随后出现膜电位低幅缓慢的波动，称为后电位。后电位又包括两部分，前一部分的膜电位仍小于静息电位，称负后电位，后一部分大于静息电位，称为正后电位。后电位持续的时间比锋电位长，后电位结束之后才恢复到稳定的静息电位水平。

动作电位的特点：①全或无现象，即动作电位要么不产生，一旦产生就会立即达到最大值，其变化幅度不会因刺激强度的增加而增大；②不衰减传导，即动作电位在细胞膜上某一部位产生后，可沿细胞膜向周围传导，且电位变化的幅度不会因传播距离的增加而减小；③脉冲式，由于绝对不应期的存在，动作电位不能融合，因此动作电位之间总有一定的间隔，形成脉冲样图形。

（二）动作电位的产生机制

根据前述可知，在不同状态下，细胞膜对不同离子具有不同的通透性，在离子浓度差的驱动下可促使离子跨膜扩散。当可兴奋细胞受到一个有效刺激，首先是膜上少量 Na^+ 通道开放，Na^+ 顺浓度差发生内流，而且静息时内负外正的电场力也吸引 Na^+ 向膜内移动，导致膜电位值减小，引起膜去极化。这种去极化达到某一个临界电位（阈电位）时，从而促发大量 Na^+ 通道爆发性开放，细胞膜对 Na^+ 通透性进一步增大，Na^+ 大量、快速内流，细胞膜发生迅速去极化和反极化，形成动作电位陡峭的上升支。直至内移的 Na^+ 在膜内形成的正电位足以阻止 Na^+ 的净移动时为止，即 Na^+ 内流的动力与阻力达到平衡，膜上 Na^+ 的通道失活、关闭，Na^+ 内流停止，这时膜两侧的电位差达到一个新的平衡点，即 Na^+ 的平衡电位。形成 Na^+ 的平衡电位时，膜内 K^+ 由于浓度差和电位差（膜内带正电）的推动向膜外扩散、导致 K^+ 快速外流而使膜内电位由正转负形成动作电位的下降支，直至恢复静息电位水平。细胞膜电位虽然基本恢复到静息电位，但因为去极化进入细胞内的 Na^+ 和复极化流出细胞的 K^+ 还未恢复原位，于是通过 Na^+ 泵活动，逆浓度差将细胞内多余的 Na^+ 泵出和细胞外多余的 K^+ 泵回，从而恢复静息状态下的离子分布，为下一次兴奋做准备，Na^+ 泵活动可能是形成后电位的主要因素。

动作电位是组织或细胞产生兴奋的标志。在动作电位发生期间，Na^+ 内流和 K^+ 外流都属于经通道的易化扩散，不需细胞代谢供应能量。但随后离子不均衡分布状态的恢复，即将流入细胞内的 Na^+ 重新转运到细胞外和流出细胞内的 K^+ 重新转运回细胞内却需要消耗能量，这是由细胞膜上的钠泵逆浓度差转运 Na^+ 和 K^+ 完成的。

综合以上过程动作电位的上升支主要是由于电压门控 Na^+ 通道激活后 Na^+ 大量快速内流形成的，下降支则是电压门控 Na^+ 通道失活使得 Na^+ 内流停止，以及电压门控 K^+ 通道

激活 K^+ 快速外流的结果。如此，改变电压门控 Na^+、K^+ 通道本身的特性或者改变细胞膜两侧两种离子的浓度差或电位差，均可影响动作电位。例如，临床上用普鲁卡因作为局部麻醉药，是因为普鲁卡因能够可逆性阻断神经纤维上引起动作电位的电压门控 Na^+ 通道，实验中用氯化胆碱或葡萄糖替代细胞外液中的 $NaCl$，将使动作电位幅度下降甚至消失，主要是改变了细胞外液中的 Na^+ 浓度。

（三）动作电位的引起和传导

1. 阈电位　刺激作用于可兴奋细胞可产生动作电位，但并不是任何刺激都能触发动作电位。只有当神经细胞受到一次有效刺激后，细胞膜首先出现的轻微去极化达到某一临界电位值时，细胞膜的大量 Na^+ 通道才快速开放，因此这个能触发可兴奋细胞形成动作电位的膜电位临界值称为阈电位（threshold potential，TP）。膜电位去极化达到阈电位是产生动作电位的必要条件，一般说来，静息电位与阈电位的差值越大，细胞的兴奋性越低；差值越小，细胞的兴奋性越高。因此细胞膜发生超极化变化时，由于膜静息电位值增大，与阈电位之间的差值增大（图 2-9，a），受刺激时不易达到阈电位，所以超极化使细胞的兴奋性降低。

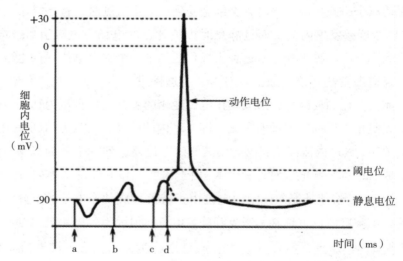

图 2-9　刺激引起膜超极化、局部反应及局部反应在时间上的总和效应
a. 超级化　　b. 局部反应　　c、d. 局部反应在时间上的总和

2. 局部反应　阈下刺激不能触发可兴奋细胞产生动作电位，但可使受刺激细胞膜局部的少量 Na^+ 通道开放，少量 Na^+ 内流，但未达到阈电位水平，其去极化迅速被增强的 K^+ 外流抵消而出现复极化，电位变化只能局限于受刺激的局部。这种产生于膜的局部的、较小的去极化反应称为局部反应或局部兴奋（local excitation）（图 2-9，b）。

局部反应的特点：①不表现"全或无"的特征，局部反应可随阈下刺激的增强而增大；②电位幅度小且呈衰减性传导，传播到很小的距离就会消失；③可以总和。一次阈下刺激引起的一个局部反应，虽然不能引发动作电位，但多个阈下刺激连续或同时引起的多个局部反应可发生空间和时间上的叠加，结果使电位变化幅度增大，就可能使膜的去极化达到阈电位，从而爆发动作电位（图 2 - 9，c、d）。

因此，动作电位可以由两条途径引起：由一次阈刺激或阈上刺激引起，也可由多个阈下刺激的总和引发。

3. 动作电位的传导　有效刺激作用于细胞膜的某一部位产生动作电位，且一旦触发，动作电位就会沿细胞膜迅速传播，直至使整个细胞膜都发生一次动作电位，即兴奋沿整个细胞膜传导。

细胞膜发生动作电位的部位膜内带正电，膜外带负电，而邻接的安静部位则是膜内带负电，膜外带正电。这样，在膜的兴奋部位与邻接的静息部位之间存在着电位差，由于电位差的驱动使膜外的正电荷由静息部位向兴奋部位移动，膜内的正电荷由兴奋部位向静息部位移动，形成局部电流（local current）。静息部位在局部电流的刺激下，细胞膜发生去极化，当局部去极化达到阈电位时，该静息部位即可爆发动作电位，于是兴奋由兴奋部位传导到邻接未兴奋部位。这样的过程在膜上连续进行下去，使整个细胞膜都依次发生兴奋，完成兴奋在整个细胞上的传导（图 2 - 10，a），直到整个细胞膜都发生动作电位为止。

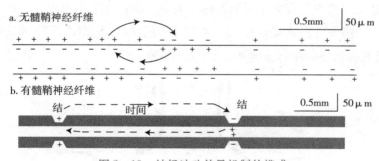

图 2 - 10　神经冲动传导机制的模式

a. 无髓鞘神经纤维的传导　　b. 有髓鞘神经纤维的"跳跃式"传导

在神经纤维上传导的动作电位又称为神经冲动。由于局部电流可以同时在神经纤维兴奋部位的两端产生，因此动作电位可以从受刺激的兴奋点向两侧传导，称为双向传导。如骨骼肌、心肌和神经细胞兴奋传导，但有髓鞘神经纤维的轴突外包有高电阻的髓鞘，电流不易通过，只有朗飞结处的轴突无髓鞘，因此，有髓鞘神经纤维发生兴奋时，兴奋只能通过朗飞结处相继发生去极化而传导，这种传导方式称跳跃式传导（saltalo oonduction）（图 2 - 10，b）。所以，有髓鞘神经纤维的兴奋传导速度要比无髓鞘神经纤维快，而且可以减少能量的消耗。

第三节 肌细胞的收缩功能

人体的各种活动主要靠肌肉的收缩活动完成，如躯体运动由骨骼肌收缩完成，心脏的射血活动由心肌收缩完成，胃肠运动由消化道平滑肌收缩完成等。不同肌肉组织在结构和功能上各有特点，但其收缩的机制基本相似。本节以骨骼肌为例讨论肌细胞的收缩功能。

一、神经－肌肉接头处兴奋的传递

骨骼肌的收缩是在中枢神经系统控制下完成的，每个肌细胞都受来自运动神经元轴突分子的支配，只有当支配肌肉的神经纤维发生兴奋时，动作电位经神经－肌接头传递给肌肉，才能引起肌肉的兴奋和收缩。

（一）神经－肌肉接头的结构

骨骼肌受躯体运动神经的支配，运动神经末梢发出许多分支，神经末梢在接近肌细胞处失去髓鞘，以裸露的轴突末梢分布于骨骼肌细胞表面深入到突触凹沟槽。这种运动神经末梢与骨骼肌细胞相接触的部位称为神经－肌肉接头（neuromuscular junction），又称运动终板（图2－11）。轴突末梢膜称为接头前膜，与接头前膜相对的肌细胞膜称为接头后膜，也称终板膜。接头前膜与接头后膜之间有一个间隙，其间充满细胞外液，称为接头间隙。接头前的神经轴突末梢中含有大量囊泡，称为突触小泡；每个小泡内含有约1万个乙酰胆碱（ACh）分子，接头后膜分布有与ACh相结合的受体（N_2型乙酰胆碱受体即阳离子通道），接头后膜的表面还分布有分解ACh的胆碱酯酶。

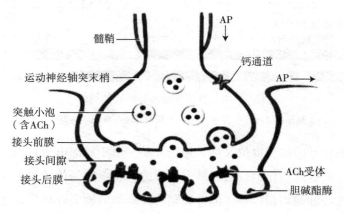

图2－11 神经－肌肉接头结构示意图

（二）神经－肌肉接头处兴奋传递

当运动神经纤维传来的动作电位到达神经末梢时，接头前膜发生去极化，激活前膜上

的电压门控式 Ca^{2+} 通道开放。Ca^{2+} 顺浓度差进入轴突末梢，使末梢轴浆内 Ca^{2+} 浓度升高。促使囊泡前移，与接头前膜融合、破裂，其中所含的 ACh 分子以出胞的方式释放至接头间隙。一次动作电位大约能使 200～300 个囊泡内的 ACh 分子全部释放，称为量子释放。ACh 分子扩散至接头后膜，与接头后膜上的 ACh 受体结合后引起通道构型改变，使通道开放，从而引起 Na^+、K^+ 跨膜移动（以 Na^+ 内流为主），终板膜去极化，产生终板电位（end – plate potential，EPP）。终板电位属于局部电位（local potential），以电紧张的形式向周围细胞膜扩布，使临近的肌细胞膜发生去极化，临近的肌膜去极化总和达到阈电位水平时，肌细胞产生动作电位，引起肌细胞兴奋，从而完成神经 – 肌肉接头兴奋的信息传递。释放的 ACh 发挥完信息传递后，很快即被终板膜上的胆碱酯酶分解而失去作用，从而保证了一次神经冲动只能引起一次肌细胞兴奋，因此神经 – 肌肉接头处的兴奋传递是一对一的。

（三）神经 – 肌肉接头处兴奋传递的特征

1. 单向传递　兴奋只能由神经末梢接头前膜传递给肌细胞接头后膜，不能反方向传递。由于 ACh 存在于运动神经轴突末梢的囊泡中，从接头前膜释放，与接头后膜的受体结合，引起接头后膜去极化，因此只能单向传递。

2. 时间延搁　兴奋由神经末梢传至肌细胞的过程比较复杂，包括 ACh 的释放、扩散以及与后膜上受体的结合等。所需的时间较长大约需要 0.5～1.0ms。

3. 易受药物及环境因素影响　细胞间隙与细胞外液直接相通，递质的释放与扩散及递质与终板膜上受体的结合都是在接头间隙内进行的，许多药物和病理因素都会影响兴奋的传递。例如，有机磷农药中毒是因为有机磷能与胆碱酯酶结合使其失活，造成 ACh 在接头处和其他部位大量堆积，导致肌细胞持续兴奋和收缩，出现肌肉痉挛等。药物解磷定能恢复胆碱酯酶的活性，因而可作为有机磷中毒的特效解毒剂。

二、骨骼肌的收缩机制

骨骼肌收缩的机制是肌丝滑行，但肌细胞的兴奋不能直接引起收缩，需要通过兴奋 – 收缩耦联发挥中介作用，实现兴奋 – 收缩耦联的组织结构又是肌管系统，起关键作用的物质是 Ca^{2+}。结合骨骼肌的微细结构和分子组成，介绍骨骼肌收缩机制。

（一）骨骼肌细胞的微细结构

1. 肌原纤维和肌小节　骨骼肌由大量成束的肌纤维组成，每一条肌纤维就是一个肌细胞。每个肌细胞都含有上千条直径为 1～2μm 的肌原纤维。每条肌原纤维沿长轴平行排列，纵贯细胞全长。在电子显微镜下观察，每条肌原纤维的全长都呈规则的明暗交替，分别称为明带和暗带（图 2–12）。暗带的中央有一段相对较亮的区域，称为 H 带，H 带中央有一条横向的线，称为 M 线。明带中央也有一条线，称为 Z 线。两条相邻 Z 线之间的区域称为肌小节，即由中间暗带和两侧各1/2的明带组成。肌小节是骨骼肌细胞收缩和舒张的基本结构单位。

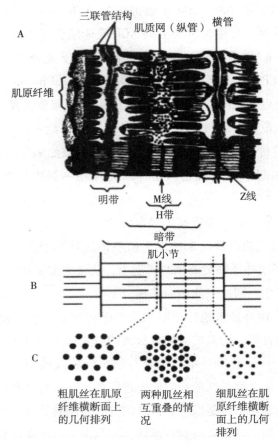

图2-12　骨骼肌细胞的肌原纤维和肌管系统

A. 骨骼肌的肌原纤维和肌管系统　　B. 肌小节　　C. 肌丝横断面示意图

　　电镜观察证明，肌原纤维主要由规则排列的粗肌丝和细肌丝组成。粗肌丝主要由肌球蛋白（肌凝蛋白）分子组成。每个肌球蛋白分子分为头部和杆状部。每个分子的杆状部分都朝向 M 线平行排列，构成粗肌丝的主干；球形的头部与一小段杆状部分，形成所谓的横桥（图2-13）。横桥有两个重要的特性：①在一定条件下横桥可以和细肌丝呈可逆性结合、拖动细肌丝向暗带中央滑行，然后复位；②横桥具有 ATP 酶活性，可分解 ATP、为横桥向 M 线扭动提供能量，但该活性只有在它和细肌丝结合后才能被激活。

　　细肌丝由肌动蛋白（肌纤蛋白）、原肌球蛋白，（原肌凝蛋白）和肌钙蛋白三种蛋白分子组成。肌动蛋白构成细肌丝的主干（图2-13）。原肌球蛋白在肌肉安静时，正好位于肌动蛋白和横桥之间，阻碍肌动蛋白和横桥的结合。肌钙蛋白呈球形，与原肌球蛋白和肌动蛋白紧密相连，当它与 Ca^{2+} 结合时，把信息传递给原肌球蛋白，使原肌球蛋白的构象发生改变，原肌球蛋白移动，从而暴露出肌动蛋白上的结合位点，引起横桥与肌动蛋白的结合和肌肉收缩。

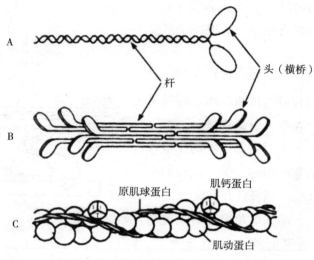

图 2 – 13　粗、细肌丝分子结构示意图

A. 单个肌球蛋白分子　　B. 多个肌球蛋白分子排列成的粗肌丝　　C. 三种蛋白分子组成的细肌丝

2. 肌管系统　是与肌原纤维的收缩功能密切相关的重要结构之一，它是由凹入肌细胞内的肌膜和肌质网组成的。一种为横管系统（T管），是肌细胞膜向细胞内凹陷形成的，其走行方向与肌原纤维垂直，横管在 Z 线处深入肌细胞内，分支吻合环绕每条肌原纤维周围，管腔与细胞外液相通；另一种为纵管系统，也称肌质网（L管），走行方向与肌原纤维平行，相互连通成网，在靠近横管处膨大，称为终池，内含大量 Ca^{2+}。一条横管和它两侧的终池组成三联管结构（图 2 – 12）。三联管结构是把肌细胞膜的电变化和细胞内的收缩过程衔接起来的关键部位。

（二）骨骼肌的收缩机制

肌细胞的收缩机制目前公认的是肌丝滑行理论，实验证明，肌肉收缩时暗带的长度不变，只有明带的长度缩短，H 带也相应地缩短。这种粗细肌丝之间的相对运动称为肌肉收缩的肌丝滑行学说。

肌丝滑行的基本过程：当肌细胞膜上的动作电位引起终池内的 Ca^{2+} 进入肌浆中使 Ca^{2+} 浓度升高时，Ca^{2+} 与细肌丝上的肌钙蛋白结合，引起肌钙蛋白分子构象改变，牵引原肌球蛋白发生移位，暴露出肌动蛋白与横桥的结合位点，使横桥能够与肌动蛋白结合，这时横桥的 ATP 酶被激活，分解 ATP，释放能量，引起横桥向 M 线摆动，牵拉细肌丝向粗肌丝内滑行，肌小节缩短，出现肌肉收缩。当肌浆中 Ca^{2+} 浓度下降时，Ca^{2+} 与肌钙蛋白分离，肌钙蛋白恢复安静时的构象，原肌球蛋白复位，产生位阻效应，横桥与肌动蛋白脱离，细肌丝滑出，肌小节恢复原长度，出现肌肉舒张（图 2 - 14）。从上述肌丝的滑行过程可知，触发和终止肌肉收缩的关键因素是 Ca^{2+}，而 Ca^{2+} 与肌钙蛋白是结合还是分离取决于肌浆中 Ca^{2+} 的浓度。

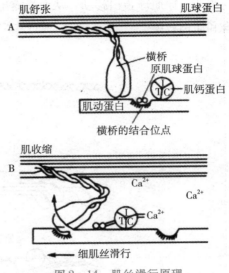

图 2 - 14　肌丝滑行原理

（三）骨骼肌的兴奋 - 收缩耦联

将肌细胞的兴奋与肌肉机械收缩过程联系起来的中介机制称为兴奋 - 收缩耦联。兴奋 - 收缩耦联过程包括三个主要步骤：①动作电位沿横管系统传向肌细胞的深部；②三联管的信息传递；③肌质网对 Ca^{2+} 的释放和回收。

当肌细胞兴奋时，动作电位沿横管系统传导到三联管，使终池膜上的 Ca^{2+} 通道开放，Ca^{2+} 就顺浓度差由终池向肌浆中扩散，导致肌浆中的 Ca^{2+} 浓度明显升高。进入肌浆中的 Ca^{2+} 与肌钙蛋白结合，引起肌丝滑行，肌小节缩短，肌肉收缩。肌肉舒张时，肌质网膜上的 Ca^{2+} 泵将肌浆中的 Ca^{2+} 逆浓度差转运回终池贮存，使肌浆中的 Ca^{2+} 浓度下降，同肌钙蛋白结合的 Ca^{2+} 则解离，于是肌肉舒张（图 2 - 15）。可见，在兴奋一收缩耦联过程中，起关键作用的部位是三联管，起关键作用的耦联因子是 Ca^{2+}。

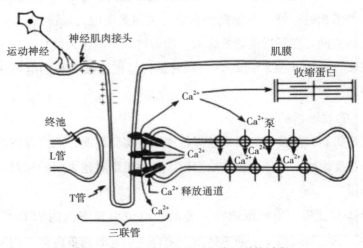

图 2 - 15　骨骼肌兴奋 - 收缩耦联的过程

三、骨骼肌的收缩形式

（一）骨骼肌的收缩形式

骨骼肌兴奋后所引起的收缩，因不同情况表现出不同的形式。

1. 等长收缩和等张收缩　当肌肉接受刺激发生收缩时，长度不变而张力增加的称为等长收缩。等长收缩的主要作用是维持人体的姿势。肌肉收缩时张力不变而长度缩短的称为等张收缩。等张收缩的主要作用是移动物体。人体骨骼肌的收缩大多数情况下是混合式的，而且是张力增加在前，长度缩短在后。比如移动重物时，肌肉先进行等长收缩，当肌张力增加到能搬动物体时，肌长度开始缩短，但张力不再增加，即进行等张收缩。

2. 单收缩和强直收缩　当骨骼肌受到一次有效刺激时，可发生一次动作电位，随后出现一次收缩和舒张，这种形式的收缩称为单收缩。单收缩反映了肌肉收缩的最基本特征。在一次单收缩过程中若刺激频率加快，连续刺激就会落在前一次收缩活动的舒张期内，形成不完全舒张后又收缩的现象称为不完全强直收缩，收缩曲线呈锯齿状；若刺激频率再加快，连续刺激落在前一次收缩活动的收缩期内，形成强大的、融合的收缩波的现象称为完全强直收缩，收缩曲线为一条平整光滑的曲线。据测定完全强直收缩时，肌肉收缩产生的最大张力可达单收缩的 3～4 倍。人体进行各种运动时，肌肉收缩几乎都属于完全强直收缩，只不过强直收缩的持续时间可长可短，受神经传来的冲动所控制。

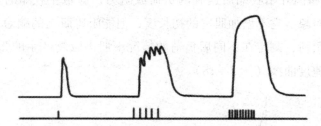

图 2－16　骨骼肌单收缩、不完全强直收缩和完全强直收缩

（二）骨骼肌收缩的影响因素

1. 前负荷　指在肌肉开始收缩之前（即舒张时）所遇到的负荷。前负荷使肌肉在收缩前就处于被拉长的状态，即具有一定的初长度。在一定范围内前负荷增加，肌肉的初长度增大，肌肉收缩产生的张力也相应增大。肌肉张力随初长度的变化而变化（图 2－17）。肌肉产生最大张力时所承受的负荷，叫最适前负荷，此时肌肉的初长度被称为最适初长度。肌肉在这一长度进行收缩时，收缩的效果最好。

研究表明，当肌肉处于最适初长度时，肌小节的长度是 2.0～2.2μm，这样的长度正好使粗肌丝和细肌丝处于最理想的重叠状态，使收缩时能发挥作用的横桥数目最多，从而产生最有效的收缩（图 2－17b、c）。肌小节的长度大于或小于 2.0～2.2μm 时，都将使发挥作用的横桥数目减少，收缩张力减小（图2－17a. d）。骨骼肌在体内的自然长度，相当于它们的最适初长度。

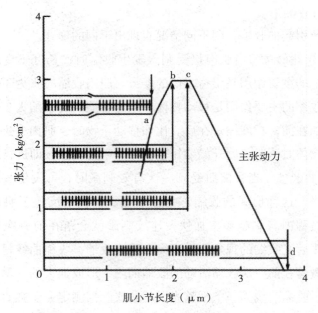

图2－17　不同初长度时相、细肌丝重合程度和产生张力的关系示意图

2. 后负荷　指肌肉开始收缩后遇到的负荷或阻力，即阻止收缩的力量。它是肌肉收缩的阻力或做功的对象。它不增加肌肉的初长度，但能阻碍肌肉的缩短。当肌肉处于最适初长度时，改变后负荷，测定在不同后负荷的情况下肌肉收缩产生的张力和缩短的速度，可得到肌肉张力－速度曲线（图2－18）。

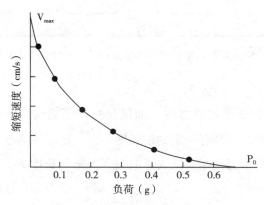

图2－18　骨骼肌的张力－速度关系曲线

实验证明，肌肉为克服后负荷总是先进行等长收缩，当肌肉张力的增加超过后负荷时，才能进行等张收缩。后负荷越大，肌肉收缩遇到的阻力越大，开始出现缩短的时间越迟。当后负荷超过某一限度后，肌肉收缩只表现为张力增加而不发生肌肉缩短，即不能做

功。后负荷越小，肌肉收缩产生的张力越小，开始缩短的时间越早，缩短速度也越快。但后负荷过小时，虽然肌肉缩短的长度和速度增大，但产生的张力过小，也不利于做功。因此，肌肉在中等后负荷的情况下做功最多，效率最高。可见后负荷与肌肉收缩产生的张力呈正比，而与肌肉缩短的速度和长度呈反比。

3. 肌肉收缩能力　指肌肉本身内在的收缩特性，与前、后负荷都无关。肌肉的内在收缩特性取决于许多因素，如肌浆内 Ca^{2+} 浓度的变化、横桥 ATP 酶的活性等。许多神经递质、体液因子、病理因素和药物都可以影响肌肉收缩能力。机体缺氧、酸中毒、缺钙、能量供应不足、机械性损伤等可使肌收缩能力下降；而咖啡因、肾上腺素等可使肌收缩能力增强。通过体育锻炼能够增强肌肉的收缩能力。

复习思考

一、单项选择题

1. O_2 和 CO_2 在细胞膜上的扩散方式是（　　）

　　A. 单纯扩散　　　B. 通道转运　　　C. 载体转运　　　D. 主动转运　　　E. 入胞与出胞

2. 细胞兴奋的标志是（　　）

　　A. 收缩反应　　　B. 分泌　　　　　C. 动作电位　　　D. 离子运动　　　E. 静息电位

3. 参与细胞易化扩散的蛋白质是（　　）

　　A. 受体蛋白　　　　　　　　B. 通道蛋白　　　　　　　　C. 泵蛋白

　　D. 载体蛋白　　　　　　　　E. 载体蛋白和通道蛋白

4. 正常状态下，细胞外分布最多的阳离子是（　　）

　　A. K^+　　　　　B. Na^+　　　　C. Ca^{2+}　　　　D. Cl^-　　　　E. Na^+ 和 Cl^-

5. 正常状态下，细胞内分布最多的正离子是（　　）

　　A. K^+　　　　　B. Na^+　　　　C. Ca^{2+}　　　　D. Cl^-　　　　E. Na^+ 和 Cl^-

6. 细胞内的 K^+ 向膜外扩散属于（　　）

　　A. 单纯扩散　　　B. 被动转运　　　C. 主动转运　　　D. 入胞　　　　　E. 出胞

7. 在一般生理情况下，钠泵活动可将（　　）

　　A. 2 个 Na^+ 移出膜外

　　B. 2 个 K^+ 移出膜外

　　C. 3 个 Na^+ 移出膜外，2 个 K^+ 移出膜内

　　D. 2 个 Na^+ 移出膜外，3 个 K^+ 移出膜内

　　E. 以上都不对

8. 静息电位的特点（　　）

A. 细胞内负外正　　　　B. 细胞内正外负　　　　C. 细胞内外均为正

D. 细胞内外均为负　　　　E. 以上都不是

9. 产生动作电位上升相的离子流是（　　）

A. K^+外流　　　　　　B. Cl^-内流　　　　　　C. Na^+内流

D. Ca^{2+}内流　　　　　E. Na^+内流和Cl^-外流

10. 肌细胞中的三联管结构是（　　）

A. 每个横管及其两侧的肌小节　　　　B. 每个纵管及其两侧的横管

C. 每个横管及其两侧的终池　　　　　D. 横管、纵管和肌浆网

E. 以上都不是

11. 兴奋 – 收缩耦联中起关键作用的离子是（　　）

A. K^+　　　　B. Na^+　　　　C. Ca^{2+}　　　　D. Cl^-　　　　E. Na^+和Cl^-

12. 人体内骨骼肌的收缩都属于（　　　）

A. 单收缩　　　　　　B. 强直收缩　　　　　　C. 不完全强直收缩

D. 完全强直收缩　　　E. 都不是

二、名词解释

1. 静息电位

2. 动作电位

3. 兴奋 – 收缩耦联

4. 阈电位

三、问答题

1. 细胞膜进行跨膜物质转运的方式有哪些？各有何特点？

2. 试比较局部电位与动作电位有何不同？

扫一扫，知答案

第 三 章

血 液

扫一扫，看课件

【学习目标】

1. 掌握血细胞的正常值及功能，血液凝固过程，血型分型依据，血量及输血原则。

2. 熟悉血浆渗透压的生理意义及对护理过程中补液的影响，纤维蛋白溶解意义，抗凝和促凝意义。

3. 了解血液的组成和理化特性。

血液是在心脏和血管内流动的一种红色、不透明、有一定黏滞性的流体组织。正常情况下血液在心脏和血管中不断循环流动，沟通人体各部分之间的物质交换，完成运输、调节、防御和维持机体内环境相对稳定等重要功能。

案例导入

患者小雅，女性，28 岁，近半年来经期延长，淋漓不断，未予注意。近一周出现头晕乏力、心悸失眠。就诊发现：面色、口唇苍白，无光泽，指甲色淡，舌淡，苔薄白，脉沉细。查：Hb 80g/L，RBC 3.1×10^{12}/L，住院进一步检查后，西医诊断为缺铁性贫血。中医诊断：血证（心脾两虚型）。

问题与思考

1. 为什么可以诊断为缺铁性贫血？

2. 此种贫血的发生原因是什么？日常饮食应该注意哪些事项？

第一节　血液的组成和理化特性

一、血液的组成

血液包括血浆和血细胞。血浆是指血液加入抗凝剂后，经过离心澄清出的液体。血浆包括水分和溶质，水分占 91%~92%，溶质占 8%~9%。血细胞包括红细胞（RBC）、白细胞（WBC）和血小板（PLT）。血细胞在全血中所占容积百分比称血细胞比容（hematocrit）（图 3-1）。正常成年男性为 40%~50%，女性为 37%~48%。血细胞比容可反映血液红细胞和血浆的相对数量变化。贫血时血细胞比容降低，严重脱水时血细胞比容升高。

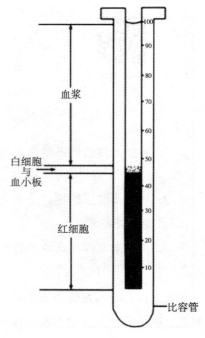

图 3-1　血细胞比容示意图

二、血液的理化特性

（一）颜色

血液呈红色，但可根据氧的含量发生改变，动脉血含氧量高呈鲜红色，而静脉血含氧量低呈暗红色。严重贫血患者血液红色变浅，严重 CO 中毒或氰化物中毒者血液呈樱桃红色。血浆因含微量胆色素而呈淡黄色，高脂膳食后血浆呈乳白色，溶血患者血浆呈红色。

（二）比重

全血比重为 1.050~1.060，其大小取决于红细胞的数量；血浆的比重为 1.020~1.030，其大小取决于血浆蛋白的数量。红细胞的比重为 1.090~1.092，与红细胞内血红蛋白的含量呈正相关。利用红细胞和血浆比重的差异，可进行血细胞比容和红细胞沉降率的测定，以及红细胞与血浆的分离。

（三）黏滞度

液体的黏滞度来源于液体内部分子或颗粒之间的摩擦力。全血的黏滞性主要取决于血细胞比容的高低，血浆的黏滞性主要取决于血浆蛋白的含量。血液的黏滞度是水的 4~5 倍。贫血患者的红细胞数量减少，血液黏滞度下降；大面积烧伤患者，血浆水分渗出，血液浓缩，血液黏滞度升高。血液黏滞度升高可使血流阻力增加。

（四）酸碱度

正常人血浆 pH 为 7.35 ~ 7.45。血浆 pH 的相对恒定有赖于血液内的缓冲系统以及神经、体液对肺、肾功能的调节。血液内的缓冲系统可有效地减轻进入血液的酸性或碱性物质对血浆 pH 的影响，特别是在神经、体液因素调节下通过肾和肺的活动能排出体内过多的酸或碱。因此，血液 pH 的正常波动范围很小，一般情况下当血液中 pH < 7.35 时，为酸中毒；当血液中 pH > 7.45 时，为碱中毒。

第二节　血　浆

一、血浆的成分及作用

（一）水分

血浆中的水是溶剂，可以溶解各种物质起到运输作用，还有促进物质代谢、调节体温、维持组织的形态与功能和润滑的作用。

（二）血浆蛋白

血浆蛋白是血浆中各种蛋白质的总称。正常成人血浆蛋白的总量为 65 ~ 85g/L。血浆蛋白由白蛋白、球蛋白和纤维蛋白原组成。它们的正常含量及主要生理作用见表 3 - 1。

表 3 - 1　血浆蛋白正常含量及主要生理作用

血浆蛋白种类	正常含量（g/L）	主要生理作用
白蛋白（A）	40 ~ 50	形成血浆胶体渗透压
球蛋白（G）	15 ~ 30	参与机体的免疫作用
纤维蛋白原	2 ~ 4	参与血液凝固

白蛋白与球蛋白的比值称为白球比值（A/G），A/G 比值约等于 1.5 ~ 2.5。由于白蛋白全部在肝合成，而球蛋白在肝外的其他一些组织也可以合成，故当肝功能受损，如慢性肝炎、肝硬化时，会出现白蛋白合成减少，A/G 下降甚至倒置。因此，测定 A/G 可了解肝功能。

（三）无机盐

约占血浆总量的 0.9%，在血液中主要以离子状态存在，如 Na^+、Ca^{2+}、Mg^{2+}、Cl^-、HCO_3^- 等。它们在形成血浆晶体渗透压和维持体液的酸碱平衡等方面有重要作用。

（四）非蛋白含氮化合物

血浆中除蛋白质以外的其他含氮物质，称为非蛋白含氮化合物。它是蛋白质的代谢产物，如尿酸、尿素、肌酐、肌酸、胆红素等，经肾排泄。非蛋白含氮化合物中所含氮，称为非蛋白氮（NPN），正常值为 14～25mmol/L。测定血液中非蛋白氮有助于了解体内蛋白质的代谢状况和肾脏功能。

二、血浆渗透压

渗透压是溶液中溶质分子通过半透膜吸引水分子的力量。其大小与单位体积溶液内溶质颗粒的数量成正比。渗透压越高，吸水能力越强；反之，渗透压越低，吸水能力越弱。血浆中的溶质吸引水的力量，称为血浆渗透压（plasma osmoticpressure）。血浆渗透压由血浆晶体渗透压和血浆胶体渗透压两部分组成，其形成、正常值及作用见表3-2。

表 3-2　血浆晶体渗透压和血浆胶体渗透压

血浆渗透压名称	血浆晶体渗透压	血浆胶体渗透压
形成	晶体物质	血浆蛋白
正常值（mmol/L）	约 298.7	约 1.3
主要生理作用	调节细胞内外的水平衡	调节血管内外的水平衡
意义	保持细胞正常形态和功能	维持血液容量稳定

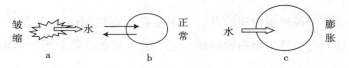

图 3-2　血浆晶体渗透压对红细胞作用示意图

a. 高渗液中红细胞　　b. 等渗液中红细胞　　c. 低渗液中红细胞

如图 3-2，血浆晶体渗透压降低时，进入红细胞内的水分增多，红细胞膨胀，至破裂。把红细胞破裂，血红蛋白释放出来的现象称为溶血。相反，血浆晶体渗透压升高，红细胞内的水分减少引起红细胞皱缩。因此，临床上给患者输液时要注意所输液体的渗透压。通常把渗透压与血浆渗透压十分相近的液体称为等渗溶液，如 0.9% NaCl 溶液（生理盐水）和 5% 葡萄糖溶液；高于血浆渗透压的液体，称为高渗溶液；低于血浆渗透压的液体，称为低渗溶液。

第三节　血细胞

一、红细胞

红细胞在血细胞中数量最多。正常红细胞呈双凹圆盘形，直径为 7～8μm，容积约 90μm³。成熟的红细胞无细胞核，红细胞里有一种红色含铁的蛋白质，叫血红蛋白（Hb）。

红细胞之所以呈红色，就是因为含有血红蛋白。红细胞的功能是由血红蛋白完成的。

（一）红细胞的正常值及功能

我国正常成年男性红细胞数量为（4.0～5.5）×10^{12}/L，女性为（3.5～5.0）×10^{12}/L；成年男性 Hb 含量为 120～160g/L，女性为 110～150g/L。若血液中红细胞数量和血红蛋白含量低于正常值称为贫血。3 个月的婴儿至 15 岁以前的儿童，主要因生长发育迅速而导致造血系统造血的相对不足，一般可较正常人低 10%～20%。老年人由于骨髓造血功能逐渐降低，可导致红细胞和血红蛋白含量减少。红细胞的主要功能是运输氧气和二氧化碳，其次还有缓冲功能。红细胞经过肺部时，肺泡中氧气经肺泡壁、毛细血管壁进入红细胞内，与红细胞内血红蛋白结合，随血液被带到各组织；同时，将组织代谢产生的二氧化碳与血红蛋白结合，经血流带回肺部，经肺泡排出体外。如此往复，使全身组织能及时、充分地得到代谢所需的氧气，并排出体内多余的二氧化碳。

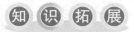

血液生成与肺的关系

肺主一身之气，参与宗气之生成和运行。气能生血，气旺则生血功能亦强，气虚则生血功能亦弱。气虚不能生血，常可导致血液衰少。肺通过主一身之气的作用，使脏腑之功能旺盛，从而促进了血液的生成。肺在血液生成中的作用，主要是通过肺朝百脉、主治节的作用而实现的。"中焦亦并胃中，出上焦之后，此所受气者，泌糟粕，蒸津液，化其精微，上注于肺脉，乃化而为血"（《灵枢·营卫生会》）。脾胃消化吸收的水谷精微，化生为营气和津液等营养物质，通过经脉而汇聚于肺，赖肺的呼吸，在肺内进行气体交换之后方化而为血。

（二）生理特性

1. 红细胞渗透脆性 红细胞对低渗溶液的抵抗力大小称为红细胞的渗透脆性（osmotic fragility）。0.9% NaCl 溶液可使红细胞保持正常形态和大小，0.6%～0.8% NaCl 溶液中可使红细胞体积胀大并凸起；0.40%～0.45% NaCl 溶液可使部分红细胞因过度膨胀而破裂，发生溶血。当 NaCl 溶液浓度降低到 0.35% 时，则全部红细胞都发生破裂溶血。说明同一种红细胞在不同浓度溶液中，它的抵抗力大小不同。对红细胞渗透脆性的检验称为脆性试验。一般衰老红细胞的渗透脆性大，幼稚红细胞或刚成熟红细胞的渗透脆性小。

2. 悬浮稳定性 红细胞在血浆中能保持悬浮状态而不易下沉的特性称为悬浮稳定性（suspension stability）。临床上将加抗凝剂的血液置于玻璃管中，静置 1 小时，观察红细胞下沉的距离。将 1 小时内红细胞下沉的距离称为红细胞的沉降率（erythrocyte sedimentation rate，ESR），简称血沉。成年男性正常值为 $0 \sim 15mm/h$；成年女性 $0 \sim 20mm/h$。红细胞沉降率有助于一些疾病的诊断，如结核、风湿病、某些肿瘤等，血沉有所加快。主要原因是许多红细胞的凹面相贴重叠在一起，这样造成表面积/体积之比减小，下沉速度加快。

3. 红细胞的可塑变形性　红细胞在血管中流动时，常要挤过口径比它小的毛细血管和血窦孔隙，红细胞经变形通过后又恢复原状，这种变形称可塑变形性。衰老或有病变的红细胞的可塑变形性降低。红细胞变形能力与表面积和体积之比呈正相关，与红细胞内的黏度呈负相关，与红细胞膜的弹性呈正相关。

（三）红细胞生成与破坏

1. 红细胞的生成

成人红细胞在红骨髓中生成，发育经历早幼红细胞、中幼红细胞、晚幼红细胞、网织红细胞到成熟红细胞的过程。红细胞在发育成熟过程中，体积由大变小，细胞核从有到无，血红蛋白从无到有。如果机体受到大量放射线照射或应用某些药物（氯霉素等），会抑制骨髓造血，导致再生障碍性贫血（简称再障）。

2. 红细胞生成的原料

（1）铁和蛋白质：是红细胞生成所需主要原料。铁的来源有内源性和外源性两部分，内源性铁来源于衰老红细胞破坏释放后再利用；外源性铁来自食物，食物中的铁多为 Fe^{3+}，必须在胃酸作用下转变为 Fe^{2+} 才能吸收。生长发育期的婴幼儿、孕妇、哺乳期妇女因对铁的需求量增加而补充不足时，会引起缺铁性贫血（又称小细胞性贫血）。

（2）叶酸和维生素 B_{12}：是红细胞发育成熟过程中合成 DNA 不可缺少的辅酶，称为红细胞的成熟因子。当叶酸和维生素 B_{12} 缺乏时，红细胞核内的 DNA 合成障碍，导致巨幼红细胞性贫血（又称大细胞性贫血）。

3. 红细胞的破坏

正常人红细胞平均寿命约为 120 天。衰老的红细胞变形能力逐渐减弱而脆性增加，易滞留于小血管和血窦（肝、脾）的微孔内，被巨噬细胞吞噬。破坏后的红细胞内容物中的 Fe^{2+} 可重新回收利用。

4. 红细胞生成的调节

（1）促红细胞生成素（erythropoietin，EPO）：也称为红细胞集落形成刺激物或红细胞生成刺激因子，为哺乳动物调节红细胞生成的主要调控因子。人体中的促红细胞生成素能够促进红细胞生成，明显提高人体的红细胞数量及血红蛋白的含量，从而提高人体运输氧气的能力，提高人体的最大摄氧量。促红细胞生成素受两种反馈调节。机体缺氧时，肾脏反应性地分泌红细胞生成酶，促进促红细胞生成素生成。促红细胞生成素增多，一方面刺激骨髓造血组织，使周围血液中红细胞增加，另一方面又反馈性地抑制肝脏中的促红细胞生成素原的生成，使血浆中的促红细胞生成素水平不致过高。

（2）雄性激素（androgens）：天然雄激素以睾酮的活性最强，已能人工合成。睾酮主要由睾丸间质细胞合成和分泌，肾上腺皮质、卵巢和胎盘也有少量分泌。雄性激素既可以刺激骨髓造血，也能促使促红细胞生成素的增加，使血液中红细胞的生成增多。因此，青春期后男性红细胞数多于女性红细胞数。

二、白细胞

（一）白细胞的分类及功能

正常成年人白细胞总数为 $(4.0 \sim 10.0) \times 10^9/L$。白细胞总的来说在体内起"防卫战士"的作用，"巡逻"过程中，一旦发现外来入侵，即予以消灭，从而实现对机体的防御、保护作用。白细胞按其胞浆中是否含有颗粒，分成有粒细胞和无粒细胞。粒细胞又根据特殊颗粒的染色特点不同，分为中性粒细胞、嗜酸性粒细胞和嗜碱性粒细胞；无粒细胞又分为单核细胞和淋巴细胞（表 3-3）。

1. 中性粒细胞　中性粒细胞是血液中主要的吞噬细胞，其变形游走能力和吞噬活性都很强。当细菌入侵时，中性粒细胞在炎症区域产生的趋化性物质作用下，自毛细血管渗出而被吸引到病灶处，进行吞噬活动。当中性粒细胞吞噬数十个细菌后，其本身即解体，释放的各种溶酶体酶又可溶解周围组织而形成脓液。当血液中的中性粒细胞数减少到 $1 \times 10^9/L$ 时，机体的抵抗力就会明显降低，容易发生感染。而当体内有细菌感染时，血液中的中性粒细胞数增多。

2. 单核细胞　从骨髓进入血液的单核细胞仍是尚未成熟的细胞。单核细胞在血液中停留 2~3 天后迁移入组织中，继续发育成巨噬细胞，具有比中性粒细胞更强的吞噬能力，可吞噬更多（约 5 倍于中性粒细胞）、更大的细菌和颗粒。单核细胞和组织中的巨噬细胞可构成机体重要的防御屏障——单核-巨噬细胞系统，其主要功能有：①吞噬并杀灭侵入机体的微生物，如病毒、疟原虫、真菌、结核分枝杆菌等；②清理衰老的红细胞、血小板和坏死组织及变性的血浆蛋白；③参与特异性免疫应答的诱导和调节；④合成和释放多种细胞因子，参与对其他细胞生长的调控。

3. 嗜碱性粒细胞　嗜碱性粒细胞的颗粒内含有肝素、组织胺、过敏性慢反应物质和嗜酸性粒细胞趋化因子等。肝素有很强的抗凝血作用，有助于保持血管通畅；组胺和过敏性慢反应物质可使毛细血管通透性增加，并使平滑肌细胞收缩而引起荨麻疹、哮喘等过敏反应；嗜酸性粒细胞趋化因子能吸引嗜酸粒细胞，使之聚集于局部以限制嗜碱性粒细胞在过敏反应中的作用。

4. 嗜酸性粒细胞　嗜酸性粒细胞内含有溶酶体和颗粒，但因缺乏溶菌酶，故仅有吞噬作用而无杀菌能力。嗜酸性粒细胞可限制肥大细胞和嗜碱性粒细胞引起的过敏反应，还参与对蠕虫的免疫反应。在机体发生过敏反应或蠕虫感染时，常伴有嗜酸性粒细胞数增多。

5. 淋巴细胞　淋巴细胞在免疫应答反应过程中起核心作用。根据细胞生长发育的过程、细胞表面标志和功能的不同，可将淋巴细胞分成 T 淋巴细胞、B 淋巴细胞和自然杀伤细胞（natural killer，NK）三大类。T 淋巴细胞在胸腺内发育成熟，主要参与细胞免疫；B 淋巴细胞在骨髓内分化成熟，主要参与体液免疫；自然杀伤细胞可以直接杀伤肿瘤细胞、病毒或细菌感染的细胞，构成机体天然免疫的重要防线。

（二）白细胞的生成与破坏

白细胞起源于骨髓中的造血干细胞。在细胞发育的过程中经历定向祖细胞、可识别的前体细胞等阶段，然后成为具有多种细胞功能的成熟白细胞。

因为白细胞主要在组织中发挥作用，故白细胞的寿命较难准确判断。中性粒细胞在循环血液中停留 8 小时左右即进入组织，4~5 天后即衰老死亡，或经消化道排出；若有细菌入侵，中性粒细胞在吞噬过量细菌后，因释放溶酶体酶而发生"自我溶解"，与破坏的细菌和组织碎片共同形成脓液。单核细胞在血液中停留 2~3 天，然后进入组织，并发育成巨噬细胞，在组织中可生存 3 个月左右。

表 3-3　健康成人血液白细胞分类计数正常值

名称	绝对值（10^9/L）	分类计数（%）
中细粒细胞	2.0~7.0	50~70
嗜酸性粒细胞	0.02~0.5	0.5~5
嗜碱性粒细胞	0.0~1.0	0~1
单核细胞	0.12~0.8	3~8
淋巴细胞	0.8~4.0	20~40

三、血小板

正常成年人血小板的数量为（100~300）×10^9/L。血小板由骨髓中的巨核细胞脱落的细胞质碎片形成。血小板的平均寿命为 7~14 天。衰老的血小板主要在脾内被吞噬处理。

（一）血小板的生理特性

1. 黏附　血小板黏着于非血小板的表面，称为血小板黏附。血小板并不能黏附于正常内皮细胞的表面，当血管损伤暴露出内膜下的胶原组织时，血小板便黏附在胶原组织上，这是血小板发挥作用的开始。

2. 聚集　血小板彼此黏着在一起，称为聚集。血小板聚集过程有两个时相：第一聚集时相出现的血小板聚集能迅速解聚，也称可逆聚集时相；第二聚集时相出现的血小板聚集则不能被解聚，也称不可逆聚集时相。

3. **释放** 释放是指血小板受刺激后，将其颗粒中的 ADP、5 – 羟色胺、儿茶酚胺等活性物质向外排出的过程。血小板释放的 ADP 可使血小板聚集，形成血小板血栓，堵塞血管的伤口；5 – 羟色胺、儿茶酚胺可使小动脉收缩，有助于止血。

4. **吸附** 血小板表面可吸附血浆中多种凝血因子。当血管破损时，随着血小板黏附和聚集在破损处，吸附大量凝血因子，使破损局部的凝血因子浓度显著升高，有利于血液凝固和生理止血。

5. **收缩** 血小板内的收缩蛋白可发生收缩，使血凝块缩小硬化，牢固地封住血管破口，巩固止血过程。若血小板数量减少或功能减退，可使血块回缩不良。临床上可根据体外血块回缩的情况大致估计血小板的数量或功能是否正常。

（二）血小板的生理功能

1. **保持血管内皮的完整性** 血小板对毛细血管内皮细胞有营养、支持和维持毛细血管正常通透性，使红细胞不易逸出的作用。用同位素标记的血小板示踪和电子显微镜观察，当毛细血管内皮出现破损时，血小板可随时填补空隙，而且可融入内皮细胞内，从而修复毛细血管的内皮。当血小板数量减少到 $50 \times 10^9/L$ 以下时，毛细血管通透性和脆性增加，微小创伤就会引起皮肤和黏膜下出血点或紫癜甚至发生自发性出血。

2. **参与生理性止血和凝血过程** 小血管破裂出血时，通常数分钟后出血自然停止，受损小血管收缩，这是由于损伤性刺激反射性地引起局部血管收缩和血小板释放 5 – 羟色胺等缩血管物质的作用，以缩小或封闭血管伤口，产生暂时性止血效应。接着，血小板黏附、聚集，形成松软的止血栓，堵住血管破口；最后在血小板参与下促进血液凝固形成血凝块，并使血块回缩形成坚实的止血栓，达到有效的生理性止血。

止血与凝血既有联系又有区别。临床上把血管破损，血液自行流出到自然停止所需的时间，称为出血时间（bleeding time，BT），其正常值为 1 ~ 4 分钟。测定出血时间，可以了解生理性止血过程是否正常；血液流出血管外到出现纤维蛋白细丝所需的时间称为凝血时间（clotting time，CT），其正常值为 2 ~ 8 分钟（玻片法）。测定凝血时间，可以了解凝血因子是否缺乏或减少。

第四节 血液凝固与纤维蛋白溶解

一、血液凝固

血液从可流动的溶胶状态转变成不能流动的凝胶状态称为血液凝固（blood coagulation），简称血凝。血液凝固的化学本质是溶胶状态的纤维蛋白原转变为凝胶状态的纤维蛋白，催化此反应的主要是凝血酶。而正常血液中以无活性的凝血酶原形式存在，在一定条件下被激活而成为凝血酶。凝血酶最终将可溶性的纤维蛋白原转变成不溶性的纤维蛋白，纤维蛋白交织成网，再将血细胞填充到网洞内，就形成了血凝块。血凝块发生收缩并析出淡黄色的液体称为血清（serum）。血清与血浆的区别在于血清中是不含有纤维蛋白原和某些参与血液凝固的物质。

（一）凝血因子

血浆中或组织中直接参与凝血的各种物质总称为凝血因子（clotting factor）。目前已知的凝血因子主要有 14 种，世界卫生组织（WHO）根据其被发现的先后，用罗马数字依次命名 12 种（表 3-4）。其中，除了Ⅲ位于组织中，其余均在血浆中；除了Ⅳ为 Ca^{2+} 外，其余的化学本质为蛋白质。若在右下方加"a"则代表活化，具有活性。如 X—Xa。

表 3-4　根据国际命名法编号的凝血因子

编号	同义名	编号	同义名
Ⅰ	纤维蛋白原	Ⅷ	抗血友病因子
Ⅱ	凝血酶原	Ⅸ	血浆凝血激酶
Ⅲ	组织因子	Ⅹ	斯图亚特因子
Ⅳ	Ca^{2+}	Ⅺ	血浆凝血激酶前质
Ⅴ	前加速素	Ⅻ	接触因子
Ⅶ	前转变速	ⅩⅢ	纤维蛋白稳定因子

大部分的凝血因子在肝合成，其中凝血因子Ⅱ、Ⅶ、Ⅸ、Ⅹ的合成还需要维生素 K 参与，所以这四种凝血因子又称为维生素 K 依赖因子。因此，当肝功能受损或维生素 K 缺乏时凝血因子合成受阻，血凝速度减慢，出现出血倾向。

（二）凝血基本过程

血液凝固的基本过程分为凝血酶原激活物的形成，凝血酶的形成，纤维蛋白的形成三个步骤（图 3-3）。

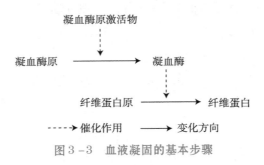

图 3-3　血液凝固的基本步骤

1. 凝血酶原激活物的形成　凝血酶原激活物是由因子 Xa，因子 V，Ca^{2+} 和血小板第三因子（PF_3）形成的复合物总称。其形成的关键是因子 X 的激活过程，按照其激活途径和参与的因子不同，可分为内源性凝血和外源性凝血两条途径（图3-4）。

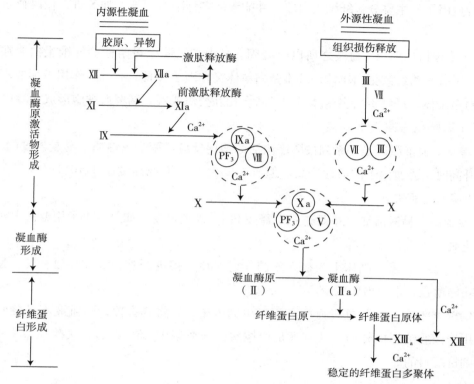

图3-4 内源性凝血和外源性凝血途径

（1）内源性凝血途径：当血管内膜损伤或有异物时，刺激 XII，使 XII 激活为 XII_a，XII_a 激活 XI 为 XI_a，激活的 XI_a 又把 IX 激活为 IX_a。IX_a 与 PF_3、VIII、Ca^{2+} 构成 VIII 因子复合物，共同激活 X。在这个复合物中，VIII 本身不具有激活 X 的作用，但它就像一个催化剂，使 IX_a 激活 X 的作用加快几百倍。因此，若血中缺少 VIII，导致血凝速度大大下降。

（2）外源性凝血途径：当组织损伤，组织细胞释放 III，与血浆中的 Ca^{2+}、VII 组成复合物，激活 X 为 Xa。在此过程中 III 是辅因子，可使 VII_a 催化 X 激活的效力提高 1000 倍。生成的 Xa 又能反过来激活 VII 生成更多的 VII_a，形成外源性凝血的正反馈效应。另外，VII_a-组织因子复合物还能激活 IX，IX_a 生成后与 VIII_a 等形成复合物激活 X，使两条凝血途径联系起来，共同完成凝血过程。由于外源性凝血途径所涉及的因子及反应步骤都较少，活化生成 Xa 的速度比内源性凝血途径快。

由内源性和外源性凝血途径所生成的 Xa，在 Ca^{2+} 存在的情况下可与 Va 在磷脂表面形成 $X-Va-Ca^{2+}$-磷脂复合物，即凝血酶原激活物，进而激活凝血酶原。

2. 凝血酶的形成　在凝血酶原激活物的作用下，凝血酶原被激活为凝血酶。凝血酶原激活物中的 Va 为辅因子，可使 Xa 激活凝血酶原的速度提高 10000 倍。凝血酶是一种多功能凝血因子，主要分解纤维蛋白原，并能激活多种凝血因子，如 XⅢ，使凝血过程不断加速。

3. 纤维蛋白的形成　血液之所以会凝固，是由于血浆中可溶性的纤维蛋白原在凝血酶的催化下分解为纤维蛋白单体，纤维蛋白单体又在因子 XⅢa 和 Ca^{2+} 作用下形成不溶性纤维蛋白多聚体。纤维蛋白多聚体呈细丝状，相互交织成网，网罗血细胞形成血凝块。

（三）影响血液凝固的因素

1. 温度　血液凝固是一系列按顺序激活的酶促反应。酶是蛋白质，易受温度的影响。当温度升高时，凝血因子的活性升高。但当温度大于 45℃ 或温度小于 10℃ 时，凝血因子的活性下降甚至丧失。

2. 粗糙面　易激活 XⅡ，并促进 PLT 释放 PF_3，加速血凝。如外科手术用温盐水纱布压迫伤口止血。

3. 凝血因子的量　临床上为病人术前注射 VitK，促进肝脏合成 Ⅱ、Ⅶ、Ⅸ、Ⅹ，使其凝血功能增强，术中出血减少。

4. Ca^{2+} 的存在　Ca^{2+} 是凝血中必不可少的因子，若将其去掉，则血液不易凝固。如输血时用柠檬酸钠作抗凝剂，其机理是柠檬酸钠与血浆中 Ca^{2+} 结合，去除血浆中 Ca^{2+}，从而达到抗凝目的。

（四）体内的抗凝物质

正常情况下，血管内的血液能保持流体状态而不发生凝固，即使组织损伤发生生理性止血时，产生的止血栓也仅限于受损的局部，是由于体内还存在抗凝系统和纤维蛋白溶解系统。体内的抗凝物质主要的有以下几种。

1. 抗凝血酶Ⅲ　由肝细胞和血管内皮细胞合成，能与凝血酶结合形成复合物而使其失活，还能封闭因子 Ⅸa、Ⅹa、Ⅺa、Ⅻa 的活性中心，使这些因子失活达到抗凝作用。在正常情况下，抗凝血酶Ⅲ的直接抗凝作用弱而慢，但它与肝素结合后，其抗凝作用可显著增加。

2. 蛋白质 C 系统　由肝细胞和血管内皮细胞合成，合成依赖维生素 K 的参与，在血浆中以酶原形式存在，在凝血酶的作用下被激活。激活的蛋白质 C 能灭活因子 Va 和 Ⅷa，限制 Ⅹ 和 Ⅱ 的激活，促进纤维蛋白溶解，因此，蛋白质 C 具有抗凝和纤溶的双重作用。当蛋白质 C 先天缺乏或激活受阻时，可导致难以控制的血管内凝血。

3. 组织因子途径抑制物　组织因子途径抑制物（tissue factor pathway inhibitor，TFPI）来源于小血管的内皮细胞。它的作用是直接抑制因子 Ⅹa 的活性，在 Ca^{2+} 的存在下，灭活因子 Ⅶ 与组织因子的复合物，从而发挥抑制外源性凝血途径的作用。目前认为，TFPI 是体内主要的生理性抗凝物质。

4. **肝素** 肝素是一种酸性黏多糖，主要由肥大细胞和嗜碱性粒细胞产生。肺、心、肝、肌肉等组织中含量丰富，它与抗凝血酶Ⅲ结合，使其与凝血酶的亲和力增强，并使二者的结合更稳定，从而促使凝血酶失活。但在缺乏抗凝血酶的条件下，肝素的抗凝作用很弱。肝素还能抑制凝血酶原的激活过程，阻止血小板的黏附、聚集与释放反应，促使血管内皮细胞释放凝血抑制物和纤溶酶原激活物。所以肝素是一种很强的抗凝物质，临床上作为一种抗凝剂用于防止血管内凝血和血栓形成。

二、纤维蛋白溶解

纤维蛋白被分解液化的过程称为纤维蛋白溶解，简称纤溶。参与纤维蛋白溶解的物质统称纤溶系统，包括纤维蛋白溶解酶原（纤溶酶原）、纤维蛋白溶解酶（纤溶酶）、激活物、抑制物。纤溶的生理意义是使血液经常处于液态，保持血液畅通。纤溶的基本过程可分为两个阶段，即纤溶酶原的激活和纤维蛋白的降解（图3-5）。

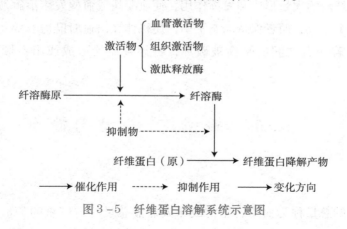

图3-5 纤维蛋白溶解系统示意图

（一）纤溶酶原的激活

纤溶酶原是存在于血浆中的一种无活性的物质，只有在纤溶酶原激活物的作用下转变成纤溶酶后才具有活性。纤溶酶原激活物依其产生的部位可分为：

1. **血管内激活物** 血管内激活物是由血管内皮细胞和血小板合成、释放。当血管内出现血凝块时，刺激血管内皮细胞释放大量激活物，激活物吸附于血凝块的纤维蛋白上，发挥局部溶栓作用，保持血流通畅。

2. **组织激活物** 组织激活物是由组织损伤后释放，存在于人体各个组织器官内，尤其在子宫内膜、甲状腺、前列腺和肺等组织器官的含量较高。因此，临床上施行子宫、甲状腺、前列腺等手术易出血和渗血。子宫黏膜组织含激活物多，使月经血不凝固。

3. **依赖于Ⅻa的激活物** 活化的因子Ⅻ可使前激肽释放酶激活为激肽释放酶，也可激活纤溶酶原。纤溶系统的激活有内激活、外激活和外源性激活三条途径，内激活途径是指纤溶酶原在Ⅻa、激肽释放酶作用下转变为纤溶酶；外激活途径是指纤溶酶原激活物（t‑PA）将纤溶酶原转变为纤溶酶；外源性激活途径是指临床溶栓治疗时溶栓剂使纤溶酶原转为纤溶酶。三条途径中外激活起主要作用。

（二）纤维蛋白和纤维蛋白原的降解

纤溶酶形成后，可使纤维蛋白和纤维蛋白原水解成可溶性降解物质，统称为纤维蛋白降解产物（FDP）。纤维蛋白降解产物中部分小分子肽可抑制血小板的聚集和释放反应，通常使血液不再发生凝固，所以纤维蛋白降解产物的主要作用是抗血液凝固。

（三）纤溶抑制物及其作用

纤溶抑制物主要是抗纤溶酶，特异性不高，既可以抑制纤维蛋白溶解，又可以抑制血凝，对血凝与纤溶局限于创伤局部有重要作用。

在正常情况下，血液中的抗纤溶酶的含量高于纤溶酶的含量，因而纤溶酶的作用不易发挥。但在血管受损发生血凝块或血栓后，由于纤维蛋白能吸附纤溶酶原和激活物而不吸附抑制物，因而纤溶酶大量形成和发挥作用，使血凝块或血栓发生溶解液化。血凝和纤溶是对立统一的两个系统，两者保持动态平衡，使机体在出血时既能有效止血，又能防止血凝块堵塞血管。若两者之间的平衡被破坏，将导致血栓形成或出血倾向，给机体造成损伤。

第五节　血量、血型与输血

一、血量

人体内血液的总量称为血量，正常成年人血液总量约占体重的 7% ~ 8%。如体重约 60Kg，则血量有 4.2 ~ 4.8L。血量分为两部分，即循环血量和贮存血量。循环血量是指在心血管中流动的血量约占 90%。贮存血量是指存在于肝、肺、皮下静脉丛等处的血量约占 10%。当机体功能状态发生改变时，二者之间相互调整血量分布。

临床中如果失血量较少，不超过总量的 10%，可通过交感神经系统兴奋、肾脏对 Na^+ 和水的重吸收增加、毛细血管处组织液重吸收增加、血浆蛋白和红细胞的恢复等代偿机制使血量逐渐恢复，不会出现明显的心血管功能障碍和临床症状。如果失血量较大，达总量的 20% 时，上述各种调节机制将不足以使心血管机能得到代偿，会导致一系列临床症状。如果在短时间内丧失血量达全身总血量的 30% 或更多，就可危及生命。

二、血型

血型（blood group）通常是指红细胞膜上特异性抗原的类型。除红细胞外，白细胞、血小板和组织细胞也存在特异性抗原。血型的研究不仅涉及产生输血反应和新生儿溶血症的原因，也在组织器官移植、法医学和人类学研究中有重要意义。在人类的红细胞上，目前已发现了29个不同的红细胞血型系统，将这些血型的血液输入血型不相容的受血者，都可引起溶血性输血反应，其中，与临床关系最为密切的是 ABO 血型系统和 Rh 血型系统。

（一）ABO 血型系统

1. ABO 血型的分型　　ABO 血型的分型依据为红细胞膜上所含有抗原的种类及有无。

人类红细胞膜上有两种抗原（又称为凝集原），分别是 A 抗原和 B 抗原。根据红细胞膜上所含有抗原的种类不同，可将血型分为四型：仅有 A 抗原者是 A 型，仅有 B 抗原者是 B 型，两种抗原均有者是 AB 型，两种抗原均无者是 O 型。

血浆中含有与上述两种抗原相对应的天然抗体（又称为凝集素），分别是抗 A 抗体和抗 B 抗体（表 3 – 5）。抗体主要是 IgM，不能通过胎盘。

表 3 – 5　　ABO 血型系统中的凝集原与凝集素

血型	红细胞膜上的凝集原	血清中的凝集素
A	A	抗 B
B	B	抗 A
AB	A、B	无
O	无	抗 A、抗 B

目前已知，ABO 血型系统中还存在亚型，如 A 型血分为 A_1 和 A_2 两种亚型，当 A_1 型血输给 A_2 型时，也可能发生红细胞凝集反应。

2. ABO 血型的鉴定　　若将血型不相容的两个人的血液滴加在玻片上并使之混合，则红细胞可凝集成簇，这一现象称为红细胞凝集（agglutination）。在补体的作用下，可引起凝集的红细胞破裂，发生溶血。红细胞凝集的本质是抗原 – 抗体反应。红细胞膜上的特异性抗原称为凝集原，能与凝集原起反应的特异性抗体称为凝集素。当给人体输入血型不相容的血液时，在血管内可发生红细胞凝集和溶血反应，甚至危及生命。因此，血型鉴定是安全输血的前提。由于血型是由遗传决定的，血型鉴定对法医学和人类学的研究也具有重要的价值。临床上可根据是否发生红细胞凝聚反应，进行 ABO 血型鉴定，方法是分别用已知的含抗 A 的抗体与含抗 B 抗体的标准血清与待检测的红细胞相混合，检测未知的红细胞膜上所含的抗原，以此确定血型。

（二）Rh 血型系统

Rh 凝集原是人类红细胞膜上存在的另一类凝集原。最先发现于恒河猴（Rhesus monkey）的红细胞，取其学名的前两个字母，命名为 Rh 凝集原。Rh 血型系统是红细胞血型中最复杂的一个系统。已发现 40 多种 Rh 抗原（也称 Rh 因子），与临床关系密切的是 D、E、C、c、e 五种。在 5 种 Rh 血型的抗原中，其抗原性的强弱依次为 D，E，C，c，e。因 D 抗原的抗原性最强，故临床意义最为重要。医学上通常将红细胞上含有 D 抗原者称为 Rh 阳性；而红细胞上缺乏 D 抗原者称为 Rh 阴性。

在我国各族人群中，汉族人群中，Rh 阳性者约占 99%，Rh 阴性者只占 1% 左右。在有些少数民族的人群中，Rh 阴性者较多，如塔塔尔族约 15.8%，苗族约 12.3%，布依族和乌孜别克族约 8.7%。在这些民族居住的地区，Rh 血型的问题应受到特别重视。

Rh 血型的特点及其临床意义与 ABO 系统不同，人的血清中不存在抗 Rh 的天然抗体，只有当 Rh 阴性者在接受 Rh 阳性的血液后，才会通过体液性免疫产生抗 Rh 的免疫性抗体，输血后 2~4 月血清中抗 Rh 抗体的水平达到高峰。因此，Rh 阴性受血者在第一次接受 Rh 阳性血液的输血后，一般不产生明显的输血反应，但在第二次或多次输入 Rh 阳性的血液时，即可发生抗原－抗体反应，输入的 Rh 阳性红细胞将被破坏而发生溶血。

Rh 系统与 ABO 系统之间的另一个不同点是抗体的特性。Rh 系统的抗体主要是 IgG，因其分子较小，因而能透过胎盘。当 Rh 阴性的孕妇怀有 Rh 阳性的胎儿时，Rh 阳性胎儿的少量红细胞或 D 抗原可进入母体，使母体产生免疫性抗体，主要是抗 D 抗体。这种抗体可透过胎盘进入胎儿的血液，使胎儿的红细胞发生溶血，造成新生儿溶血性贫血，严重时可导致胎儿死亡。由于一般只有在妊娠末期或分娩时才有足量的胎儿红细胞进入母体，而母体血液中的抗体的浓度是缓慢增加的，故 Rh 阴性的母体怀第一胎 Rh 阳性的胎儿时，很少出现新生儿溶血的情况；但在第二次妊娠时，母体内的抗 Rh 抗体可进入胎儿体内而引起新生儿溶血。若在 Rh 阴性母亲生育第一胎后，及时输注特异性抗 D 免疫球蛋白，中和进入母体的 D 抗原，以避免 Rh 阴性母亲致敏，可预防第二次妊娠时新生儿溶血的发生。

三、输血原则

输血已成为治疗某些疾病、抢救伤员生命和保证一些手术得以顺利进行的重要手段。但若输血不当或发生差错，就会给病人造成严重的损害，甚至引起死亡。为了保证输血的安全和提高输血的效果，必须遵守输血的原则，注意输血的安全、有效和节约。

在准备输血时，首先必须鉴定血型，保证供血者与受血者的 ABO 血型相合。对于生育年龄的妇女和需要反复输血的病人，还必须使供血者与受血者的 Rh 血型相合，特别要注意 Rh 阴性受血者产生抗 Rh 抗体的情况。

为了避免在输血过程中发生红细胞凝集反应，即使同型输血，在输血前也必须进行交叉配血试验，即把供血者的红细胞与受血者的血清进行配合试验，称为交叉配血主侧；再将受血者的红细胞与供血者的血清作配合试验，称为交叉配血次侧（图3-6）。如果交叉配血试验的两侧都没有发生凝集反应，即为配血相合，可以进行输血；如果主侧发生凝集反应，则为配血不合，受血者不能接受该供血者的血液；如果主侧不发生凝集反应，而次侧发生凝集反应称为配血基本相合，在找不到同型血的情况下可以缓慢少量进行输血，并严密观察有无输血反应。

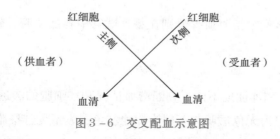

图3-6 交叉配血示意图

因此，输血的总原则是严禁出现红细胞的凝集反应，为此，应首选同型输血。仅在无法取得同型血液的特殊情况下，才可考虑将O型血输入其他血型的人，而且数量应限定在300mL以内，要缓慢输入。因为供血者的血液进入受血者血管后，供血者血浆中的抗体很快被受血者的血浆稀释，其凝集效力降低，不足以使受血者的红细胞发生凝集反应。若异型血输入太多或太快，以致在受血者血液中来不及稀释或因供血者血浆中抗体的凝集效力特别高，则同样会发生凝集反应。

实验项目

实验一　红细胞渗透脆性

【实验目的】
掌握红细胞渗透脆性的实验方法，加深理解血浆渗透压的生理意义。

【实验对象】人或家兔

【实验物品】抗凝血、试管架、小试管10支、注射器2mL、1% NaCl溶液、蒸馏水、棉签、75%酒精。

【实验步骤】

1. 不同浓度的低渗盐溶液配置　取小试管10支，编号后按表3-7的要求配制低渗盐溶液。

表 3 – 7　不同浓度的低渗盐溶液的配置

	1	2	3	4	5	6	7	8	9	10
1% NaCl（mL）	1.40	1.30	1.20	1.10	1.00	0.90	0.80	0.70	0.60	0.50
蒸馏水（mL）	0.60	0.70	0.80	0.90	1.00	1.10	1.20	1.30	1.40	1.50
NaCl 浓度（%）	0.70	0.65	0.60	0.55	0.50	0.45	0.40	0.35	0.30	0.25

2. 加抗凝血　用吸管取抗凝血，分别在每个试管中各加 2 滴，轻轻倾倒 1~2 次混匀后，静置 30 分钟。

【观察项目】

根据各试管的颜色和浑浊度不同，判断溶血情况和红细胞的渗透脆性。

1. 试管内液体上层为无色透明，下层为浑浊红色，表示无红细胞破裂。

2. 试管内液体上层为透明红色，下层为浑浊红色，表示部分红细胞已破坏，称为不完全溶血。出现不完全溶血的最大低渗盐溶液，是该红细胞的最小抵抗力（即最大脆性）。

3. 试管内液体完全为透明的红色，表明红细胞全部破裂，称为完全溶血。出现完全溶血的最大低渗盐溶液，是该红细胞的最大抵抗力（即最小脆性）。

【注意事项】

1. 试管的大小和口径应一致，配制液体时要耐心仔细。

2. 混匀溶液时，动作应轻柔，避免人为震动造成溶血。

3. 抗凝剂最好用肝素，其他抗凝剂可改变溶液的渗透压，以至影响实验结果。

实验二　血液凝固及其影响因素

【实验目的】

通过观察和测定不同条件下血液凝固的时间，加深了解血液凝固的过程、途径及影响因素。

【实验对象】　家兔

【实验物品】

哺乳类动物手术器械一套、试管 10 支、试管架、肝素、2% 草酸钾、棉花、液体石蜡、3% $CaCl_2$、冰块、恒温水浴箱等。

【实验步骤】

1. 兔颈总动脉插管　从兔耳缘静脉缓慢注入 25% 氨基甲酸乙酯（4mL/kg），待其麻醉后，背位固定于手术台上。剪去颈部的毛，沿正中线切开颈部皮肤约 5cm~7cm，分离皮下组织和肌肉，暴露气管，在气管两侧的深部找到颈动脉，分离出一侧颈总动脉，在其下穿过两条线，一线将颈总动脉于远离心脏端结扎，另一线备用（供固定动脉插管用）。

在颈总动脉近心脏端用动脉夹夹闭动脉，然后在远心端结扎的下方用眼科剪作一斜切口，向心脏方向插入动脉插管，用丝线固定，需要放血时开启动脉夹即可。

2. 制备兔脑浸出液　将兔脑取出，剥去血管及脑膜，洗净血液，称重，放入乳钵中研碎。然后按每克脑组织加生理盐水 10mL 的比例，混匀，离心，取其上清液置冰箱中备用。

3. 准备好试管　取小试管 6 支，编好号，按表 3 - 8 和表 3 - 9 要求进行处理。

表 3 - 8　内源性凝血与外源性凝血比较

试管编号	1	2	3	4
血浆（mL）	0.5	0.5	0.5	
血清（mL）				0.5
0.9% NaCl	2 滴	2 滴		
3% NaCl	2 滴			
兔脑浸出液			2 滴	2 滴
3% CaCl$_2$ 液	2 滴	2 滴	2 滴	
凝固时间				

表 3 - 9　影响血液凝固的因素

试管编号	实验条件	凝血时间
1	放棉花少许，加血 2mL	
2	用石蜡油润滑试管内表面，加血 2mL	
3	加血 2mL，保温在 37℃ 水浴槽中	
4	加血 2mL，放在冷水浴槽中	
5	加肝素 8 单位，加血 2mL 混匀	
6	柠檬酸钠 1～2mg，加血 2mL 混匀，观察结果 15 分钟后若不凝，加 3% CaCl$_2$ 2 滴，观察是否凝固	

【观察项目】

观察记录血液凝固所需时间。每隔 15 秒倾斜一次观察血液是否凝固，至血液成为凝胶状不再流动为止，记录所用的时间。

【注意事项】

1. 用试管大小要一致，各试管加入的内容物剂量要准确，加入血量 2mL 要一致，以免影响结果。

2. 计算时间要准确。加入试剂后立即计算时间。

实验三　ABO 血型鉴定

【实验目的】

掌握用玻片法测定 ABO 血型的方法，根据实验结果正确判断血型。

【实验对象】人

【实验物品】

标准血清、无菌罐、采血针、75％酒精、棉签、玻璃棒。

【实验步骤及观察项目】

1. 取双凹玻片在两侧分别标记 A、B，并在 A 侧滴入 A 标准血清，在 B 侧滴入 B 标准血清待用。

2. 严格的消毒，在耳垂上针刺采血。

3. A、B 两侧各滴入一滴血混匀，5～10 分钟后观察结果（图 3－7）。

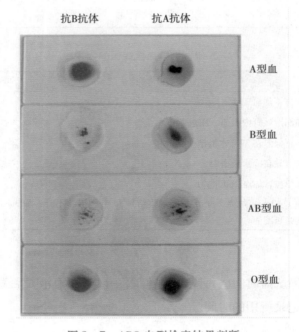

图 3－7　ABO 血型检查结果判断

【注意事项】

1. 采血时一定要严格消毒，注意无菌操作。

2. 两种标准血清不能混淆，以免影响结果。

复习思考

一、单项选择题

1. 构成血浆晶体渗透压的主要成分是（　）
   A. 氯化钾　　　B. 氯化钠　　　C. 碳酸氢钾　　　D. 钙离子　　　E. 以上都对

2. 血浆胶体渗透压主要由下列哪项形成（　）
   A. 球蛋白　　　　　　B. 氯化钾　　　　　　C. 氯化钠
   D. 纤维蛋白原　　　　E. 白蛋白

3. 与血液凝固密切相关的成分是（　）
   A. 白蛋白　　　　　　B. 球蛋白　　　　　　C. 纤维蛋白原
   D. 肾素　　　　　　　E. 以上都不对

4. 调节细胞内外水平衡的主要因素是（　）
   A. 血浆晶体渗透压　　B. 血浆胶体渗透压　　C. 组织液胶体渗透压
   D. 组织液静水压　　　E. 血浆总渗透压

5. 调节血管内外水平衡的主要因素是（　）
   A. 血浆晶体渗透压　　B. 组织液胶体渗透压　　C. 血浆总渗透压
   D. 组织液静水压　　　E. 血浆胶体渗透压

6. 中性粒细胞的主要功能是（　）
   A. 变形运动　　　B. 吞噬作用　　　C. 产生抗体　　　D. 凝血作用　　　E. 驱虫作用

7. 血液中存在的最重要的抗凝物质是（　）
   A. 肝素和抗凝血酶Ⅲ　　B. 柠檬酸钠　　　　C. 前加速素
   D. 纤维蛋白溶酶　　　　E. 草酸钾

8. 血型的划分依据是（　）
   A. 红细胞膜上特异抗原的有无和种类
   B. 血清中抗体的有无和类别
   C. 交叉配血情况
   D. 凝集原和凝集素配合情况
   E. 红细胞膜上抗体的有无和类别

9. 内源性激活途径的启动因子是（　）
   A. 凝血因子Ⅳ　　　　B. 凝血因子Ⅻ　　　　C. 血小板
   D. 组织因子Ⅲ　　　　E. 凝血因子Ⅹ

10. 红细胞合成需要的离子是（　）
    A. Fe^{2+}　　　　B. Fe^{3+}　　　　C. Na^+　　　　D. Ca^{2+}　　　　E. Cl^-

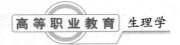
二、简答题

1. 简述血液凝固的基本过程?

2. 为什么临床手术中要用蘸有温热生理盐水的纱布去按压止血?

扫一扫，知答案

第 四 章

血液循环

扫一扫，看课件

【学习目标】

1. 掌握心脏的泵血过程，心输出量及影响因素，动脉血压的形成及影响因素，微循环的血流通路及其意义，中心静脉压和影响静脉回流的因素，减压反射，肾上腺髓质激素及肾素—血管紧张素—醛固酮系统对心血管活动的调节作用。

2. 熟悉心肌细胞生理特性，心音的形成原因及意义，组织液的生成及影响因素。

3. 了解心力储备、心电图基本波形所代表的意义、动脉脉搏、淋巴循环的意义。

案例导入

小萌是护理专业一年级学生。国庆放假，全家总动员出去旅游时，目睹了一场车祸。

出于职业和身份的特殊性，她在现场帮助急救人员实施了急救：测量血压、"口对口"人工呼吸、胸外按压和静脉输液等。经过抢救治疗，更坚定了小萌成为一名"白衣天使"的信心。

问题与思考

1. 血压正常值是多少？

2. 静脉补液的速度如何控制？

3. 查阅资料，了解祖国医学对于创伤急救的方法。

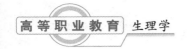

第一节　心脏生理

一、心肌细胞的生物电现象

心脏通过其节律性收缩和舒张实现泵血功能。心脏的机械活动是由心肌细胞电活动而触发。因此，理解心肌细胞的生物电活动及生理特性是掌握心脏泵血活动规律的基础。

心肌细胞可分为两类：一类是普通心肌细胞，即构成心房壁和心室壁的心肌细胞，它们有兴奋性、传导性、收缩性，故称为工作细胞。此类心肌无自动节律性，故又称为工作细胞或非自律细胞。另一类是特殊分化的心肌细胞，组成心内特殊传导系统，它们不仅有兴奋性、传导性，而且还有自动节律性，故称为自律细胞。自律细胞无收缩性。

非自律细胞与自律细胞的区别在于动作电位的 4 期电位是否稳定。4 期电位稳定不变者为非自律细胞；而 4 期电位不稳定能发生自动去极化，达阈电位后爆发新的动作电位者，即为自律细胞。

根据心肌细胞动作电位去极化速度的快慢和产生的机制不同，又可将心肌细胞分为快反应细胞和慢反应细胞两类。前者包括心房肌、心室肌和浦肯野细胞等；后者包括窦房结 P 细胞和房室结细胞等。

（一）心室肌细胞的跨膜电位

工作细胞包括心房肌细胞和心室肌细胞，二者的生物电活动及产生机制基本相同，下面以心室肌为例介绍。

1. 静息电位　心室肌细胞的静息电位约 $-90mV$，其形成机制与神经纤维、骨骼肌细胞相似。细胞内 K^+ 浓度高于细胞外，安静状态下心肌细胞膜对 K^+ 有较大的通透性。因此，K^+ 顺浓度差由膜内向膜外扩散，直至达到 K^+ 的电 – 化学平衡电位，形成静息电位。

2. 动作电位　心室肌细胞的动作电位分为 0、1、2、3、4 五个时期（图 4 – 1）。

0 期：又称去极化期。在适宜刺激作用下，心肌发生兴奋时，膜内电位由原来的 $-90mV$ 上升到 $+30mV$ 左右，形成动作电位的上升支。0 期历时 $1 \sim 2ms$。其产生机制与神经纤维、骨骼肌细胞相似，是由 Na^+ 内流形成。

1 期：又称为快速复极初期，膜内电位由原来的 $+30mV$ 迅速下降到 $0mV$ 左右，此期历时约 $10ms$。此期产生机制：主要是心室肌细胞去极化达到顶峰后，Na^+ 通道失活关闭，K^+ 通道开放，K^+ 外流。

2 期：又称为缓慢复极期。1 期结束后，膜内电位达 $0mV$ 左右时，膜电位基本停滞在此水平历时 $100ms \sim 150ms$。记录的动作电位曲线呈平台状，故此期又称为平台期。此期主要是由 Ca^{2+} 通道开放，Ca^{2+} 内流与 K^+ 外流同时存在，二者对膜电位的影响相互抵消。

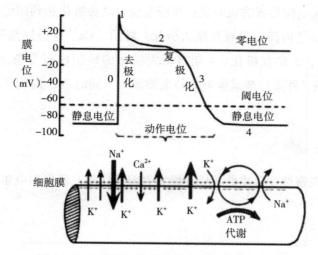

图 4-1 心室肌细胞的跨膜电位及其产生机制

平台期是动作电位持续时间长的主要原因，也是心室肌细胞动作电位与神经纤维、骨骼肌细胞动作电位的主要区别。

3 期：又称为快速复极末期，膜内电位由 0mV 左右下降到 -90mV，历时 100~150ms。3 期是由 2 期末 Ca^{2+} 通道失活，Ca^{2+} 内流逐渐停止，K^+ 外流逐渐增强所致。

4 期：又称为静息期。此期膜电位稳定于静息电位（-90mV），4 期跨膜离子流较活跃，通过 Na^+-K^+ 泵的活动，运出 Na^+，运回 K^+；通过 Na^+-Ca^{2+} 交换体和 Ca^{2+} 泵的活动，运出 Ca^{2+}，以恢复兴奋前细胞内外离子分布状态，保证心肌细胞的兴奋性。

（二）窦房结细胞的跨膜电位及其产生机制

与心室肌细胞相比，窦房结细胞的动作电位有以下特点（图 4-2）：①动作电位 0 期去极化幅度小（膜内电位仅上升到 0~+15mV），速度慢；②无明显的 1 期和 2 期；③最大复极电位 -70mV；④4 期自动去极化。4 期自动去极化是自律细胞产生自动节律性兴奋的基础。不同类型的自律细胞，4 期自动去极化的机制不同。

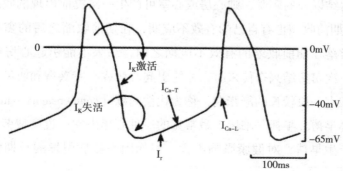

图 4-2 窦房结细胞的跨膜电位的形成机制

窦房结细胞跨膜电位形成的机制是：当膜电位自动去极化达到阈电位水平时，Ca^{2+}通道被激活而开放，Ca^{2+}内流，导致 0 期去极化。随后，Ca^{2+}通道逐渐失活，K^+通道被激活，K^+外流，形成了 3 期复极化。4 期自动去极化的机制比较复杂，有多种机制参与。K^+通道逐渐关闭，K^+外流逐渐减少可能是主要原因，同时 Na^+内流逐渐增多，使膜内电位升高。

二、心肌的生理特性

心肌细胞具有兴奋性、自律性、传导性和收缩性。前三者称为电生理特性，后者称为机械特性。

（一）兴奋性

1. 影响兴奋性的因素

（1）静息电位与阈电位之间的差距：静息电位绝对值增大或阈电位水平上移，均使二者间的差距加大，兴奋性下降；反之，兴奋性升高。

（2）钠通道的状态：Na^+通道具有三种机能状态，即备用、激活和失活。当膜电位处于静息水平时（$-90mV$），Na^+通道处于备用状态（关闭，受刺激时可以开放），此时兴奋性正常。当膜电位从静息电位去极化达阈电位时，大量 Na^+通道处于激活状态（开放），Na^+大量内流，产生兴奋。Na^+通道激活后迅速失活（关闭，受刺激也不能开放），此时兴奋性为零。只有在膜电位恢复到原来的静息电位时，Na^+通道才完全恢复到备用状态，其兴奋性也恢复到正常。因此，Na^+通道是否处于备用状态，是细胞具有兴奋性的前提。

2. 心肌兴奋性的周期性变化　同神经纤维相似，心肌细胞在一次兴奋过程中，兴奋性也发生周期性变化，经历了有效不应期、相对不应期、超常期。但由于心肌细胞的动作电位有平台期，复极缓慢，使得其有效不应期特别长，相当于收缩期和舒张早期，这就使心肌不会像骨骼肌那样发生完全强直收缩。

3. 期前收缩与代偿间歇　在心房或心室的有效不应期之后，下一次窦性节律兴奋到达之前，受到窦房结以外的刺激，则心房或心室可产生一次提前出现的收缩，称为期前收缩（premature）。期前收缩也有自己的有效不应期，在期前收缩之后的窦房结兴奋传到心房或心室时，常常落在期前收缩的有效不应期之内，结果不能引起心房或心室兴奋和收缩。必须等到下一次窦房结兴奋传来时，才能引起心房或心室兴奋和收缩。所以在一次期前收缩之后，往往有一段较长的舒张期，称为代偿间歇（compensatory pause）（图 4 - 3）。

期前收缩又称早搏。早搏是临床上最常见的一种心律失常。过度疲劳、精神刺激、烟酒过量等可偶尔产生早搏，对健康影响不大。但如因心脏病引发的长期的早搏则影响健康，甚至危及生命。

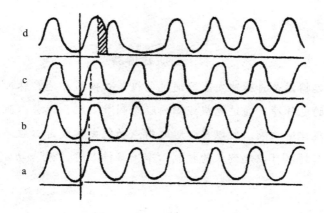

图 4 - 3　期前收缩与代偿间歇

刺激 a、b、c 落在有效不应期内不引起反应；刺激 d 落在相对不应期内，引起期前收缩与代偿间歇

（二）自动节律性

心肌细胞在没有外来刺激的条件下，自动地产生节律性兴奋的特性，称为自动节律性（autorhythmicity），简称自律性。具有自律性的组织或细胞称自律组织或自律细胞。衡量自律组织自律性高低的指标是每分钟产生自动节律性兴奋的次数。

1. **心脏的起搏点**　心内特殊传导系统具有自律性。其中窦房结的自律性最高（100 次/分），房室交界次之（50 次/分），浦肯野纤维最低（25 次/分）。心房、心室依当时自律性最高的兴奋频率而搏动。正常情况下，窦房结的自律性最高，它主导着整个心脏兴奋和收缩，称为正常起搏点（normal pacemaker）。以窦房结为起搏点的心脏节律性活动称为窦性节律（sinus rhythm）。窦房结以外的自律细胞在正常情况下，不能表现其自律性，因此称为潜在起搏点。潜在起搏点的自律性升高或窦房结的兴奋传导阻滞时，潜在起搏点可取代窦房结成为异位起搏点，控制部分或整个心脏的活动。由异位起搏点控制的心脏节律性活动称为异位节律。

2. **影响自律性的因素**

（1）4 期自动去极化速率：是影响心肌自律性最主要的因素。4 期自动去极化速率快，从最大复极电位到阈电位所需时间短，单位时间内产生兴奋次数多，自律性高；反之，自律性低。

（2）最大复极电位与阈电位之间的差距：最大复极电位的绝对值减小或阈电位下移，均使二者间的差距减小，自动去极化达阈电位所需时间缩短，自律性升高；反之，自律性降低。

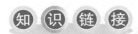

人工心脏起搏器

人工心脏起搏器是将脉冲发生器通过电极与心内膜相连，脉冲发生器发放一定频率、振幅的电脉冲，通过电极经心内膜而刺激心肌，代替心脏起搏点发放冲动，使心脏有规律地收缩。所以当心脏起搏点功能失常或者心脏系统有严重病变时，应用人工起搏器可以起到人为控制心率、维持心脏"泵"功能的作用。

（三）传导性

心肌细胞具有传导兴奋的能力，称为传导性。

1. **心内兴奋传播的途径与特点** 心内兴奋传播的途径见图4-4。不同心肌细胞的传导性是不同的，即兴奋传导速度不同。普通心房肌传导速度较慢，约为0.4m/s，优势传导通路传导速度较快，约1.0~1.2m/s，心室肌约1.0m/s，浦肯野纤维传导速度最快，约4.0m/s，而房室交界的结区传导速度最慢，约0.02m/s。心房肌与心室肌之间有结缔组织形成的纤维环相隔，房室之间无直接的电联系，心房的兴奋不能直接传给心室。房室交界是兴奋传入心室的唯一通路，而此处传导速度极慢，造成兴奋传导的房-室延搁（atrioventricular delay）。由于房室延搁使得心房收缩结束后心室才开始收缩，心室和心房不可能同时收缩，这对于心室的充盈和射血是十分重要的。

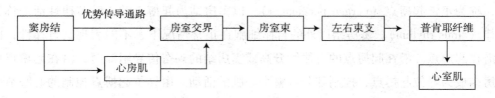

图4-4　心内兴奋传播途径

2. **影响传导性的因素**

（1）心肌细胞的结构：细胞的直径与细胞内电阻呈反变关系。细胞直径大，细胞内电阻小，产生的局部电流大，兴奋传导速度快。房室交界结区的细胞直径最小，传导速度最慢；浦肯野纤维的直径最大，传导速度最快。细胞间缝隙连接的数量及功能也是影响传导性的重要因素。

（2）0期去极化的幅度和速率：0期去极化的幅度愈大，兴奋部位与未兴奋部位间的电位差也愈大，形成的局部电流也愈强，对未兴奋部位的影响也愈强，传导也愈快。0期去极化的速率愈快，局部电流的形成也愈快，对未兴奋部位的影响也愈快，传导也愈快。

（3）邻近未兴奋部位膜的兴奋性：邻近膜的静息电位与阈电位之间的差距增大，去极化达阈电位所需时间延长，则兴奋性降低，兴奋传导速度减慢。如果邻近未兴奋部位上膜的 Na^+ 通道处于失活状态，则无兴奋性，传导受阻；如果邻近未兴奋部位上膜的 Na^+ 通道处于部分失活状态，则传导速度减慢。

（四）收缩性

心肌工作细胞与骨骼肌细胞的结构相似，也可通过兴奋 – 收缩耦联使肌丝滑行而发生收缩，但有自己的特点：

1. 对细胞外液中 Ca^{2+} 的依赖性　心肌的肌浆网不发达，贮存的 Ca^{2+} 较少，所以心肌细胞收缩需要的 Ca^{2+} 一部分来自肌浆网的释放，一部分是细胞外液的 Ca^{2+} 内流。在一定范围内增加细胞外液中的 Ca^{2+}，可增强心肌细胞的收缩力；相反，降低细胞外液中的 Ca^{2+}，则使心肌细胞的收缩力减弱。如去除细胞外液的 Ca^{2+}，心肌细胞仍能产生动作电位，但不能发生收缩，即所谓的兴奋 – 收缩脱耦联。

2. "全或无"式收缩　由于心肌细胞存在闰盘处的缝隙连接，所以兴奋可以在细胞间进行直接电传递，使心房或心室成为功能上的合胞体。受到阈刺激时，心房或心室所有的细胞几乎同时兴奋收缩。只有心肌发生同步收缩，心脏才能有效地实现其泵血功能。

3. 不会发生完全强直性收缩　由于心肌细胞的有效不应期特别长，相当于收缩期和舒张早期，在心肌的收缩期和舒张早期内，无论刺激强度多么大，都不可能引起心肌细胞发生新的兴奋和收缩。所以心脏始终保持收缩和舒张的交替，不会发生完全强直性收缩。

三、心电图

正常心脏的节律性兴奋由窦房结发出，并按一定的途径和时程依次传向心房和心室，引起整个心脏的兴奋。由于人和动物的机体是容积导体，心脏的生物电活动可通过周围的组织传导到全身。将记录电极放置在身体的任何部位，都可记录到有规律的心电变化，但因电极放置位置不同心电波形也不同。为了便于分析对比，将记录电极放在肢体和胸前的特定部位记录，分别称为肢体导联和胸导联，所记录到的规律性电位变化图形称为心电图（electrocardiogram ECG）（图 4 –5）。心电图反映的是心脏兴奋的产生、传导和恢复过程中的生物电变化，与心脏的机械活动无直接关系。正常心电图一般有 5 个波，其波形和意义分别是：

P 波：反映左右两心房的去极化过程。

QRS 波群：反映左右两心室的去极化过程，包括三个紧密相连的电位波动。第一个向下的波称为 Q 波，第一个向上的波称为 R 波，R 波后面向下的波称为 S 波。在不同导联中各波不一定都出现。

T 波：反映两心室的复极化过程，其方向与 QRS 波群主波方向一致。

U 波：是 T 波后可能出现的低而宽的波，方向与 T 波一致，意义和成因均不清楚。

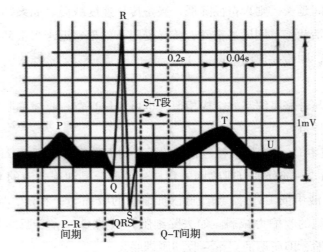

图 4－5　正常人心电图模式图

PR 间期：是指从 P 波起点到 QRS 波起点之间的时间。反映兴奋从窦房结发出，经心房、房室交界、房室束、左右束支、浦肯野纤维传导到心室所需要的时间。

PR 段：是指从 P 波终点到 QRS 波起点之间的时间。反映兴奋通过房室交界、房室束、左右束支、浦肯野纤维传导到心室所需要的时间。

ST 段：是指从 QRS 波终点到 T 波起点之间的线段。反映心室各部心肌处于动作电位的平台期，各部分之间没有电位差，曲线恢复到基线水平。

QT 间期：是指从 QRS 波起点到 T 波终点之间的时程。反映心室肌开始去极化到完全复极化的时间。

临床上心电图对各种心律失常、心房肥大、心室肥大、心肌缺血的分析诊断具有重要作用。心电图也广泛应用于手术麻醉、用药观察和各种危重病人的抢救。

四、心脏的泵血功能

心脏通过节律性收缩和舒张实现对血液的驱动作用称为心脏的泵血功能，是心脏最主要的功能。心脏收缩时把动脉血射入动脉，并通过动脉系统将血液输送到全身各组织、器官；心脏舒张时则通过静脉系统将全身大部分静脉血吸回到心脏，为下一次射血做准备。

（一）心率和心动周期

1. 心率　每分钟心脏跳动的次数称为心率（heart rate）。正常成年人安静情况下心率为 60～100 次/分钟，平均 75 次/分钟。心率可因性别、年龄、情绪和运动状况的变化而不同。

2. 心动周期　心脏一次收缩和舒张构成一个机械活动周期，称为心动周期（cardiac cycle）。心房和心室的活动不同步，各有自己的活动周期。由于心室的舒缩在心脏泵血过程中起主要作用，故通常心动周期是指心室的活动周期。

心动周期的长短与心率快慢有关。如心率75次/分钟，则心动周期为0.8秒，其中心房先收缩，历时约0.1秒，然后心房舒张，历时约0.7秒。在心房开始舒张后，心室开始收缩，历时0.3秒，接着心室开始舒张，历时0.5秒（图4－6）。在心室舒张的前0.4秒期间，心房也处于舒张状态，此期称为全心舒张期

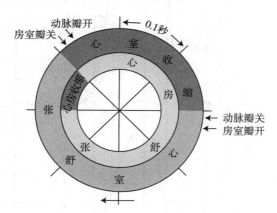

图4－6　心动周期中心房、心室活动的顺序和时间关系

在一个心动周期中，房、室的收缩交替进行；房、室的收缩期均短于舒张期；心率正常时，全心舒张期约占心动周期的一半时间。如心率加快，则心动周期缩短，其中舒张期缩短更明显，使心脏的工作时间延长，休息时间缩短，不利于心脏的活动。

（二）心脏泵血过程

血液由静脉经心房充盈心室，再由心室射入动脉，其直接动力是静脉、心房与心室之间的压力差以及心室与动脉之间的压力差。产生压力差的根本原因是心室的收缩与舒张所造成室内压大幅度的升降。瓣膜的开闭与心室的舒缩相配合，对室内压的急剧变化也起重要作用，并使血液只能单方向流动。左右心的活动基本相似，现以左心室为例说明心脏的泵血过程（图4－7）。

1. 心室收缩期　包括等容收缩期、快速射血期和减慢射血期。

（1）等容收缩期（period of isovolumic contraction）：心室开始收缩，室内压迅速升高，当室内压超过房内压时，房室瓣关闭，血液不能倒流入心房。此时室内压还低于动脉压，动脉瓣仍关闭，血液还不能射入动脉。从房室瓣关闭到动脉瓣开放之前这段时间，心室内血量不减少，心室容积不变，室内压急剧升高，故称为等容收缩期。此期历时0.05秒。

（2）快速射血期（period of rapid ejection）：随着心室收缩，室内压升高，当其超过动脉压时，主动脉瓣开放，血液由心室快速射入动脉。此期射入动脉的血量占总射血量的2/3，心室容积减小，室内压随心室强烈收缩而继续升高达峰值。此期历时0.1秒。

（3）减慢射血期（period of slow ejection）：随着心室内血液减少以及心室肌收缩的减

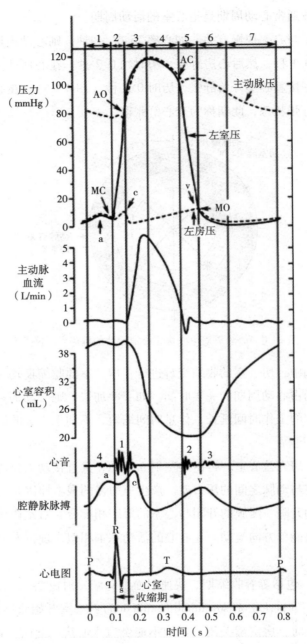

图 4-7 心动周期中心内压力、容积和瓣膜等变化

1. 心房收缩期；2. 等容收缩期；3. 快速射血期；4. 减慢射血期；

5. 等容舒张期；6. 快速充盈期；7. 减慢充盈期

弱，室内压自峰值逐渐下降，射血速度减慢。此期历时 0.15 秒。

实验证明，在快速射血期的中期或稍后期，室内压已低于主动脉压，但是心室内的血液因具有较高的动能，依其惯性作用仍能逆压力梯度继续流入动脉。

2. 心室舒张期　包括等容舒张期、快速充盈期、减慢充盈期和心房收缩期。

（1）等容舒张期（period of isovolumic relaxation）：心室开始舒张，室内压急剧下降，主动脉内血液向心室方向反流，推动主动脉瓣关闭，主动脉内血液不能返流入心室。此时室内压仍高于房内压，故房室瓣还处于关闭状态，心房内血液不能流入心室。从动脉瓣关闭到房室瓣开放之前这段时间，心室容积不变，室内压快速下降，故称为等容舒张期。此期历时 0.06～0.08 秒。

（2）快速充盈期（period of rapid filling）：随着心室的继续舒张，室内压进一步下降，当室内压低于房内压时，房室瓣开放，大静脉、心房内的血液快速流入心室，心室容积增大。此期称为快速充盈期，其间流入心室的血量占总充盈量的 2/3，历时 0.11 秒。

（3）减慢充盈期（period of slow filling）：随着心室血液的不断充盈，房－室间压力差逐渐减小，血液充盈心室的速度减慢，心室容积继续增大。此期历时 0.22 秒。

（4）心房收缩期（period of atrial systole）：心室舒张的最后 0.1 秒，心房开始下一个周期的收缩。心房收缩使房内压升高，房内血液继续流入心室，使心室得到进一步充盈。此期流入心室的血量占总充盈量的 10%～30%。

心脏射血是靠心室收缩完成的，而心脏的充盈主要是靠心室舒张实现的。心室舒张使室内压急剧下降，室内压不仅低于动脉压，而且也低于房内压时，房室瓣开放，心房内血液流入心室。房室瓣的开放并不是因心房收缩被推开的，而是由心室舒张使室内压低于房内压被"抽吸"开的。因心室的"抽吸"作用使心室的充盈量占总充盈量的 70% 以上。心房收缩挤入心室的血量仅占总充盈量的 10%～30%。由上可知，在心脏泵血过程中，心房不起主要作用。所以，临床上心房纤颤的病人心房不能正常收缩，心室充盈量虽减少，后果尚不严重。但是如果发生心室纤颤，心室不能正常收缩和舒张，心脏的泵血功能丧失，将危及生命。

心动周期中各期压力变化、瓣膜开闭、血流方向、心室容积变化情况总结如表 4－1。

表 4－1　心动周期中各期压力变化、瓣膜、血流、心室容积变化

时相	压力变化	房室瓣	动脉瓣	血流方向	心室容积
等容收缩期	房压 < 室压 ↑ < 动脉压	关	关	不进不出	不变
快速射血期	房压 < 室压 > 动脉压	关	开	心室→动脉	减小
减慢射血期	房压 < 室压 ≤ 动脉压	关	开	心室→动脉	减小
等容舒张期	房压 < 室压 ↓ < 动脉压	关	关	不进不出	不变
快速充盈期	房压 > 室压 < 动脉压	开	关	心房→心室	增大
减慢充盈期	房压 > 室压 < 动脉压	开	关	心房→心室	增大
心房收缩期	房压 > 室压 < 动脉压	开	关	心房→心室	增大

（三）心音

在心动周期中，心肌收缩、瓣膜启闭、血液流速改变形成的涡流和血液撞击心室壁及大动脉壁引起的振动，可通过周围组织传递到胸壁，用听诊器便可在胸部某些部位听到，即心音（heart sound）。

正常心脏一次搏动可产生4个心音，即第一、第二、第三和第四心音。通常用听诊的方法只能听到第一心音和第二心音。

1. 第一心音 第一心音音调低、持续时间长，在心尖搏动处听得最清楚。它是由房室瓣突然关闭引起心室内血液和室壁的振动，以及心室射血引起的大血管壁和血液涡流所发生的振动而产生。第一心音发生在心缩期，标志着心室收缩的开始。

2. 第二心音 第二心音音调高、持续时间短，在胸骨旁第Ⅱ肋间听得最清楚。它是由动脉瓣突然关闭，血流冲击大动脉根部引起血液、管壁及心室壁的振动而产生。第二心音发生在心舒期，标志着心室舒张的开始。

3. 第三心音 第三心音是一种低音调、低振幅的振动，是由快速充盈期末心室壁和乳头肌突然伸展及充盈血流突然减速引起的振动而产生。第三心音出现在心室快速充盈期末，在部分健康青年人和儿童偶尔可听到。

4. 第四心音 第四心音是由于心房收缩使血液进入心室，引起心室壁振动而产生，故又称心房音。正常情况下一般听不到第四心音，仅见于心音图记录。

心音听诊在判断心脏收缩力量强弱和瓣膜功能方面具有重要价值。瓣膜关闭不全或狭窄时，血流产生涡流，因而产生杂音。根据杂音产生的时间、性质可以推断病变的性质和程度，此外，心音听诊还可以判断心率和心律是否正常。

（四）心脏泵血功能的评价

心脏泵血功能是否正常是临床医学和实验研究工作中的重要问题。常用的评价心脏泵血功能指标有以下几种。

1. 每搏输出量与射血分数 一侧心室一次收缩所射出的血量，称为每搏输出量（stroke volume），简称搏出量。正常成人安静时搏出量为 60~80mL（平均70mL）。

评判心脏的泵血功能不能单纯依据搏出量的大小，还要考虑心室舒张末期的容积。因正常情况下，搏出量与心室舒张末期的容积相适应，心舒末期的容积大，搏出量也大。搏出量占心室舒张末期容积的百分比，称为射血分数（ejection fraction），即：

$$射血分数 = \frac{搏出量（mL）}{心室舒张末期容积（mL）} \times 100\%$$

正常成年人安静时射血分数为 55%~65%。如心室异常扩大，心功能减退时，搏出量可能没有明显减小，但射血分数却达不到正常范围。运用搏出量与射血分数结合的方法评价心脏泵血功能，更全面、合理。

2. **每分输出量与心指数** 一侧心室一分钟射出的血液总量，称为每分输出量，简称心输出量（cardiac output）。心输出量等于搏出量与心率的乘积。正常成年人安静时为 4.5~6.0L/分钟，平均 5.0L/分钟。

身材不同的人，新陈代谢的水平不同，对心输出量的需求也不同。调查资料表明心输出量与体表面积成正比。以单位体表面积计算的心输出量，称为心指数（cardiac index）。中等身材的成年人体表面积约为 1.6~1.7m²，安静、空腹情况下，心输出量为 4.5~6.0L/min，故心指数约为 3.0~3.5L/（min·m²）。不同的生理条件下，心指数也不同，10 岁左右的少年静息心指数最大，可达 4.0L/（min·m²），随着年龄的增长，心指数逐渐下降，80 岁时约为 2.0L/（min·m²）。运动、情绪激动、进食、妊娠时心指数均有不同程度升高。

3. **心脏做功量** 心脏一次收缩所做的功，称为每搏功。它包括两部分，一方面是搏出的血液所增加的压强能（血液由低压的静脉射入高压的动脉）；另一方面是使血液流动的动能。后者在整个搏功中所占比例很小，可忽略不计。

每搏功 = 搏出量 × （射血期左室内压 - 左心室舒张末期压）

射血期左室内压接近平均动脉压，左心室舒张末期压接近左心房内压，故上式可简化为：

每搏功 = 搏出量 × （平均动脉压 - 左心房内压）

每分功是指心室每分钟做的功，等于每搏功乘以心率。

正常情况下，左右心室输出量基本相等，但肺动脉平均压仅为主动脉压的 1/6 左右，故右心室做功量只有左心室的 1/6。

心脏泵血量的多少不仅取决于心脏本身的收缩功能，还与射血时遇到的阻力大小有关。动脉血压升高时，射血阻力增大，心脏要射出等量的血液，就必须加强收缩，消耗更多的能量，做更大的功。用心脏做功量评价心泵血功能比单纯用心输出量更全面、合理。

（五）影响心输出量的因素

心输出量等于搏出量乘以心率。凡是能影响搏出量的因素以及心率的改变，均能影响心输出量。

1. **影响搏出量的因素**

（1）前负荷：前负荷决定肌肉的初长度。心室肌的初长度决定于心室舒张末期的容积或充盈压。因此，心室肌的前负荷即心室舒张末期的容积或充盈压。

心室舒张末期的充盈量是由静脉回心血量和心室射血后剩余血量两部分构成。

静脉回心血量是决定心室前负荷的主要因素。静脉回心血量主要受心室充盈时间和静脉回流速度的影响。当心率减慢时，心脏舒张期延长，充盈期也长，静脉回心血量增多；相反，当心率加快时，心脏舒张期缩短，充盈期也短，静脉回心血量减少。外周静脉与心房、心室之间的压力差决定静脉回流速度。压力差大，静脉回流速度快；压力差小，静脉回流速度慢。

心室射血后剩余血量可影响心室舒张末期的充盈量，但是比较复杂。如静脉回心血量不变，心室射血后剩余血量增多，可使心室舒张末期的充盈量、充盈压升高，心室前负荷增大，收缩力增强，搏出量增多。

（2）后负荷：大动脉血压是心室射血的阻力，所以大动脉血压相当于心室肌的后负荷。大动脉血压升高时，等容收缩期室内压必须升得更高，才能使主动脉瓣开放，故等容收缩期延长，而射血期缩短，心肌收缩的速度及幅度均降低，射血速度减慢，搏出量减少。搏出量减少使室缩末期的容积增大，如静脉回心血量不变，则心室舒张末期的充盈量增大，初长度增加，使心肌收缩力增强，搏出量增大。但是，如动脉血压持续升高，心肌将因长期加强收缩而发生心肌肥厚等变化，最终导致泵血功能减退。

（3）心肌收缩能力：是指心肌不依赖于负荷而改变其力学活动的内在特性。心肌收缩能力主要受活化的横桥数和 ATP 酶活性的影响。横桥与肌纤蛋白结合后，横桥才被活化。凡是增加胞浆中 Ca^{2+} 浓度、增加 Ca^{2+} 与肌钙蛋白亲和力的因素，均可增加活化横桥数，使心肌收缩力增强。甲状腺激素和体育锻炼都能提高肌凝蛋白的 ATP 酶活性，使心肌收缩力增强；而老年人和甲状腺功能低下者，心肌肌凝蛋白分子结构发生改变，ATP 酶的活性降低，心肌收缩力减弱。

2. 心率对心输出量的影响　在一定范围内（＜180 次/分钟），心率加快，心输出量增加。如心率过快（＞180 次/分钟），因心室充盈时间缩短，心室充盈量减少，搏出量减少，心输出量也减少。如心率过慢（＜40 次/分钟），虽心舒期延长，但心室的充盈已接近最大值，心室的充盈量及搏出量不能随心舒期延长而继续增加，因此，心输出量减少。

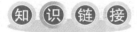

中医脏腑功能与循环生理

祖国医学认为血是行脉中而循环流注全身的富有营养和滋润作用的红色液体，是构成和维持人体生命活动的基本物质之一。血必须在脉中正常运行，才能发挥其生理功能，"血主濡之""血主润之"。而血液的正常运行，是各个脏腑共同作用的结果。心为君主之官，是机体生命活动的主宰，《灵枢·邪客》说："心者，五脏六腑之大主也……"其和血液循环的关系主要体现在"心主血脉"。心主血脉是指心有推动血液在脉管内运行以营养全身的功能，包括主血和主脉两个方面，心与脉直接相连，血液在心和脉中不停流动，循环往复。心、脉、血三者共同组成一个循行于全身的密闭系统，而心起主主导作用。

第二节　血管生理

一、血流量、血流阻力和血压

（一）各类血管的结构特点及功能

1. 弹性贮器血管　是指主动脉等大动脉。这些血管的管壁厚，富含弹力纤维，具有较大弹性和可扩张性。在心脏射血时，一部分血液由大动脉流向外周，一部分血液暂时贮存于大动脉，并使大动脉扩张。心脏射血停止时，扩张的大动脉发生弹性回缩，将射血期内多贮存的那一部分血液推挤向外周。大动脉的这种弹性贮器作用对动脉血压起缓冲作用，并使心脏的间断射血转变为血管中血液的连续流动。

2. 分配血管　是指大动脉与小动脉之间的中动脉。通过其管壁中平滑肌的收缩与舒张实现对输送至各器官血量的调配。

3. 阻力血管　是指小动脉与微动脉。其特点是管径小、血流阻力大，管壁中平滑肌较丰富，管腔口径因平滑肌的舒缩常发生变化，进而影响血流阻力。

4. 交换血管　是指真毛细血管，其管壁极薄，仅有一层内皮细胞和基膜，通透性极大；分支多、数量大，总横截面大，血流缓慢，是血液和组织液进行物质交换的场所。

5. 容量血管　是指静脉系统，它与同级的动脉比较，数量多，口径大、管壁薄，可扩张性大、容量也大。安静时可容纳全身 60% ~ 70% 的循环血量。

（二）血流量、血流阻力和血压

1. 血流量　也称容积速度，是指单位时间内流过血管某一截面的血量，其常用单位为 mL/min 或 L/min。血流量（Q）与血管两端的压力差（ΔP）成正比，与血流阻力（R）成反比。可用下式表示：

$$Q = \frac{\Delta P}{R}$$

在整个体循环系统中，Q 相当于心输出量，R 相当于总外周阻力，ΔP 相当于主动脉压与右心房压力之差。右心房压接近零，故 ΔP 接近平均主动脉压。就某个器官而言，Q 为该器官血流量，ΔP 为该器官的平均动脉压和静脉压差，R 为该器官的血流阻力。

2. 血流速度　是指血液在血管内流动的线速度（即一个质点在血流中前进的速度）。血流速度与血流量成正比，与血管总横截面积成反比，可表示为：

$$血流速度 = \frac{血流量}{血管总横截面}$$

主动脉的总横截面最小，血流速度最快；毛细血管的总横截面最大，血流速度最慢。

3. 血流阻力　血液在血管内流动时所遇到的阻力称为血流阻力。它主要由两部分构成，一是血液和血管壁之间的摩擦力，二是血液内部各组成成分间的摩擦力。计算血流阻力的方程式为：

$$R = \frac{8\eta L}{\pi \gamma^4}$$

式中 R 为血流阻力，η 为血液黏滞度，L 为血管的长度，r 为血管半径。从上式可以看出，血流阻力与血液黏滞度和血管的长度成正比；与血管半径的四次方成反比。在生理条件下，血液黏滞度和血管的长度相对稳定，而血管的半径易受神经、体液因素的影响而变化。机体主要通过调节血管的口径，改变血流阻力，进而调节各器官的血流量。生理学上将心脏和大血管称为循环系统的中心部分，小动脉、微动脉则是其外周部分，小动脉及微动脉处产生的血流阻力称为外周阻力。

4. 血压　血压（blood pressure）是指血管内流动的血液对于单位面积血管壁的侧压力，即压强。压强的国际标准单位是帕（Pa）或千帕（kPa），临床上习惯用毫米汞柱（mmHg）。1mmHg = 0.133kPa。血压一般是指动脉血压（arterial blood pressure）。静脉压较低，常以厘米水柱为单位，1cmH$_2$O = 0.098kPa。

二、动脉血压与动脉脉搏

（一）动脉血压

1. 动脉血压的形成　动脉血压是指流动的血液对于单位面积动脉管壁的侧压力，其形成有以下几个主要因素：

（1）前提条件：心血管系统内有足够的血液充盈是形成动脉血压的前提。心血管的充盈度可用循环系统平均充盈压表示。动物实验中测得狗的循环系统平均充盈压为 0.93kPa（7mmHg）。估计人的循环系统平均充盈压也接近这一数值。循环系统平均充盈压的高低取决于血量与循环系统容积的相对关系。如血量多或循环系统容积小，则循环系统平均充盈压就高；反之，则循环系统平均充盈压低。

（2）必要条件：心脏收缩射血和外周阻力是形成动脉血压的两个必要条件。在动脉已充盈的基础上，心脏收缩射血，使大动脉内的血量增加。外周阻力的存在使得射血期由大动脉流向小动脉的血量仅占搏出量的1/3，其余2/3暂时贮存于大动脉内，使得大动脉内的血量能真正有效增加，血压升高。没有心脏收缩，就没有形成动脉血压的能量来源；没有外周阻力，则心室收缩释放的能量全部成为血流的动能，而不能对血管壁产生压强。因此，心脏收缩射血和外周阻力这两个因素是缺一不可的。

（3）主动脉和大动脉的弹性作用：心室收缩射血时，主动脉、大动脉发生弹性扩张，容积增大，使收缩压不至于过高。心室舒张，射血停止时，主动脉、大动脉发生弹性回缩，维持舒张压在一定水平，并推动血液继续流动，使左心室间断性射血变为血液在血管内连续性流动（图4-8）。

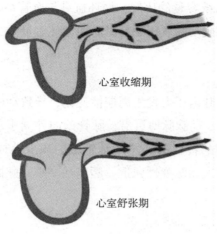

心室收缩期

心室舒张期

图4-8　大动脉弹性作用

2. **动脉血压的正常值**　在心脏收缩射血中期，动脉血压上升所达到的最高值称为收缩压（systolic pressure）。心脏舒张末期动脉血压下降到的最低值称为舒张压（diastolic pressure）。收缩压与舒张压之差称为脉搏压（pulse pressure），简称为脉压。一个心动周期中每一瞬间动脉血压的平均值称为平均动脉压（mean arterial pressure）。平均动脉压约等于舒张压加1/3脉压。动脉血压一般是指主动脉压。因肱动脉压与主动脉压相差很小，临床上测肱动脉压，以代表主动脉压。我国健康青年人在安静状态时收缩压为100～120mmHg，舒张压60～80mmHg，脉压30～40mmHg，平均动脉压接近100mmHg。

3. **影响动脉血压的因素**　凡是参与动脉血压形成的因素都可以影响动脉血压。

（1）搏出量：搏出量增大时，射入动脉内的血量增多，收缩压明显升高。由于主动脉压升高，血流速度加快，到舒张末期主动脉内剩余血量增加不多，故舒张压轻度升高，脉压增大。一般情况下收缩压的高低主要反映搏出量的多少。

（2）心率：心率加快时，心动周期缩短，心舒末期存留在主动脉内的血量增多，舒张压升高。因动脉血压升高，血流速度加快，心缩期主动脉内血液更多、更快流向外周，故收缩压升高不明显，脉压减小。如心率过快，心输出量减少，则动脉血压下降。

（3）外周阻力：外周阻力增大时，心舒期血流速度减慢，主动脉内剩余血量增多，舒张压明显升高。由于动脉血压升高，血流速度加快，心缩期有较多的血液流向外周，故收缩压升高不明显，脉压减小。一般情况下舒张压的高低主要反映外周阻力的大小。

（4）主动脉和大动脉的弹性：大动脉的弹性对动脉血压起缓冲作用。当大动脉弹性减退时，导致收缩压升高，舒张压降低，脉压增大。老年人在大动脉硬化弹性减退时，常常伴有小动脉硬化，外周阻力增大，故在收缩压升高的同时舒张压也升高，但舒张压升高的幅度小于收缩压升高的幅度，脉压也增大。

（5）循环血量与血管系统容量的比例：循环血量与血管系统容量相适应，保持一定的循环系统平均充盈压，是形成动脉血压的前提。如循环血量减少或血管系统容量增大，都会使动脉血压降低。

（二）动脉脉搏

在每一心动周期中，动脉内压力发生周期性变化，导致动脉管壁发生周期性搏动，称为动脉脉搏（arterial pulse）。动脉脉搏可沿动脉管壁向外周小动脉传播。它的传播速度远远超过血流速度。动脉脉搏的传播速度与动脉管壁的顺应性成反变。主动脉的顺应性最大，传播速度最慢。老年人大动脉弹性减退，顺应性减小，脉搏波的传播速度增快。

三、微循环

微循环（microcirculation）是指微动脉与微静脉之间的血液循环。微循环的基本功能是实现血液与组织液的物质交换。

（一）微循环的组成与通路

1. 组成　典型的微循环是由微动脉、后微动脉、毛细血管前括约肌、真毛细血管、通血毛细血管、动 - 静脉吻合支和微静脉七个部分组成。（图 4 - 9）

2. 通路

（1）直捷通路：血液由微动脉、后微动脉、通血毛细血管到微静脉。由于通血毛细血管管腔流速度较快，故其主要功能不是进行物质交换，而是使一部分血液能较快通过微循环经静脉回流到心脏。这条通路经常处于开放状态，在骨骼肌内这类微循环通路较多。

（2）迂回通路：血液经微动脉、后微动脉、毛细血管前括约肌、真毛细血管到微静脉。由于真毛细血管管壁薄，通透性大，分支多，血流缓慢，故该通路的主要功能是进行物质交换。此通路又称"营养通路"。真毛细血管是交替开放的。安静时骨骼肌中的真毛细血管在同一时间内大约开放 20%。

（3）动 - 静脉短路：血液由微动脉经动 - 静脉吻合支到微静脉。该通路经常处于关闭状态。皮肤的微循环中此通路较多，其主要功能是参与体温调节。当环境温度升高时，动 - 静脉短路开放，皮肤的血流量增大，皮肤温度升高，皮肤与环境的温差增大，散热加强；当环境温度下降时，相反。

（二）微循环血流的调节

微动脉平滑肌的舒缩控制微循环的血流量，称为微循环的"总闸门"。后微动脉和毛细血管前括约肌的舒缩控制部分真毛细血管网的血流量，称为微循环的"分闸门"。微动脉、后微动脉和毛细血管前括约肌三者是微循环的前阻力血管。微静脉的舒缩控制微循环

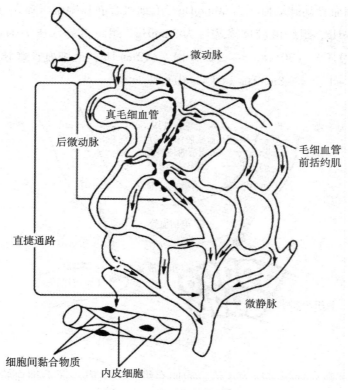

微动脉

真毛细血管

后微动脉

毛细血管
前括约肌

直捷通路

微静脉

细胞间黏合物质

内皮细胞

图 4 - 9　微循环的模式图

血液的流出，微静脉是微循环的后阻力血管，也称为微循环的"后闸门"。微动脉和微静脉主要受交感神经调节。交感神经兴奋时，微动脉的收缩较微静脉强。后微动脉及毛细血管前括约肌主要受体液因素调节。如 CO_2、乳酸、腺苷、组胺、K^+、H^+ 等均能使局部血管舒张。儿茶酚胺等缩血管物质和局部舒血管代谢产物共同作用，控制毛细血管前括约肌的舒缩，使微循环的血流量与组织的代谢水平相适应。

四、组织液生成与淋巴循环

（一）组织液的生成

生理学中将液体由毛细血管内向毛细血管外的移动，称为滤过，反之，称为重吸收。组织液是血浆通过毛细血管壁滤过而生成的。滤过与重吸收取决于以下四个因素：毛细血管血压、组织液胶体渗透压、血浆胶体渗透压和组织液静水压。前两个因素是促进液体从毛细血管内向毛细血管外滤过的力量（滤过的动力）；而后两个因素是促进液体从毛细血管外重吸收入毛细血管内的力量（滤过的阻力）。滤过的动力与滤过的阻力的代数和称为有效滤过压（effective filtration pressure）。

有效滤过压 =（毛细血管血压 + 组织液胶体渗透压）-（血浆胶体渗透压 + 组织液

静水压)。在毛细血管动脉端血压为30mmHg，毛细血管静脉端血压降为10mmHg，血浆胶体渗透压为25mmHg，组织液胶体渗透压为8mmHg，组织液静水压为1mmHg，故毛细血管动脉端有效滤过压 =（30+8）-（25+1）=12mmHg；毛细血管静脉端有效滤过压 =（10+8）-（25+1）= -8mmHg（图4-10）。

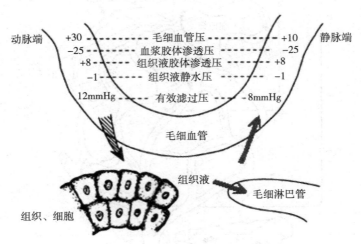

图4-10 组织液的生成与回流

毛细血管动脉端有效滤过压为正值，表明有组织液生成，而毛细血管静脉端有效滤过压为负值，表明组织液被重吸收。毛细血管动脉端促进滤过的力量（12mmHg）大于毛细血管静脉端促进重吸收的力量（8mmHg），表明毛细血管动脉端组织液的生成量大于毛细血管静脉端的重吸收量。有少量组织液（约10%）进入毛细淋巴管形成淋巴液，使组织液与血浆保持平衡。

（二）影响组织液生成和回流的因素

1. 毛细血管血压　毛细血管血压受微循环前、后阻力的影响。前阻力减小（如炎症时，微动脉扩张）或后阻力增大（如心衰时，静脉回流受阻），均可使毛细血管血压升高，组织液生成增多，引起水肿。

2. 血浆胶体渗透压　血浆蛋白生成不足（如严重肝病）或从尿中丢失过多均可使血浆胶体渗透压降低，有效滤过压增大，组织液生成过多而出现水肿。

3. 淋巴回流　毛细血管动脉端滤过生成的组织液的90%在毛细血管静脉端被重吸收回血管，其余10%进入毛细淋巴管生成淋巴液。如淋巴液回流受阻，则这部分组织液停留在组织间隙，造成水肿。

4. 毛细血管壁的通透性　炎症、过敏时，毛细血管壁通透性增大，使部分血浆蛋白通过毛细血管壁进入组织间，使血浆胶体渗透压降低，组织液胶体渗透压升高，组织液生成增多，局部水肿。

（三）淋巴液循环

淋巴管系统是组织液回流入血液的一个重要的辅助系统。毛细淋巴管以盲端起始于组织间，彼此吻合成网，逐渐汇合成大的淋巴管。全身的淋巴液经淋巴管收集，最后由右淋巴导管和胸导管汇入静脉。

1. 淋巴液的生成与回流

组织液进入淋巴管即成为淋巴液。毛细淋巴管壁的结构简单，只有一层内皮细胞，没有基膜，故通透性很高。相邻的内皮细胞边缘呈叠瓦状相互覆盖，形成向管腔内开放的单向活瓣，阻止进入淋巴管的组织液返流到组织间。组织间的胶原纤维和毛细淋巴管之间的胶原细丝可以将相互重叠的内皮细胞边缘拉开，使内皮细胞之间出现较大的缝隙，因此，组织液包括其中的血浆蛋白、红细胞、细菌等均可进入淋巴管。淋巴液的成分和组织液非常接近。

组织液和毛细淋巴管内淋巴液之间的压力差是促进组织液进入淋巴管的动力。组织液压力升高能加快淋巴液的生成速度。正常成年人在安静状态下每小时大约有120mL淋巴液流入血液循环。每天生成的淋巴液总量约为2～4L，相当于一个人的血浆总量。

2. 淋巴液回流的生理意义

（1）回收蛋白质：组织液中的蛋白质不能进入毛细血管，但是可以通过毛细淋巴管壁进入淋巴液，然后被运回到血液中。每天由淋巴循环运送到血液的蛋白质大约有75～200g，对于维持血浆蛋白的正常浓度具有重要意义。

（2）运输脂肪及其他营养物质：食物中的脂肪约80%～90%经小肠绒毛中的毛细淋巴管间接入血。少量胆固醇和磷脂也经淋巴管吸收被运输进入血液循环。

（3）调节体液平衡：淋巴管系统是组织液向血液回流的一个重要辅助系统，在调节血浆量与组织液量的平衡中起重要作用。

（4）防御和免疫功能：淋巴管系统中有多个淋巴结，在淋巴结中的淋巴窦内有大量具有吞噬功能的巨噬细胞。淋巴液流经淋巴结时，其中的红细胞、细菌或其他微粒将被清除。淋巴结还能产生具有免疫功能的淋巴细胞，参与机体的免疫功能。

五、静脉血压与静脉血流

（一）静脉血压

右心房和胸腔内大静脉的血压，称为中心静脉压（central venous pressure）。各器官静脉的血压，称为外周静脉压（peripheral venous pressure）。中心静脉压的正常值约为4～12cmH$_2$O（0.4～1.2kPa）。中心静脉压的高低取决于心脏射血能力和静脉回心血量的相互关系。如心脏射血能力强，能将静脉回心的血液及时射出，中心静脉压就低；反之，心脏射血能力弱，中心静脉压就高。测定中心静脉压可反映心血管的功能状态以及回心血量的多少。因此，临床上可作为控制输液速度和输液量的指标。

（二）静脉回心血量及影响因素

单位时间内的静脉回心血量取决于外周静脉压与中心静脉压之差，以及静脉对血流的阻力。三者中任何一个因素的改变，都将影响静脉回心血量。

1. **体循环平均充盈压**　体循环平均充盈压高，则说明循环充盈度高，血量多或血管收缩，静脉回心血量就多；反之，静脉回心血量就少。

2. **心脏收缩力量**　心脏收缩能力强，搏出量大，心室收缩末期容积减小，室舒期室内压低，对心房和大静脉内血液的抽吸作用强，静脉回心血量增多。反之，静脉回心血量减少。例如，右心衰的病人体循环静脉回心血量减少，体循环淤血，出现下肢水肿、肝、脾肿大、颈静脉怒张等体征。左心衰的病人肺循环静脉回心血量减少，肺循环淤血，出现肺水肿等。

3. **重力和体位**　血管内血液本身的重力作用于血管壁产生一定的静水压。当人体平卧时，身体各部分的血管与心脏几乎在同一水平，静水压基本相同。机体直立位时，大多数血管在心脏以下，其中的静水压比平卧时明显升高，跨壁压（血管壁内外的压力差）增大，静脉扩张，容积增大，较多的血液停留在静脉中，而回心血量减少。血液的重力对动脉管壁也产生静水压，测量动脉血压时，被测部位必须与心脏在同一水平。

4. **骨骼肌的挤压作用**　骨骼肌收缩时，肌肉间或肌肉内的静脉受到挤压，压力升高。由于静脉瓣的作用，使静脉内血液只能向心脏方向流动。骨骼肌舒张时，静脉内压力降低，促进微静脉、毛细血管的血液流入静脉。骨骼肌再次收缩时，有较多的血液向心脏回流。骨骼肌节律性收缩和舒张，同时有静脉瓣与之配合，对静脉血的回流起着"泵"的作用，故称为肌肉泵或静脉泵。

5. **呼吸运动**　胸膜腔内压（详见第五章）低于大气压为负值，使胸腔大静脉的跨壁压较大，有利于静脉扩张，外周静脉血易向心脏回流。吸气时胸膜腔内压更低，静脉血回流更多；呼气时胸膜腔内压较吸气时高，静脉血回流减少。

第三节　心血管活动的调节

在不同的生理状况下，机体各器官、组织对血流量的需要是不同的。通过神经或体液因素的作用调节心脏和血管的活动，使其满足机体各器官不同代谢水平的需要，并保持动脉血压相对稳定。

一、神经调节

（一）心脏的神经支配

1. **心交感神经** 心交感神经的节前纤维起源于脊髓胸 1～5 节段的灰质侧角，在星状神经节或颈交感神经节交换神经元，节后纤维支配心脏各部。心交感神经节前纤维末梢释放乙酰胆碱（acetylcholine，ACh）。乙酰胆碱与节后神经元膜上的 N_1 受体结合，使节后神经元兴奋。心交感神经的节后纤维末梢释放去甲肾上腺素（norepinephrine，NE）。去甲肾上腺素与心肌细胞膜上的 β_1 受体结合，使心肌细胞膜对 Ca^{2+} 通透性增强，对 K^+ 通透性降低，其作用结果是：心率加快、房室传导加快、心肌收缩力增强。

2. **心迷走神经** 心迷走神经的节前纤维起源于延髓迷走神经背核和疑核，进入心脏后，在心内神经节换元，节后纤维支配心脏各部，但心室内心迷走神经的纤维很少。心迷走神经节前、节后纤维末梢释放的递质均为乙酰胆碱。乙酰胆碱与心肌细胞膜上的 M 受体结合，提高心肌细胞膜对 K^+ 的通透性，使心率减慢、房室传导减慢、心肌收缩力减弱。

（二）血管的神经支配

1. **交感缩血管神经** 交感缩血管神经的节前纤维起源于脊髓胸 1～腰 3 节段的灰质侧角，在椎旁或椎前神经节换元，其节后神经纤维支配血管平滑肌。交感缩血管神经节前纤维末梢释放乙酰胆碱，节后神经纤维末梢释放去甲肾上腺素。血管平滑肌上有两种肾上腺素能受体即 α 受体和 β 受体。去甲肾上腺素与 α 受体结合引起血管平滑肌收缩，与 β 受体结合引起血管平滑肌舒张。去甲肾上腺素与 α 受体结合的能力较与 β 受体结合的能力强，因此，交感缩血管神经兴奋时，主要产生缩血管效应。

体内几乎所有的血管都受交感缩血管神经的支配，而且大多数血管只受交感缩血管神经支配。交感缩血管神经有紧张性活动，即在安静时以 1～3 次/秒的频率发放冲动，使血管平滑肌保持一定程度的收缩状态。在不同的生理状况下，交感缩血管神经发放冲动的频率在低于 1 次/秒到 8～10 次/秒的范围内。当交感缩血管神经紧张性增强时，血管平滑肌收缩加强，血流阻力增大，血压升高；当交感缩血管神经紧张性降低时，血管平滑肌舒张，血流阻力减小，血压下降。

2. **交感舒血管神经** 支配骨骼肌血管的交感神经中有一部分纤维末梢释放的递质为乙酰胆碱。乙酰胆碱与血管平滑肌上的 M 受体结合，引起血管舒张。交感舒血管神经无紧张性活动，只有在机体情绪激动或发生防御反应时，才发放冲动，使骨骼肌血管舒张，血流量增大。

3. **副交感舒血管神经** 少数器官（脑膜、唾液腺、胃肠道外分泌腺体和外生殖器等）的血管平滑肌除受交感缩血管神经支配外，还受副交感舒血管神经的支配。副交感舒血管神经的节后纤维末梢释放乙酰胆碱，与血管平滑肌上的 M 受体结合，使血管舒张。副交感舒血管神经的活动主要影响所支配器官的血流量，对全身的血流及血流阻力影响不大。

（三）心血管中枢

在中枢神经系统内与控制心血管活动有关的神经元集中的部位，称为心血管中枢（cardiovascular center）。心血管中枢广泛地分布在中枢神经系统的各个水平上，它们相互联系、协调统一、共同作用，使心血管的活动适应机体不同情况下的需要。

1. 延髓心血管中枢　延髓是最基本的心血管中枢。

（1）心交感中枢和缩血管中枢：位于延髓头端腹外侧部。其神经元的轴突下行至脊髓灰质侧角交感神经节前神经元。该区是产生交感缩血管神经和心交感神经紧张性的部位。

（2）心迷走中枢：即延髓的迷走神经背核和疑核。迷走神经由此发出。

2. 延髓以上的心血管中枢　在延髓以上的脑干、下丘脑、小脑、大脑等都存在与心血管活动有关的神经元，它们对心血管活动的调节主要是整合作用。所谓整合是指把许多不同的生理反应统一起来，组成一个完整的互相配合的生理过程。

（四）心血管反射

1. 颈动脉窦和主动脉弓压力感受性反射　感受器是在颈动脉窦和主动脉弓血管外膜下的感觉神经末梢，实际上是机械牵张感受器。它们对机械牵张刺激敏感。当动脉血压升高时，动脉管壁受到的牵张刺激增强，颈动脉窦和主动脉弓压力感受器传入冲动增多，故习惯上称为压力感受器（图4-11）。颈动脉窦压力感受器的传入神经是窦神经。窦神经加入到舌咽神经，到达延髓。主动脉弓压力感受器的传入神经合并在迷走神经中，上行至延髓。

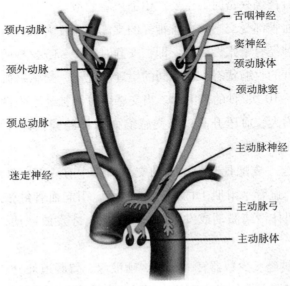

图4-11　颈动脉窦区与主动脉弓区压力与化学感受器

当动脉血压升高时，颈动脉窦和主动脉弓压力感受器兴奋，发放冲动增多，经传入神经上行到延髓，兴奋心迷走中枢、抑制心交感中枢和缩血管中枢。心迷走神经活动增强，心交感神经和交感缩血管神经活动减弱，其效应是心率减慢，心肌收缩力减弱，心输出量减少，血管舒张，外周阻力减小，血压降低。故此反射又称为减压反射（depressor re-flex）。当动脉血压降低时，颈动脉窦和主动脉弓压力感受器受到的牵张刺激减弱，传入冲动减少，反射结果与动脉血压升高时相反，导致血压回升。

颈动脉窦和主动脉弓压力感受器反射的生理意义在心输出量、外周阻力、血量等发生突然变化时，对动脉血压进行快速调节，使动脉血压不至于发生过大的波动。

2. **颈动脉体和主动脉体化学感受性反射**　在颈总动脉分叉处和主动脉弓下方，有一些直径约 $1 \sim 2mm$ 的小球体，称为颈动脉体和主动脉体。它们对血液中某些化学成分的变化敏感，当缺 O_2、PCO_2 升高、H^+ 浓度升高时兴奋，发放冲动经舌咽神经和迷走神经传向延髓。此反射的效应主要是兴奋呼吸中枢（见第五章），间接使心率加快，心输出量增多，血管收缩，外周阻力增大，血压升高。此反射在平时对心血管活动的影响不大，只有在低氧、窒息、失血、动脉血压过低和酸中毒时，参与心血管活动的调节。

二、体液调节

（一）肾素-血管紧张素系统

肾素-血管紧张素系统（renin - angiotensin - system，RAS）是人体内重要的体液调节系统。当肾血流量减少或血 Na^+ 浓度降低时，肾脏球旁细胞合成释放肾素（renin）增多。肾素是一种酸性蛋白酶，进入血液后，使血浆中的血管紧张素原（angiotensinogen）（由肝脏合成的球蛋白）转变为血管紧张素 I（angiotensin I，Ang I）（10 肽）。后者在血浆、组织液，特别是肺血管内皮表面的血管紧张素转换酶的作用下水解，生成血管紧张素 II（angiotensin II，Ang II）（8 肽）。血管紧张素 II 在氨基肽酶作用下，脱下一个氨基酸生成血管紧张素 III（angiotensin III，Ang III）（7 肽）。血管紧张素 II 的作用最强，其主要作用有：可使全身微动脉收缩，外周阻力增大；静脉收缩，回心血量增多；作用于中枢，使交感缩血管中枢紧张性活动加强；促进交感神经节后纤维末梢释放去甲肾上腺素；促进肾上腺皮质释放醛固酮，促进肾小管对 Na^+、水的重吸收，尿量减少，循环血量增多。上述血管紧张素 II 的作用总结果是血压升高。

（二）肾上腺素和去甲肾上腺素

肾上腺素（epinephrine）和去甲肾上腺素（norepinephrine）同属儿茶酚胺类物质。血液中的肾上腺素和去甲肾上腺素主要来自肾上腺髓质。交感神经节后纤维末梢释放的去甲肾上腺素有一小部分也可以进入血液循环。肾上腺髓质释放的儿茶酚胺中肾上腺素约占 80%，去甲肾上腺素约占 20%。

肾上腺素和去甲肾上腺素对心血管系统的作用相似，但不完全相同。原因是它们对受体的作用不同，以及不同器官上受体的分布不同。能与肾上腺素和去甲肾上腺素结合的受体称为肾上腺素能受体，肾上腺素能受体分为 α 受体和 β 受体。β 受体又分为 $β_1$ 受体和 $β_2$ 受体两种。肾上腺素能兴奋 α 受体、$β_1$ 受体和 $β_2$ 受体；去甲肾上腺素主要兴奋 α 受体，也可兴奋 $β_1$ 受体，但对 $β_2$ 受体的兴奋作用很弱。心肌细胞膜上主要是 $β_1$ 受体；皮肤、肾脏、胃肠道等的血管上 α 受体占优势；骨骼肌血管、肝血管、冠状血管上 $β_2$ 受体占优势。

对心脏：肾上腺素和去甲肾上腺素都能通过兴奋 $β_1$ 受体，使心率加快，收缩力加强，心输出量增多。但在整体情况下，应用去甲肾上腺素时使血压明显升高，引起减压反射，对心脏又产生抑制作用，心率减慢。

对血管：肾上腺素通过兴奋 α 受体，可使皮肤、肾脏、胃肠道等的血管收缩；通过兴奋 $β_2$ 受体，使骨骼肌血管、肝血管、冠状血管舒张；总外周阻力变化不大。去甲肾上腺素有较强的兴奋 α 受体的作用，使全身大多数血管发生强烈收缩，总外周阻力增大，血压大幅度升高。临床工作中，常将肾上腺素作为强心剂，而去甲肾上腺素作为升压药使用。

（三）血管升压素

血管升压素（vasopressin）是由下丘脑视上核、室旁核合成的，经下丘脑－垂体束输送到神经垂体，在神经垂体贮存，需要时向血中释放。血浆中血管升压素浓度轻度升高时，产生抗利尿效应，故又称为抗利尿激素。血浆中血管升压素浓度明显升高时，将引起血管平滑肌收缩，外周阻力增大，血压升高。

实验项目

实验一　心音听诊

【实验目的】

能学会使用听诊器听诊心音。

了解心音产生的原理、意义、正常心音特点。

能够识别第一心音和第二心音。

【实验对象】

人

【实验物品】

听诊器

【实验步骤】

1. 受试者安静端坐，胸部裸露。

2. 找到心尖搏动位置，即胸骨左缘第 V 肋间与锁骨中线内侧 0.5～1.0cm 处。

3. 确定各听诊部位：二尖瓣听诊区：左第 V 肋间锁骨中线内侧（心尖部）。肺动脉瓣听诊区：胸骨左缘第 Ⅱ 肋间。主动脉瓣听诊区：胸骨右缘第 Ⅱ 肋间为主动脉瓣第一听诊区，胸骨左缘第 Ⅲ 肋间为主动脉瓣第二听诊区。三尖瓣听诊区：胸骨右缘第 Ⅳ 肋间或胸骨剑突下。

4. 听心音：检查者戴好听诊器，注意听诊器的耳具应与外耳道开口方向一致（向前），以右手拇指、食指轻持听诊器探头紧贴于受试者胸部皮肤上，按上述听诊部位依次听取心音，根据两个心音特点注意区分第一心音和第二心音。如难以区分时，可同时用手指触诊心尖搏动或颈动脉脉搏，此时出现的心音即为第一心音。第一心音是心室内压超过心房内压引起房室瓣关闭时发生，特点是低频高幅。此时，心室收缩期开始。第二心音是在心室收缩期末期，心室内压低于主动脉压和肺动脉压，主动脉瓣和肺动脉瓣关闭时引起的，特点是高频低幅。除了瓣膜及其邻近结构的振动外，血液快速流动时产生的湍流和大血管的位移对心音都有一定的影响。在第二心音中经常可以听见两种成分，一种主要由主动脉瓣关闭引起，另一种主要与肺动脉瓣关闭有关，通常称之为心音的分离现象。吸气时较明显，听诊容易区分；呼气时这种分离现象消失。第三心音产生于心室的快速充盈期，是一种低频、低振幅的心音，由于血液快速、被动流入心室造成的。通常在儿童期和青春期可以听到第三心音。若成年人听到第三心音，一般标志着心脏功能的异常。第四心音产生在心房收缩期，是心房收缩时血液流动造成的，与第三心音一样，一般只有在心脏功能异常的患者中可以听到第四心音。

【观察项目】

1. 观察心尖搏动部位、范围。

2. 按照顺序听心音，即按照二尖瓣听诊区、肺动脉瓣听诊区、主动脉瓣听诊区、主动脉瓣第二听诊区、三尖瓣听诊区的顺序听诊心音。

3. 比较第一心音、第二心音。

【注意事项】

1. 室内必须保持安静以利听诊。

2. 听诊器胶管不得交叉、扭结，勿与他物摩擦，以免发生摩擦音影响听诊。

3. 如呼吸音影响听诊，可嘱受试者暂停呼吸片刻。

实验二　血压测量

【实验目的】

1. 熟悉血压计的结构，理解测量动脉血压的原理。

2. 能够掌握间接测定人体动脉血压的原理与方法。

3. 能够学会使用听诊器血压计测量血压，观察运动对动脉血压的影响。

【实验对象】

人

【实验物品】

听诊器、血压计。

【实验步骤】

1. 熟悉水银柱式血压计由检压计、袖带和橡皮充气球 3 部分组成。

2. 让受试者脱去一臂衣袖（常取右上臂），测量血压前，静坐桌旁 5 分钟以上。

3. 打开水银槽开关，松开血压计的橡皮球螺丝帽，挤出袖带内的残留气体后将螺丝帽旋紧。

4. 让受试者前臂平放于桌上，手掌向上，使受检者肱动脉与心脏同一水平，即坐位时被测部位平第四肋软骨。将袖带缠在该上臂，袖带下缘至少位于肘关节上 2cm，袖带松紧适宜，以能插入一手指为宜。

5. 检查者将听诊器两耳器塞入外耳道，使耳器的弯曲方向与外耳道一致。

6. 在肘窝内侧先用手触及肱动脉脉搏所在部位，将听诊器放置其上。

7. 测量收缩压：挤压橡皮球将空气打入袖带内，先使气囊内压力升高到桡动脉脉搏消失，并再升高 30mmHg，随即松开气球螺丝帽，徐徐放气，其速度以每秒下降 2 ~ 5mmHg 为宜。在水银柱缓缓下降的同时仔细听诊，注意看刻度（视线于汞柱上端保持水平），当听到第一声"砰、砰"的动脉音时，血压计上水银柱的刻度即为收缩压。

8. 测量舒张压：使袖带继续缓缓放气，这时声音有一系列的变化，先由低而高，而后由高突然变低，最后则完全消失。在声音由强突然变弱这一瞬间，血压表上所示水银柱的高度即代表舒张压。

9. 测量完毕应放松气阀、解开袖带并卷好，右倾 45°关闭水银槽开关（以防水银倒流及压碎玻管），整理妥善后将袖带放入血压计盒内的固定位置，关闭血压计。

10. 将测量结果用分数式方法记录。血压记录常以收缩压/舒张压 mmHg 表示，例如收缩压为 110mmHg，舒张压为 70mmHg 时，记为 110/70mmHg，如果用 kPa 表示，其换算关系为：100mmHg = 13.33kPa。

【观察项目】

测量安静时人体肱动脉的收缩压和舒张压。

【注意事项】

1. 室内必须保持安静，以利听诊，受试者尽量安静放松。

2. 手臂、血压计必须与心脏水平等高。

3. 袖带缠缚松紧适宜，听诊器的胸件不要塞在袖带里。

4. 血压计用毕，应将袖带内气体驱尽、卷好、放置盒内，以防玻璃管折断。

实验三 哺乳动物动脉血压调节

【实验目的】

1. 掌握记录和测量家兔动脉血压的方法。

2. 通过改变家兔所处的状态和环境，观察动脉血压发生的变化。

3. 观察神经和体液因素改变对家兔动脉血压调节的影响，并分析神经和体液因素的作用机制。

【实验对象】

家兔

【实验物品】

1. 试剂：20%氨基甲酸乙酯（乌拉坦），1∶1000肝素，1∶10000去甲肾上腺素，生理盐水。

2. 仪器：RM6240生物信号采集系统，手术剪1把，眼科剪1把，止血钳，镊子，电刺激连线，兔手术台，注射器及针头，血管插管，动脉夹，血压换能器，铁架台，婴儿秤，输液装置，照明灯，有色丝线，纱布。

【实验步骤】

1. 实验装置与连接：①将压力换能器固定于铁支架上，使换能器的位置尽量与实验动物的心脏在同一水平面上，然后将换能器输入至RM6240生物信号采集系统一通道。②压力换能器的另一端与三通管相连，三通管的一个接头将与动脉插管相连，在将动脉插管插入左颈总动脉前，先用盛有肝素的注射器与三通管另一接头相连，旋动三通管上的开关，使动脉插管与注射器相通，推动注射器，排空动脉插管中的气体，使动脉插管内充满肝素溶液，然后关闭三通管。

2. 仪器调试：在"实验"菜单中选择"循环－兔动脉血压调节"。双击一通道，调节增益、采样参数，使基线归零，令图形位于屏幕中央，便于观察。

3. 麻醉固定：家兔称重后，将氨基甲酸乙酯以5mL/kg的体重剂量由兔耳缘静脉内缓慢注入，注意观察家兔的反应。待麻醉后，将家兔仰卧固定于兔手术台上，先后固定四肢及兔头。

4. 手术：剪去家兔颈部的被毛，切开颈部皮肤5～7cm，钝性分离颈部肌肉，暴露颈部气管和血管神经鞘，用玻璃分针仔细分离右侧的主动脉神经和迷走神经，分别穿过一不同颜色的丝线备用。用玻璃分针分离两侧颈总动脉和右侧颈外静脉，各穿两线备用。

5. 动脉插管：在左颈总动脉的近心端夹一动脉夹，然后结扎其远心端（保留此结扎线头），在动脉夹与结扎之间一般应相距2cm以上。在结扎端的下方用眼科剪作一斜口，向心脏方向插入动脉插管，用已穿好的丝线扎紧插入管尖嘴部稍后处（注意此处务必扎紧），并以远心端丝线将插管缚紧固定，以防插管从插入处滑出。

6. 静脉插管：用一丝线将右侧颈外静脉远心端提起，用眼科剪在其下方做一斜口，向心脏方向插入静脉插管，用已穿好的丝线扎紧插入管尖嘴部分稍后处，并以远心端丝线将插管缚紧固定，结扎血管同时防插管从插入处滑出，静脉插管成功后立即开始输液，并将输液速度调慢。

7. 记录血压：一切准备完毕，移去动脉夹，启动记录按钮，开始记录血压曲线。

【观察项目】

1. 记录正常血压曲线。

2. 用血管夹夹闭右侧颈总动脉 20s，观察血压变化，待血压曲线显示正常后再进行下一个实验。

3. 静脉注射去甲肾上腺素：从右侧颈外静脉注射 0.3mL 去甲肾上腺素，观察血压变化，待血压曲线显示正常后再进行下一个实验。

4. 刺激主动脉神经：以 5V、频率 25Hz、持续 10s 的定时刺激刺激右侧主动脉神经，观察血压变化，待血压曲线显示正常后再进行下一个实验。

5. 刺激迷走神经：以 1V、频率 25Hz、持续 10s 的定时刺激刺激右侧迷走神经，观察血压变化，待血压曲线显示正常后再进行下一个实验。

【注意事项】

1. 在整个实验过程中，注意保持动脉插管与颈总动脉于平行状态，防止动脉插管刺破动脉管壁。注意保护神经不要过度牵拉，并经常保持湿润。

2. 在进行动脉插管时确保三通管各通路都保持关闭状态。

3. 每完成一个项目，必须待血压恢复后，才能进行下一项实验；进行实验结果处理时，每一项实验项目前后，一定要有正常血压曲线作为对照。

复习思考

一、单项选择题

1. 下列对心动周期的描述不正确的是 （　　）

　　A. 包括一个收缩期和一个舒张期　　　　B. 一个心动周期等于一次心跳

　　C. 房缩期等于室缩期　　　　　　　　　D. 房舒期长于室舒期

　　E. 正常成人安静时心动周期历时 0.8s

2. 心动周期中，左心室容积最大的时期是 （　　）

　　A. 等容收缩期末　　　　B. 等容舒张期末　　　　C. 射血期末

　　D. 充盈期初　　　　　　E. 心房收缩期初

3. 第一心音标志着（　　　）

    A. 等容收缩期末　　　　　　B. 等容舒张期末　　　　　　C. 射血期末

    D. 充盈期初　　　　　　　　E. 心房收缩期末

4. 下列不常用作心脏功能评价的是（　　　）

    A. 心指数　　　　B. 心输出量　　　C. 射血分数　　　D. 外周阻力　　E. 搏出量

5. 比较不同个体心脏泵血功能最好的指标是（　　　）

    A. 搏出量　　　　B. 心输出量　　　C. 射血分数　　　D. 心指数　　　E. 回心血量

6. 心肌的后负荷是指（　　　）

    A. 外周阻力　　　B. 动脉血压　　　C. 心率　　　　　D. 心指数　　　E. 回心血量

7. 心室肌细胞动作电位的特征主要是（　　　）

    A. 0 期去极化快　　　　　　B. 形成平台期　　　　　　　C. 复极相分 4 期

    D. 4 期自动去极化　　　　　E. 动作电位复杂

8. 心脏传导系统中，容易产生房室传导阻滞的部位是（　　　）

    A. 窦房结　　　　　　　　　B. 房室束　　　　　　　　　C. 房室交界

    D. 浦肯野纤维　　　　　　　E. 心室肌

9. 心肌不发生强直收缩的主要原因是（　　　）

    A. 有平台期　　　　　　　　B. 动作电位时程长　　　　　C. 有效不应期长

    D. 终池不发达　　　　　　　E. 具有房 - 室延搁

10. 影响血流外周阻力的主要因素是（　　　）

    A. 血管口径　　　B. 血流量　　　　C. 管壁弹性　　　D. 血液黏滞性　　E. 血流速度

11. 窦房结是心脏起搏点的原因是（　　　）

    A. 4 期自动去极化速度最快　　　　　　B. 动作电位无平台期

    C. 传导速度最快　　　　　　　　　　　D. 0 期去极化快

    E. 动作电位只有 0、3、4 期

12. 平均动脉压等于（　　　）

    A. 舒张压 +1/2 脉压　　　　　　　　　B. 舒张压 +1/3 脉压

    C. 收缩压 +1/3 脉压　　　　　　　　　D. 收缩压 +1/2 脉压

    E. 收缩压与舒张压之和的 1/3

13. 心率加快时（　　　）

    A. 舒张压升高为主　　　B. 收缩压升高为主　　　C. 舒张压降低

    D. 收缩压降低　　　　　E. 收缩压和舒张压均降低

14. 心室肌细胞动作电位平台期是下列哪些离子跨膜流动的综合结果（　　　）

    A. K^+ 内流，Ca^{2+} 外流　　B. Na^+ 内流，K^+ 外流　　　C. Na^+ 内流，Cl^+ 内流

D. Ca^{2+}内流，K^+外流　　　E. Na^+内流，Ca^{2+}外流

15. 期前收缩产生的原因是额外刺激落在（　　　）

    A. 绝对不应期内　　　　　　　　　　B. 局部反应期

    C. 有效不应期内　　　　　　　　　　D. 有效不应期内之后

    E. 只要刺激强度够大，任何时期都可

16. 影响舒张压的主要因素是（　　　）

    A. 每搏输出量　　　　　B. 外周阻力　　　　　C. 大动脉管壁的弹性

    D. 心率　　　　　　　　E. 循环血量

17. 影响收缩压的主要因素是（　　　）

    A. 每搏输出量　　　　　B. 外周阻力　　　　　C. 大动脉管壁的弹性

    D. 心率　　　　　　　　E. 循环血量

18. 严重高血钾的病人心脏活动可产生（　　　）

    A. 心率加快　　　　　　B. 心肌收缩力增强　　　C. 停搏于舒张状态

    D. 停搏于收缩状态　　　E. 心肌兴奋传导速度加快

19. 关于中心静脉压的叙述，错误的是（　　　）

    A. 指右心房和胸腔内大静脉的血压　　　B. 其正常值为 $4 \sim 12cmH_2O$

    C. 可反映心脏的射血能力　　　　　　　D. 可作为临床输液的指标

    E. 回心血量越多，中心静脉压越低

20. 右心衰的患者引起体循环淤血的主要原因是（　　　）

    A. 毛细血管血压升高　　　　　　　　　B. 血浆胶体渗透压升高

    C. 组织液的胶体渗透压升高　　　　　　D. 组织液的静水压升高

    E. 血浆晶体渗透压升高

21. 肝硬化的患者引起腹水的主要原因是（　　　）

    A. 毛细血管血压升高　　　　　　　　　B. 血浆胶体渗透压降低

    C. 组织液的胶体渗透压升高　　　　　　D. 组织液的静水压升高

    E. 血浆晶体渗透压升高

22. 左心衰的患者咳嗽、咳粉红色泡沫痰的主要原因是（　　　）

    A. 中心静脉压升高　　　B. 体循环淤血　　　　　C. 肺动脉压升高

    D. 肺循环淤血　　　　　E. 心输出量减少

23. 关于微循环中迂回通路，错误的是（　　　）

    A. 血流速度慢　　　　　B. 进行物质交换的场所　　C. 经常保持开放状态

    D. 毛细血管路途长　　　E. 通过真毛细血管网

24. 调节心血管活动的中枢位于（　　　）

A. 脊髓   B. 延髓   C. 脑桥   D. 下丘脑   E. 大脑皮层

25. 心交感神经兴奋引起心脏活动，下述正确的是（   ）

    A. 心率加快   B. 心肌收缩力减弱   C. 传导速度减慢

    D. 血压下降   E. 心输出量减少

26. 肾上腺素的作用不包括（   ）

    A. 心肌收缩力加强   B. 使骨骼肌血管舒张   C. 使内脏和皮肤血管收缩

    D. 整体作用使心率减慢   E. 心率加快

27. 正常人心率超过 180 次/分时，心输出量减少的主要原因是（   ）

    A. 等容收缩期缩短   B. 等容舒张期缩短   C. 心射血期缩短

    D. 心充盈期缩短   E. 心房收缩期缩短

28. 心肌细胞中，传导速度最慢的是（   ）

    A. 心房   B. 左、右束支   C. 房室交界

    D. 浦肯野纤维   E. 心室肌

29. 心电图 QRS 波群可反映（   ）

    A. 心房肌去极化   B. 心房肌复极化

    C. 心室肌去极化   D. 心室肌复极化

    E. 兴奋从心房到心室所需时间

30. 心动周期中，心室血液充盈主要是由于（   ）

    A. 心房收缩的挤压作用   B. 血液的重力作用

    C. 心室舒张的抽吸作用   D. 血压升高血流加快

    E. 胸内负压促进静脉回流

二、名词解释

1. 自动节律性
2. 心动周期
3. 每搏输出量
4. 心输出量
5. 血压
6. 中心静脉压
7. 压力感受器反射

三、问答题

1. 简述影响动脉血压的因素。
2. 简述影响静脉回心血量的因素。
3. 简述心血管的神经支配，各类神经末梢释放什么递质？各有何作用？

4. 简述颈动脉窦与主动脉弓压力感受性反射的反射弧组成。

5. 用所学知识试分析以下病例水肿的原理：

（1）右心衰竭的患者，出现颈静脉怒张、肝脾肿大和双下肢浮肿。

（2）严重肝硬化的患者，出现腹水。

扫一扫，知答案

第五章

呼 吸

扫一扫，看课件

【学习目标】

1. 掌握呼吸的概念、基本环节和生理意义，肺通气的动力，胸膜腔内压的意义，肺通气功能的主要评价指标，化学感受性呼吸反射。

2. 熟悉肺泡表面活性物质的作用与意义，肺换气和组织换气过程，氧和二氧化碳在血液中的运输形式，肺牵张反射的概念及意义。

3. 了解呼吸中枢的概念、部位和作用，防御性呼吸反射。

案例导入

张江，男性，5岁，发热、咳嗽一周入院。患者一周前洗澡受凉后，出现发热，体温高达40℃，伴咳嗽、咳痰，喘促。查体：患者呼吸25次/分，鼻翼扇动，有三凹征，两肺可闻及哮鸣音和小水泡音；WBC 11.7×10^9/L，N 79%，E 1%，L 20%，PLT 210×10^9/L。西医诊断：大叶性肺炎。中医四诊：发热，咳嗽、痰黄黏，舌边尖红，苔黄，脉浮数。中医诊断：风热袭肺证。

问题与思考

1. 患者鼻翼扇动、三凹征的原因是什么？

2. 通过案例查阅资料，分析中医"喘证"与"肺炎"的关系。

机体在新陈代谢的过程中，需要不断地从外界环境中摄取 O_2，并把产生的 CO_2 排出体外，这种机体与外界环境之间的气体交换过程，称为呼吸（respiration）。它是维持机体正常新陈代谢和生命活动所必需的基本生理过程之一。人和高等动物的整个呼吸过程由三个相互联系并同时进行的基本环节组成：①外呼吸：是指外部环境与肺泡毛细血管之间的气体交换，包括肺通气与肺换气两个过程。通常所称的呼吸一般是指外呼吸而言。②气体在血液中的运输：是指血液把从肺泡摄取的 O_2 运送到组织细胞，同时将组织细胞产生的 CO_2 运送到肺泡的过程。③内呼吸：是指血液与组织细胞之间的气体交换过程，又称为组织换气。

呼吸的生理意义是维持机体内环境中 O_2 和 CO_2 浓度的相对稳定，保证生命活动的正常进行，因此，其中任何一个环节发生障碍，均可使组织细胞缺 O_2 和 CO_2 蓄积，导致内环境紊乱，从而影响新陈代谢的正常进行和其他生理功能的正常发挥。呼吸一旦停止，生命也将随之终止。

第一节 肺通气

肺通气（pulmonary ventilation）是指肺与外界之间的气体交换过程。实现肺通气的结构包括呼吸道、胸廓、呼吸肌等。呼吸道是气体进出肺的通道，同时对吸入的气体具有加温、加湿、滤过、清洁作用；肺悬浮于胸廓内，两者之间有密闭的胸膜腔。附着于胸廓的呼吸肌通过收缩及舒张活动改变胸廓容积，为肺通气提供动力。

一、肺通气的原理

气体经呼吸道进出肺，取决于推动气体流动的动力与气体流动时所遇到的阻力。肺通气是由肺通气的动力克服肺通气的阻力而实现的。

（一）肺通气的动力

气体总是从压力高处向压力低处扩散，通常情况下，大气压是相对恒定的，气体能否进出肺，主要取决于肺内压的变化。因此，大气压与肺内压之间的压力差是实现肺通气的直接动力。但肺本身并不具有主动扩张和回缩的能力，其容积的变化依赖于胸廓的扩大与缩小，而胸廓的扩大与缩小又是通过呼吸肌的收缩和舒张来实现的。因此，呼吸肌的收缩和舒张活动则是实现肺通气的原动力。

1. 呼吸运动　通过呼吸肌的收缩和舒张引起胸廓节律性扩大和缩小的过程，称为呼吸运动（respiratory movement）。胸廓扩大称为吸气运动，而胸廓缩小则称为呼气运动。每分钟呼吸运动的次数称为呼吸频率。正常人安静时的呼吸频率为 12～18 次/分，可随年龄、性别、肌肉活动和情绪等的不同而变化。如新生儿呼吸频率比成人快，运动时呼吸可暂时加快。呼吸运动可根据其深度、参与活动的呼吸肌的主次分成以下几种类型。

（1）平静呼吸：安静状态下，平缓而均匀的呼吸称为平静呼吸（eupnea）。平静呼吸主要是由膈肌和肋间外肌的舒缩来完成的。当膈肌收缩时，膈穹隆下降，使胸廓的上下径增大（图 5-1，A）。同时肋间外肌收缩，肋骨上提，使胸廓的前后、左右径均增大（图 5-1，B）。膈肌和肋间外肌收缩，使胸腔容积增大，通过胸膜腔的耦联作用，引起肺扩张，肺容积增大，肺内压下降，当低于大气压时，外界气体进入肺，形成吸气。平静呼吸时，膈肌和肋间外肌舒张，胸廓弹性回位，胸腔容积缩小，肺发生弹性回缩，使肺容积缩小，肺内压升高，当高于大气压时，肺内气体被呼出，形成呼气。因此，平静呼吸的特点是：吸气动作是由吸气肌收缩产生的，属于主动过程；而呼气动作则是吸气肌舒张产生的，呼气肌不参与活动，属于被动过程。

（2）用力呼吸：人在劳动或运动时深而快的呼吸，称为用力呼吸（forced breathing）或深呼吸（deep breathing）。用力吸气时，除膈肌和肋间外肌加强收缩外，胸锁乳突肌、斜角肌等辅助吸气肌也参与收缩，使胸廓和肺容积进一步扩大，肺内压更低，以吸入更多的气体；用力呼气时，除吸气肌舒张外，肋间内肌和腹壁肌等呼气肌群也参与收缩，使胸腔和肺的容积进一步缩小，肺内压更大，以呼出更多的气体。由于用力呼吸时，吸气肌、呼气肌和辅助呼吸肌都参与了呼吸运动，因此，用力呼吸的特点是：无论吸气过程或是呼气过程都属于主动的。

（3）胸式呼吸和腹式呼吸：以膈肌的收缩、舒张活动为主，主要表现为腹壁起伏明显的呼吸运动，称为腹式呼吸（abdominal breathing）。以肋间外肌的收缩、舒张为主，主要表现为胸壁起伏明显的呼吸运动，称为胸式呼吸（thoracic breathing）。一般情况下，正常成人大多呈腹式和胸式共存的混合式呼吸。只有在胸部或腹部活动受限时才会出现某种单一形式的呼吸运动。

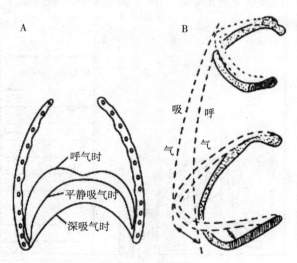

图 5-1　呼吸肌活动引起的胸腔容积变化示意图

A. 膈运动　B. 肋骨运动

实线表示呼气时位置；虚线表示深呼气时位置

2. 肺内压　肺泡内的压力称为肺内压（intrapulmonary pressure）。在呼吸运动中，肺内压随胸腔的容积变化而变化。吸气之初，肺容积随胸廓逐渐扩大而相应增大，肺内压下降，低于大气压 1~2mmHg，空气在此压力差的推动下经呼吸道进入肺泡。随着肺内气体逐渐增多，肺内压也逐渐升高，至吸气末，肺内压与大气压相等，气体停止流动，吸气结束。呼气开始时，肺容积随着胸廓的逐渐缩小而相应减少，肺内压逐渐升高并超过大气压 1~2mmHg，肺泡内气体经呼吸道呼出体外。随着肺内气体逐渐减少，肺内压逐渐下降，至呼气末，肺内压又降到与大气压相等，气体又停止流动，呼气结束（图 5-2）。

呼吸过程中，肺内压变化的幅度与呼吸运动的深浅、缓急和呼吸道的通畅程度有关。若呼吸浅而快，则肺内压变化幅度较小；反之，呼吸深而慢，或呼吸道不够通畅，则肺内压变化幅度较大。用力呼吸时，肺内压的升降幅度会有所增加。

3. 胸膜腔内压　胸膜腔内的压力称为胸膜腔内压（intrapleural pressure）。在肺和胸廓之间存在一个潜在的密闭的胸膜腔，由紧贴于肺表面的胸膜脏层和紧贴于胸廓内壁的胸膜壁层所构成。胸膜腔内没有气体，仅有一薄层浆液。胸膜腔内的薄层浆液一方面在两层胸膜之间起润滑作用，减小呼吸运动中两层胸膜互相滑动的摩擦阻力；另一方面，浆液分子之间的内聚力可使两层胸膜紧贴在一起，不易分开。因此，密闭的胸膜腔将肺和胸廓两个弹性体联在一起，使自身不具有主动舒缩能力的肺能随胸廓容积的变化而扩大、缩小。

胸膜腔内压可采用直接法和间接法进行测定。直接法是将与检压计相连接的注射针头斜刺入胸膜腔内，直接测定胸膜腔内压，其缺点是有刺破胸膜脏层和肺的危险。间接法是通过测定食管内压来间接反映胸膜腔内压。由于胸膜腔内压始终低于大气压，习惯上称为胸膜腔负压，简称胸内负压（图 5-2）。

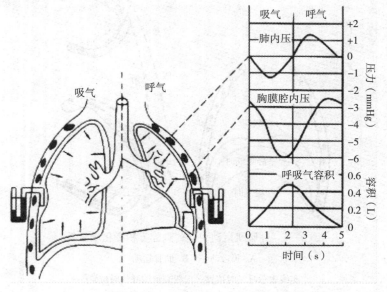

图 5-2　呼吸时肺内压、胸膜腔内压及呼吸气容积的变化（右）
以及胸膜腔内压直接测量示意图（左）

胸膜腔负压自出生即形成，并随着胸廓和肺的生长发育而逐渐加大。胎儿一出生，立即进行呼吸，肺一旦张开（第一次吸气后），就不能回复到原来的状态，即使是最强呼气，肺泡也不可能完全被压缩。而且胎儿出生后胸廓的生长速度比肺快，因此，肺总处于被扩张状态，只是呼气时被扩张的程度较小而已。另一方面，肺又是弹性组织，并借呼吸道与大气相通，当其被扩张时，总存在回缩倾向。因此，正常时胸膜腔实际上通过胸膜脏层，受到肺内压（使肺扩张）与肺弹性回缩力（使肺泡缩小）两种方向相反力的影响。因此胸膜腔内承受的实际压力为：

胸膜腔内压 = 肺内压 - 肺的回缩力

正常人不论在吸气末或呼气末，由于气流停止，此时肺内压与大气压相等，因而：

胸膜腔内压 = 大气压 - 肺弹性回缩力

若将大气压视为零，则：

胸膜腔内压 = - 肺弹性回缩力。

由此可见，胸膜腔负压实际上是由肺的回缩力所造成的，因此，其值也随呼吸运动的变化而变化。吸气时，肺扩张，肺的回缩力增大，胸膜腔负压增大（绝对值增大）；呼气时，肺缩小，肺的回缩力减小，胸膜腔负压也减小（绝对值减小）。

胸膜腔负压的生理意义：①使肺总是处于扩张状态，而不至于萎陷，并使肺能随胸廓的扩大而扩张。②使腔静脉和胸导管等扩张，有利于静脉血和淋巴液的回流。由于胸膜腔负压的形成与维持，是以胸膜腔的密闭性为前提的，因此在胸壁贯通伤或肺损伤累及胸膜脏层使胸膜受损时，气体将顺压力差进入胸膜腔内，而造成气胸。此时胸膜腔负压减小甚至消失，肺将因其本身的回缩力而塌陷，造成肺不张，导致肺通气功能障碍。严重的气胸不仅影响呼吸功能，同时也会导致纵隔向健侧移位，造成静脉血液与淋巴回流阻碍，而危及生命。

（二）肺通气的阻力

肺通气过程中遇到的各种阻止气体流动的力，统称为肺通气的阻力。肺通气的阻力分为弹性阻力和非弹性阻力两种，正常情况下，弹性阻力约占总通气阻力的70%，非弹性阻力约占总通气阻力的30%。

1. 弹性阻力和顺应性　弹性阻力（elastic resistance）是指弹性物体在外力作用下变形时，具有对抗变形和自动回位的力。肺和胸廓都具有弹性，当其容积发生改变时，就会产生弹性阻力。因此，弹性阻力包括肺弹性阻力和胸廓弹性阻力。弹性阻力的大小通常用顺应性来表示。顺应性是指在外力作用下，弹性组织扩张的难易程度。容易扩张者，其顺应性大，弹性阻力小；不易扩张者，其顺应性小，弹性阻力大。可见顺应性与弹性阻力成反比关系，即：顺应性 = 1/弹性阻力。

（1）肺弹性阻力：肺弹性阻力来自以下两个方面：

一是在肺泡的内表面覆盖着薄层液体，与肺泡内气体之间形成液－气界面，由于液体分子之间存在着吸引力（内聚力），从而产生了使液体表面尽量缩小的力，即表面张力。对于半球状肺泡来说，表面张力指向肺泡腔，合力构成向心的回缩力，使肺泡趋于缩小。肺泡表面张力约占肺弹性阻力的2/3。表面张力愈大，肺泡愈不易扩张，且可使肺泡失去稳定性。

二是肺组织内含有弹性纤维，当肺扩张时，这些纤维被牵拉后产生弹性回缩力。肺弹性回缩力约占肺弹性阻力的1/3。在一定范围内，肺扩张得越大，其弹性回缩力越大，弹性阻力也就越大。肺气肿时，弹性纤维被破坏，弹性阻力减小，致使肺泡气体不易呼出，肺内残余气量增大，不利于肺通气。

肺泡表面活性物质（alveolar surfactant）由肺Ⅱ型上皮细胞合成并分泌，是一种复杂的脂蛋白混合物，主要成分是二棕榈酰卵磷脂（DPL）。它以单分子层的形式覆盖在肺泡液体的表面，具有降低肺泡表面张力的作用（可使肺泡表面张力降低到原来的1/14～1/7）。其生理意义有：①降低吸气阻力，有利于肺的扩张，使吸气省力；②减少肺间质和肺泡内组织液的生成，防止肺水肿的发生，有利于肺泡处气体交换；③调节大小肺泡内压，维持肺泡容积稳定。根据Laplace定律，肺泡回缩压（P）与肺泡表面张力（T）成正比，与肺泡半径（r）成反比，即$P = 2T/r$。正常人的肺是由大小不等的肺泡构成，且彼此连通，如果大、小肺泡的表面张力相等，则大肺泡因半径大，而回缩压小；小肺泡因半径小，而回缩压大，那么气体就顺压力差从小肺泡内流入大肺泡，从而导致大肺泡膨胀，小肺泡塌陷。但实际上在正常人体内这种情况并不发生。这是因为在正常人体内，大小肺泡表面活性物质的分子密度不同，其降低肺泡表面张力的作用也不相同。大肺泡因其表面积大，表面活性物质分子密度小，降低表面张力的作用较弱；而小肺泡因其表面积小，表面活性物质分子密度大，降低表面张力的作用较强，这就使大小肺泡内的压力趋于稳定，既防止了大肺泡的过度膨胀，又防止了小肺泡的塌陷，从而保持了大小肺泡的稳定性。

（2）胸廓弹性阻力：胸廓的弹性阻力与肺不同。肺的弹性回缩力始终是一种吸气的阻力，其方向使肺回缩；而胸廓弹性回缩力的方向则可随胸廓所处的位置不同而改变。当胸廓处于自然位置时，胸廓无变形，其弹性阻力为零。平静呼气末，当胸廓小于自然容积时，胸廓被牵引向内而缩小，其弹性回缩力向外，成为吸气的动力，呼气的阻力；吸气末，当胸廓大于自然容积时，胸廓被牵引向外而扩大，其弹性回缩力向内，构成吸气的阻力，呼气的动力。胸廓畸形、胸腔积液、肥胖等患者，胸廓弹性阻力增大，不利于肺通气。

2. **非弹性阻力** 非弹性阻力（inelastic resistance）包括气道阻力、组织阻力和惯性阻力，约占呼吸总阻力的1/3。气道阻力是气体流经呼吸道时，气体分子间和气体分子与气道壁之间的摩擦力；组织阻力是呼吸时，胸廓、肺等组织相对位移产生的摩擦力；惯性阻力是气流在发动、变速、换向时因气流和组织的惯性所产生的阻力。非弹性阻力的80%～

90%来自于气道阻力,是临床上通气障碍最常见的病因。气道阻力受气流速度、气流形式和气道口径等的影响。由于气道阻力与呼吸道半径的4次方成反比,因此,气道口径的变化是影响气道阻力的主要因素。

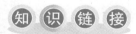

中医理论认为,肺主气,司呼吸,肺将外界的清气吸入肃降于内,其体内浊气呼出宣发于外。由此可见,肺气宣发和肃降的功能是呼吸运动的基础。在安静状态下,吸气时主要是膈肌和肋间外肌收缩,胸腔上下径增大,前后、左右径也稍有扩大,产生吸气动作,类似于中医所述的"肺气的肃降作用"。呼气时膈肌与肋间外肌舒张,膈肌被腹腔器官推挤和胸腔负压吸引而回归原位,肋骨和胸骨也借重力回复原位,因此胸腔缩小,产生呼气动作,类似于中医所述的"肺气的宣发作用"。若风寒和风热之邪影响肺的宣发与肃降,造成肺的宣降不利,产生咳嗽、喷嚏等症状。其病理变化是支气管黏膜充血水肿,纤毛上皮细胞脱落,黏液腺肥大,分泌物增加,黏膜下层水肿,致使呼吸道阻力增大,肺通气换气障碍。而宣降肺气的药,亦有助于保持呼吸道通畅,解除肺气郁滞现象,减小肺循环阻力。

二、肺通气功能的评价

肺通气是呼吸过程的一个重要环节。使用肺量计所测得的肺容量和肺通气量,可作为评价肺通气功能的基本指标。

(一)肺容量

肺容量是指肺所容纳的气体量。肺可容纳的最大气体量,称肺总量。肺总容量由潮气量、补吸气量、补呼气量及残气量四部分组成(图5-3)。正常成人男性约为5L,女性约为3.5L。

1. 潮气量 潮气量(tidal volume)是指平静呼吸时每次吸入或呼出的气量。潮气量可随呼吸的幅度而变化。正常成人平静呼吸时,潮气量为400~600mL,平均约500mL。用力呼吸时,潮气量增大。

2. 补吸气量 平静吸气末,再尽力吸气所能吸入的气量称为补吸气量。正常成人补吸气量约为1500~2000mL。潮气量与补吸气量之和等于深吸气量,它是衡量通气潜力的一个重要指标。

3. 补呼气量 平静呼气末,再尽力呼气所能呼出的气量称为补呼气量。正常成人约为900~1200mL。该气量的大小,表示呼气贮备能力。

4. 残气量和功能残气量 最大呼气后仍残留在肺内不能被呼出的气量称为残气量。

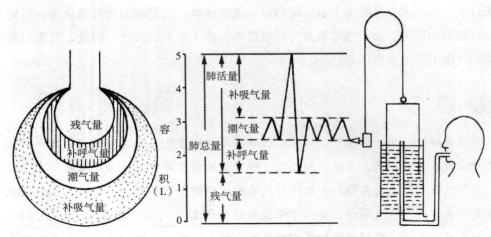

图 5-3　肺容量与肺容积示意图

正常成人约为 1000~1500mL。老年人因肺弹性降低，故残气量比青壮年大。支气管哮喘和肺气肿的患者，残气量增大。残气量过大，表示肺通气功能不良。平静呼气末，肺内所余留的气量称为功能残气量。它是残气量与补呼气量之和，正常成人约为 2500mL。肺气肿的患者功能残气量增加，肺实质性病变时功能残气量减少。

5. 肺活量和时间肺活量　在最大吸气后，再做最大呼气所能呼出的最大气量称为肺活量，肺活量 = 潮气量 + 补吸气量 + 补呼气量。其数值有较大的个体差异，与身材、性别、年龄、体位、呼吸肌强弱等有关。正常成人男性平均约为 3500mL，女性约为 2500mL。肺活量的大小反映了肺一次通气的最大能力，是最常用的测定肺通气功能的指标之一。但由于肺活量测定时，仅测呼出的气量而不限制呼气的时间。因此，即使一些通气功能有障碍的患者，可通过延长呼气时间，使测出的肺活量仍在正常范围之内。为此，提出了时间肺活量的概念。时间肺活量（timed vital capacity）是指最大吸气后，再用力尽快呼气，测定最初 3 秒末所呼出气量占肺活量的百分比。正常成人在第 1 秒、2 秒、3 秒末所呼出气量分别占肺活量的 83%、96%、99%，其中第 1 秒用力呼气量最有意义。用力呼气量是一种动态指标，该指标不仅能反映肺活量的大小，而且还能反映呼吸阻力的变化，如肺组织的弹性状态和气道的通畅程度，因此，是衡量肺通气功能的一项理想的指标。肺纤维化等限制性肺部疾病和哮喘等阻塞性肺部疾病的患者，用力呼气量均明显降低。特别是第 1 秒时间肺活量，低于 60% 视为异常。

（二）肺通气量

肺通气量是指单位时间内进出肺的气体总量，包括每分通气量与肺泡通气量。

1. 每分通气量　每分通气量（minute ventilation volume）是指每分钟吸入或呼出肺的气量。它等于潮气量与呼吸频率的乘积。平静呼吸时，正常成人呼吸频率为每分钟 12~18 次，潮气量 500mL，则每分通气量为 6000~9000mL。

每分通气量随年龄、性别、身材和活动量的不同而有差异。劳动和运动时，每分通气量增大。以最快速度和最大用力呼吸时，每分钟所能吸入或呼出的最大气量称为最大随意通气量，或最大通气量。正常人其值变异较大，一般可达70～120L，是估计受试者能进行多大运动量的生理指标之一。

2. 肺泡通气量　肺泡通气量（alveolar ventilation）是指每分钟吸入肺泡并能与血液进行气体交换的新鲜气体量，也称有效通气量。

由于呼吸过程中，每次所吸入的气体，并不都能进行有效的气体交换，因此，将这部分有通气但不进行气体交换的区域称为无效腔。无效腔包括解剖无效腔和肺泡无效腔，两者合称为生理无效腔。解剖无效腔（anatomical dead space）是指从鼻到终末细支气管之间的气体通道。一般正常成人其容量较恒定，约为150mL。肺泡无效腔是指进入肺泡的气体，因为血流在肺内分布不均，而未能与血液发生气体交换的这一部分肺泡容积。健康成人平卧时，肺泡无效腔接近于零。

从气体交换的角度而言，只有进入肺泡并与血液进行气体交换的新鲜气体量，才是真正有效的通气量，因此，肺泡通气量的计算公式为：

肺泡通气量 =（潮气量 - 无效腔气量）×呼吸频率

按以上公式，如平静呼吸时，潮气量为500mL，呼吸频率为12次/分，无效腔气量为150mL，则每分肺泡通气量为4200mL，相当于每分通气量的70%左右。

由于解剖无效腔是个常数，所以肺泡通气量主要受潮气量和呼吸频率的影响。但二者的变化对每分通气量和肺泡通气量的影响是不同的。如潮气量加倍或呼吸频率减半，或潮气量减半而呼吸频率加倍时，每分通气量都保持不变，但肺泡通气量却发生明显改变，如表5-1所示。因此，从气体交换的角度考虑，在一定范围内，深而慢的呼吸比浅而快的呼吸效率高。

表5-1　呼吸的深度和呼吸频率对肺通气的影响

	潮气量（mL）	呼吸频率（次/分）	每分通气量（mL/min）	肺泡通气量（mL/min）
平静呼吸	500	12	500×12=6000	（500-150）×12=4200
浅快呼吸	250	24	250×24=6000	（250-150）×24=2400
深慢呼吸	1000	6	1000×6=6000	（1000-150）×6=5100

第二节　气体的交换和运输

气体的交换包括肺换气和组织换气。肺换气是指肺泡与肺毛细血管血液之间的气体交换过程。组织换气是指血液与组织细胞之间的气体交换过程。

一、气体交换的原理

（一）气体的扩散

气体分子总是从压力高处向压力低处扩散，直至各处压力相等，这一过程称为气体扩散。肺换气和组织换气都是通过气体扩散方式进行的。单位时间内气体扩散的量称为气体的扩散速率。

气体的扩散速率与气体的分压差（ΔP）、气体在溶液中的溶解度（S）、扩散面积（A）和温度（T）成正比，与气体分子量（MW）的平方根、扩散距离（d）成反比。即：

$$D \propto \frac{\Delta P \cdot T \cdot A \cdot S}{d \cdot \sqrt{MW}}$$

在正常机体内，O_2 和 CO_2 的扩散速率，对于扩散面积、温度和扩散距离来说是相同的，在上述诸因素不变的情况下，气体的分压差是影响气体扩散速率的主要因素。但 O_2 和 CO_2 的分子量以及它们在溶液中的溶解度是不同的。CO_2 分子量的平方根是 O_2 分子量平均根的 1.17 倍，CO_2 在血浆中的溶解度约是 O_2 的 24 倍，所以，若再将 O_2 在动、静脉血液中的分压差比 CO_2 大 10 倍这一因素综合起来，CO_2 的扩散速率则比 O_2 的扩散速率大 2 倍。由于 CO_2 比 O_2 容易扩散，因此，临床上缺 O_2 比 CO_2 潴留更为常见，呼吸困难的患者常常会先出现缺 O_2。

（二）气体的分压

在混合气体中，某种气体产生的压力称为该气体的分压，混合气体的总压力等于各组成气体的分压力之和。人在安静时，肺泡气、动脉血、静脉血、组织中的 PO_2 和 PCO_2 是各不相同的（表 5－2）。分压差的大小决定气体交换的方向和交换量的多少。分压差愈大，扩散速率也愈大。气体分压可按下式计算：

气体分压 = 总压力 × 该气体的容积百分比。

表 5－2　O_2 和 CO_2 在各处的分压 mmHg（kPa）

	海平面大气	肺泡气	动脉血	静脉血	组织
PO_2	159（21.2）	104（13.9）	100（13.3）	40（5.3）	30（4.0）
PCO_2	0.3（0.04）	40（5.3）	40（5.3）	46（6.1）	50（6.7）

二、气体交换的过程

（一）肺换气的过程

如图 5－4 所示，肺泡气中的 PO_2 高于静脉血的 PO_2，而 PO_2 则低于静脉血。故肺动脉内的静脉血流经肺毛细血管时，在分压差的推动下，O_2 由肺泡扩散入血液，CO_2 则从血液扩散到肺泡。肺换气的结果，使含 O_2 量较低的静脉血变成了含 O_2 量较高的动脉血。

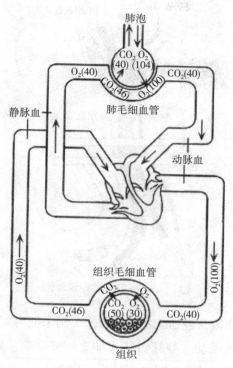

图 5 - 4 气体交换示意图

（数字代表气体分压，单位为 mmHg）

（二）影响肺换气的因素

肺换气除主要受气体分压差影响外，还受呼吸膜的厚度和面积以及通气/血流比值的影响。

1. 呼吸膜的厚度和面积 呼吸膜是指肺泡腔与肺毛细血管之间的膜。它由六层结构组成（图 5 - 5），这六层结构很薄，总厚度不到 $1\mu m$，有的部位仅 $0.2\mu m$，故通透性很好，气体分子很容易扩散通过。正常成年人呼吸膜的总面积可达 $100m^2$，安静状态下，用于气体扩散的呼吸膜面积约 $40m^2$。气体扩散速度与呼吸膜面积呈正比，与呼吸膜的厚度呈反比。在病理情况下，若呼吸膜的面积减小（如肺气肿、肺不张等）或呼吸膜的厚度增大（如肺炎、肺纤维化等），都会降低气体扩散速度，减少扩散量。

2. 通气/血流比值 通气/血流比值（ventilation/perfusion ratio）是指每分肺泡通气量（V）和每分肺血流量（Q）的比值（V/Q）。正常成年人安静时约为 4.2/5 = 0.84。当 V/Q 等于 0.84 时，肺泡通气量和肺血流量为最适匹配，气体交换的效率最高。如果 V/Q 大于 0.84，意味着肺通气过剩或肺血流不足，使部分肺泡气未能与血液进行气体交换，相当于增大了肺泡无效腔（如部分肺动脉栓塞）；反之，如果 V/Q 小于 0.84，则意味着肺通气

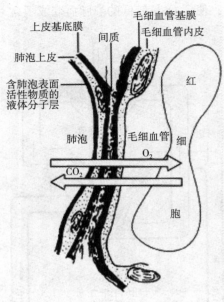

图 5-5　呼吸膜结构示意图

不足或肺血流过多，部分血液流经通气不良的肺泡，因未能得到充分的气体更新就又流回了心脏，相当于形成了功能性动-静脉短路（如支气管痉挛、异物时）。由此可见，V/Q增大或减小，都将导致气体交换效率降低，妨碍气体交换。

（三）组织换气

当血液流经组织，由于细胞代谢不断消耗 O_2，并产生 CO_2，使组织内的 PO_2 低于动脉血中的 PO_2，而 PCO_2 则高于动脉血中的 PCO_2。在气体分压差的推动下，O_2 由血液向组织细胞扩散，CO_2 则由组织细胞向血液扩散。通过组织换气，使动脉血变成了含 O_2 量较少、含 CO_2 量较高的静脉血。

三、气体在血液中的运输

肺泡扩散入血液的 O_2 必须通过血液循环运送到各组织，从组织扩散入血液的 CO_2 也必须由血液循环运送到肺泡。因此，气体在血液中的运输是实现肺换气和组织换气的重要环节。O_2 和 CO_2 在血液中的运输形式有两种，即物理溶解和化学结合。其中物理溶解的量较少，化学结合为主要运输形式。由于进入血液的气体必须先溶解，才能进行化学结合，同样结合状态的气体也要先溶解于血液，才能从血液中逸出。所以虽然物理溶解的量少，但却是气体实现化学结合的必要环节。

（一）O_2 的运输

血液中以物理溶解形式存在的 O_2 量仅占血液总 O_2 含量的 1.5% 左右，化学结合的约占

98.5%左右。扩散入血液的O_2进入红细胞后，与红细胞内的血红蛋白（Hb）结合，以氧合血红蛋白（HbO_2）的形式运输。

1. Hb 与 O_2 结合的特征

（1）快速性和可逆性：血红蛋白与O_2的结合反应快，可逆，主要受PO_2的影响。当血液流经PO_2高的肺部时，血液中的O_2扩散入红细胞后，与红细胞内的血红蛋白（Hb）结合，形成氧合血红蛋白（oxyhemoglobin，HbO_2）；当血液流经PO_2低的组织，氧合血红蛋白迅速解离，释出O_2，成为去氧血红蛋白（deoxyhemoglobin，Hb），可用下式表示：

$$Hb + O_2 \underset{PO_2低}{\overset{PO_2高}{\rightleftharpoons}} HbO_2$$

（2）是氧合而非氧化：Fe^{2+}与O_2结合后仍是二价铁，所以，该反应是氧合，而不是氧化。

（3）血红蛋白与O_2结合的量：血液含氧的程度通常用血氧饱和度表示。在足够PO_2下，$1gHb$可以结合$1.34 \sim 1.39mLO_2$。如果按正常成人血液中的血红蛋白浓度为$150g/L$计算，$100mL$血液中，Hb可能结合的最大O_2量应为$201mL/L$。Hb所能结合的最大O_2量称为Hb氧容量，简称血氧容量；而实际结合的O_2量称为Hb的氧含量，简称血氧含量；血氧含量占血氧容量的百分比称为血氧饱和度。HbO_2呈鲜红色，Hb呈紫蓝色。当血液中Hb含量达$50g/L$以上时，皮肤、黏膜呈暗紫色，这种现象称为发绀（cyanosis）。出现发绀常表示机体缺氧，但也有例外。例如，红细胞增多（如高原性红细胞增多症）时，Hb含量可达$50g/L$以上而出现发绀，但机体并不一定缺氧。相反，严重贫血或CO中毒时，机体有缺氧但并不出现发绀。

2. 氧解离曲线及影响因素

氧解离曲线（oxygen dissociation curve）是表示血液PO_2与血氧饱和度关系的曲线（图5-6）。从图可见，在一定范围内血氧饱和度与氧分压呈正比，即：PO_2降低，氧解离增多，血氧饱和度下降。但血氧饱和度与氧分压之间并非完全呈线性关系，而是呈近似"S"形曲线，这种"S"形曲线有重要的生理意义。当PO_2在$60 \sim 100mmHg$之间波动时，曲线较平坦，表明在这个范围内PO_2的变化对血氧饱和度或血氧含量影响不大。这一特性使在高原、高空或某些呼吸系统疾病时，吸入气或肺泡气PO_2有所下降，但只要不低于$60mmHg$，血氧饱和度仍能维持在90%以上，血液仍可携带足够量的O_2，不致出现缺O_2。曲线的下部坡度陡直，特别是PO_2在$15 \sim 40mmHg$之间尤其明显，表明在这个范围内，PO_2稍有下降，就会有较多的O_2从氧合血红蛋白中解离出来，血氧饱和度就会明显下降，这一特点有利于组织细胞摄取O_2。

氧解离曲线受许多因素的影响，主要影响因素有血液中PCO_2、pH值和温度。PCO_2升高、pH 值降低、体温升高使氧离曲线右移，即血红蛋白与氧的亲和力降低，有利于氧的释放；反之，曲线左移，血红蛋白与氧的亲和力增加，氧合血红蛋白形成增多。

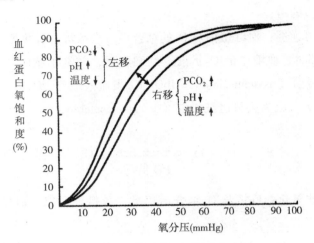

图 5-6　氧解离曲线及其影响因素

（二）CO_2 的运输

1. 物理溶解　CO_2 在血液中的溶解度比 O_2 大，100mL 血液中可溶解 3mL CO_2，约占血液中 CO_2 总运输量的 5%。

2. 化学结合　以化学结合形式运输的 CO_2 占 95%。CO_2 在血液中的化学结合形式有以下两种：

（1）碳酸氢盐：以碳酸氢盐形式运输的 CO_2，约占血液 CO_2 总运输量的 88%，是 CO_2 运输的主要形式。细胞代谢产生的 CO_2 扩散进入红细胞内，在红细胞内的碳酸酐酶的催化下，与 H_2O 结合生成 H_2CO_3，H_2CO_3 又迅速解离成 HCO_3^- 和 H^+。红细胞膜对负离子如 HCO_3^- 和 Cl^- 有极高的通透性。生成的 HCO_3^- 除小部分与细胞内的 K^+ 结合成 $KHCO_3$ 外，大部分扩散入血浆与 Na^+ 结合生成 $NaHCO_3$，同时，血浆中的 Cl^- 则向细胞内转移，以使红细胞内外保持电荷平衡，这种现象称为氯转移（图 5-7）。红细胞中生成的 HCO_3^- 与血浆中的 Cl^- 互换的结果，避免了 HCO_3^- 在细胞内的堆积，有利于 CO_2 的运输。由于红细胞膜对正离子通透性极小，反应中产生的 H^+，不能伴随 HCO_3^- 外移，则大部分与 HbO_2 结合，生成 HHb，同时释放出 O_2，故 Hb 是红细胞内重要的缓冲物质。

当静脉血流至肺泡时，肺泡内 CO_2 分压较低，上述反应向相反的方向进行，即 HCO_3^- 自血浆进入红细胞，在碳酸酐酶的催化下形成 H_2CO_3，再解离出 CO_2 扩散入血浆，然后扩散入肺泡，排出体外。

从 CO_2 的运输中不难看出，CO_2 与 H_2CO_3、HCO_3^- 以及 H^+ 有着密切的关系，在体内酸碱平衡的调节中，有许多缓冲对在起着重要的作用，其中 $NaHCO_3/H_2CO_3$ 尤为重要。因

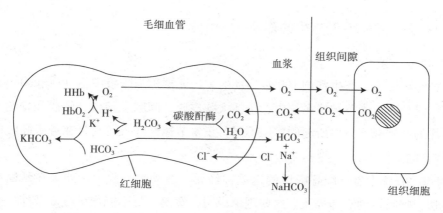

图 5-7 CO_2 在血液中运输示意图

此，机体内 CO_2 含量的变化将直接影响着 H_2CO_3、HCO_3^- 和 H^+ 的变化，从而改变机体的酸碱平衡。临床上因呼吸障碍而引起 CO_2 潴留，可导致酸中毒，称其为呼吸性酸中毒。

（2）氨基甲酸血红蛋白形式：进入红细胞中的 CO_2 能直接与 Hb 的氨基结合，形成氨基甲酸血红蛋白（HHbNHCOOH），以该种形式运输的 CO_2 约占总运输量的 7%。这一反应迅速、可逆，不需要酶的参与，其结合量主要受 Hb 含 O_2 量的影响。HbO_2 与 CO_2 结合的能力比 Hb 与 O_2 的结合力小，因此，当动脉血液流经组织时，HbO_2 解离释出 O_2，同时促进还原 Hb 与 CO_2 结合，形成大量的氨基甲酸血红蛋白。在肺部，O_2 与 Hb 的结合促使氨基甲酸血红蛋白解离，释放 CO_2。通过这一形式运输的 CO_2 量虽然占总运输量的 7%，但在肺部排出的 CO_2 总量中却约有 18% 是经氨基甲酸血红蛋白释放出来的，可见这种形式的运输效率较高，这对 CO_2 的排出具有重要的生理意义。

第三节　呼吸运动的调节

呼吸运动是整个呼吸过程的基础，是呼吸肌的一种节律性的舒缩活动，其节律性起源于呼吸中枢。呼吸运动的深度和频率可随体内外环境的改变而发生相应改变，以适应机体代谢的需要。例如在肌肉活动时，代谢增强，呼吸运动加深加快，肺通气量增大，机体可摄取更多 O_2，排出更多 CO_2。此外，机体在完成其他某些功能活动（如说话、唱歌、吞咽以及喷嚏反射、咳嗽反射等）时，呼吸运动也将受到相应调控，使机体得以实现其他功能活动。

一、呼吸中枢与呼吸节律的形成

(一) 呼吸中枢

中枢神经系统内，产生和调节呼吸运动的神经元群称为呼吸中枢 (respiratory center)。呼吸中枢广泛分布于中枢神经系统内，包括大脑皮质、间脑、脑桥、延髓和脊髓等，它们在呼吸节律的产生和调节中所起的作用不同，正常节律性呼吸运动是在各级呼吸中枢的共同作用下实现的。

1. **脊髓** 脊髓中有支配呼吸肌的运动神经元，在动物实验中，如果在延髓和脊髓之间做一横切，呼吸运动立即停止。这些现象说明，脊髓本身不能产生呼吸节律，脊髓的呼吸运动神经元是联系高位呼吸中枢和呼吸肌的中继站。

2. **低位脑干** 低位脑干指脑桥和延髓。若在动物中脑和脑桥之间横断脑干，呼吸节律无明显变化；在延髓和脊髓之间横断，则呼吸运动停止。这表明呼吸节律产生于低位脑干。如果仅在脑桥与延髓之间横断，动物仍有节律性呼吸，但呼吸不规则，表明延髓可产生基本的呼吸节律，是呼吸活动的基本中枢。如果在脑桥的上、中部之间横断，呼吸将变慢变深。这一结果提示，脑桥上部有抑制吸气活动的中枢结构，称为呼吸调整中枢。低位脑干的呼吸运动调节系统是不随意的自主呼吸节律调节系统（图5-8）。

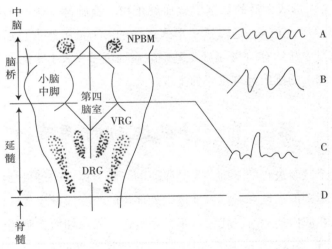

图5-8 脑干内呼吸核团和在不同水平面横断脑干后呼吸的变化

DRG：背侧呼吸组　　VRG：腹侧呼吸组　　NPBM：臂旁内侧核

A、B、C、D表示不同平面横切后呼吸的变化

3. **高位脑** 呼吸运动还受脑桥以上中枢部位的影响，如大脑皮质、边缘系统、下丘脑等。大脑皮质可通过皮质脊髓束和皮质脑干束在一定程度上随意控制低位脑干和脊髓呼吸神经元的活动，以保证其他呼吸运动相关活动的完成，例如说话、唱歌、哭笑、咳嗽、

吞咽、排便等。一定程度的随意屏气或加深加快呼吸也靠大脑皮质的控制而实现。

（二）呼吸节律的形成

呼吸肌属骨骼肌，由躯体神经支配，无自律性。但在一般情况下，呼吸运动是有节律、不受意识支配的。这种自主的呼吸节律是如何形成的，一直是呼吸生理研究的课题之一。至今虽已肯定呼吸节律源于低位脑干，主要在延髓，但其形成的机制目前尚不完全清楚。但被多数人认可的有两种：一是起步细胞学说，该学说认为，节律性呼吸是由延髓内具有起步样活动的神经元节律性兴奋引起的；二是神经元网络学说，该学说认为呼吸节律的产生依赖于延髓内呼吸神经元之间复杂的相互联系和相互作用。有人在大量实验研究的基础上提出中枢吸气活动发生器和吸气切断机制的看法，认为在延髓有一个中枢吸气活动发生器引发吸气神经元呈渐增性放电，产生吸气；还有一个吸气切断机制，使吸气切断而发生呼气；当吸气切断机制的活动减弱时，又引起吸气（图5-9）。上述两种假说尚有诸多不明之处，有待进一步研究证实。但是有一点是肯定的，即使起步细胞存在，神经网络对于正常节律性呼吸活动的样式和频率的维持也是必不可少的。

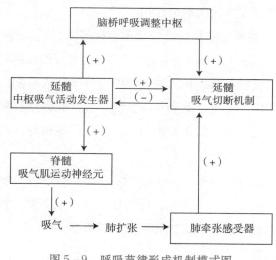

图5-9　呼吸节律形成机制模式图

"+"：表示兴奋；"-"：表示抑制

二、呼吸运动的反射性调节

（一）机械性反射调节

呼吸的机械性反射调节包括肺牵张反射、呼吸肌本体感受性反射以及防御性呼吸反射（咳嗽反射、喷嚏反射）。

1. 肺牵张反射　是指肺扩张或缩小而引起呼吸的反射性变化，称肺牵张反射（pulmonary stretch reflex）或黑-伯反射（Hering-Breuer reflex）。肺牵张感受器主要分布在支气管和细支气管的平滑肌层中，对牵拉刺激最敏感。吸气时，肺内气量达到一定容积（正常成人约为800mL）时，肺牵张感受器因扩张而兴奋，冲动沿迷走神经传入延髓，使吸气神经元抑制，呼气神经元兴奋，结果吸气停止，转入呼气。肺牵张反射是一种负反馈调节机制，其意义是阻止吸气过深过长，促使吸气转为呼气。

肺牵张反射有明显的种间差异。在动物（尤其是兔）这一反射较明显。正常成人，平静呼吸时肺牵张反射不发挥作用，深吸气时才能引起肺牵张反射。病理情况下，如肺炎、肺水肿、肺充血等，由于肺顺应性降低，肺不易扩张，吸气时对牵张感受器的刺激作用增强，传入冲动增多，可引起这一反射，使呼吸变浅变快。

2. 呼吸肌本体感受性反射　肌梭和腱器官是骨骼肌的本体感受器，肌梭受到牵张刺激时可反射性引起其所在的骨骼肌收缩，这种反射称为骨骼肌牵张反射（muscle stretch reflex），属于本体感受性反射。麻醉的猫，切断其双侧迷走神经并在第七颈段平面横断脊髓，以排除相应传入冲动的影响后，牵拉膈肌可引起膈肌电活动增强；切断动物的胸段脊神经背根后，呼吸运动减弱。在人类，呼吸肌本体感受性反射也参与正常呼吸运动的调节，在呼吸肌负荷增加时能发挥较明显的作用。

3. 防御性呼吸反射　主要的防御性呼吸反射包括咳嗽反射和喷嚏反射。

（1）咳嗽反射：咳嗽反射（cough reflex）是常见的重要的防御性反射。咳嗽反射的感受器位于喉、气管和支气管的黏膜。传入冲动经迷走神经传入延髓，触发咳嗽反射。咳嗽时，先是一次短促的或较深的吸气，继而声门紧闭，呼气肌强烈收缩，肺内压和胸膜腔内压急剧上升，然后声门突然开放，由于肺内压很高，气体便由肺内高速冲出，将呼吸道内的异物或分泌物排出。

（2）喷嚏反射：喷嚏反射（sneeze reflex）是类似于咳嗽的反射，不同的是刺激作用于鼻黏膜的感受器，传入神经是三叉神经，反射效应是腭垂下降，舌压向软腭，而不是声门关闭，呼出气主要从鼻腔喷出，以清除鼻腔中的刺激物。

（二）化学性反射调节

血液中PCO_2、PO_2和H^+浓度的改变，可通过化学感受器反射性地改变呼吸运动，改变肺通气量，以维持血液中PCO_2、PO_2和H^+的相对恒定。

1. 化学感受器　参与呼吸调节的化学感受器依其所在部位的不同，分为外周化学感受器和中枢化学感受器。

（1）外周化学感受器：外周化学感受器为颈动脉体和主动脉体。当动脉血中PCO_2升高、H^+浓度升高或PO_2降低时，均可刺激该感受器，产生的冲动分别经窦神经（后并于舌咽神经）和主动脉神经（后并于迷走神经）传入延髓呼吸中枢，反射性地引起呼吸加深加快。在呼吸调节中，颈动脉体作用较主动脉体大。

（2）中枢化学感受器：中枢化学感受器位于延髓腹外侧浅表部位，对脑脊液中 H^+ 浓度的改变极为敏感。但血液中的 H^+ 不易通过血脑屏障，故血液 pH 的变化对中枢化学感受器的直接作用不大。血液中的 CO_2 能迅速通过血脑屏障，CO_2 从脑血管扩散进入脑脊液，在碳酸酐酶的作用下，与 H_2O 结合生成 H_2CO_3，继而解离出 H^+，使化学感受器周围液体中的 H^+ 浓度升高，从而刺激中枢化学感受器，引起呼吸中枢兴奋。此外，中枢化学感受器对血液中的 PO_2 的变化不敏感。

2. CO_2 对呼吸的影响　CO_2 是调节呼吸的最重要的体液因素。血液中一定浓度的 CO_2 是维持正常呼吸的重要生理刺激因素。人过度通气，可发生呼吸暂停，这是由于 CO_2 排出过多，以致对呼吸中枢的刺激减弱所造成。适当增加吸入气中 CO_2 含量，可使呼吸加深加快，肺通气量增加（图 5 - 10）。但当吸入过多的含 CO_2 气体时（CO_2 含量超过 7% 至 20% 时），反而会使呼吸中枢抑制，致使体内 CO_2 堆积，引起呼吸困难、头痛、头晕，甚至昏迷、呼吸停止等症状，临床上称 CO_2 麻醉。CO_2 兴奋呼吸的作用是通过刺激中枢化学感受器和外周化学感受器两条途径实现的，使呼吸中枢兴奋，呼吸加深加快，但以前者为主，约占总效应的 80%，说明中枢化学感受器对 CO_2 的变化更为敏感。

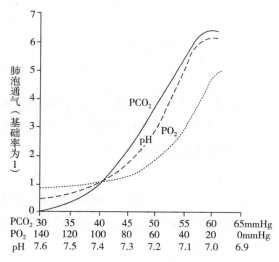

图 5 - 10　血液中 O_2、CO_2、H^+ 对肺泡通气率的影响

3. H^+ 对呼吸的影响　当血液中 H^+ 浓度升高时，血液 pH 减小，呼吸加强；反之，pH 增大，则呼吸减弱。虽然中枢化学感受器对 H^+ 的敏感性很高，但由于 H^+ 不易透过血 - 脑屏障，因此，血液中的 H^+ 对呼吸的影响主要是通过外周化学感受器产生的反射性活动。

4. 低 O_2 对呼吸的影响　当吸入气体 PO_2 降低时，呼吸加深、加快，肺通气增加。低 O_2 对呼吸的兴奋作用完全是通过外周化学感受器实现的。低 O_2 对呼吸中枢的直接作用是抑制，这种抑制效应随低 O_2 程度的加深而逐渐加强。轻度低 O_2 可以通过刺激外周化学感受器来兴奋呼吸中枢，在一定程度上可以对抗低 O_2 对中枢的直接抑制作用。在严重低 O_2 时，外周化学感受性反射已不能对抗低 O_2 对中枢的抑制，终将导致呼吸障碍，甚至呼吸暂停。

上面所述是 CO_2、H^+ 浓度及低 O_2 三种因素分别对呼吸的影响。实际上，在体内三者往往存在着相互关系，一种因素的改变会引起其余一或两种因素相继改变，或几种因素同时改变。对机体的影响，必须全面分析，综合考虑。

实验项目

实验一　人体肺活量的测定

【实验目的】
学习简单肺量计（肺活量计）的使用，熟练掌握人体肺通气功能的测定方法。
【实验对象】
人
【实验物品】
肺活量计，75％酒精棉球，镊子。
【实验步骤】
受试者先练习做几次深呼吸运动（鼻吸气，口呼气），而后在深吸气之末，迅速捏鼻，向肺量计吹嘴内从容缓慢做最大呼气至不能再呼气时为止，此时指针所指的数值，即为肺活量。如此可连测 3 次，取其中最大值为标准。

【注意事项】

1. 排气时，应先打开浮筒顶端活塞，下压浮筒速度不宜快，以免水从筒内外溢。

2. 测量时，受试者应立于肺量计的正前方，勿使皮管扭转，保证气流畅通。如发现皮管内有水泡声，应排除管内水分后重测。

3. 每进行一定测量项目，都须将指针调整到"0"位。

实验二　呼吸运动的调节

【实验目的】

1. 学会观察呼吸运动的频率和幅度。

2. 理解呼吸运动调节中的神经性反射、机械性反射和化学性反射调节机制。

3. 观察某些神经、体液因素（主要是血液化学成分）对呼吸运动的影响。

【实验对象】

家兔

【实验物品】

带生理实验分析软件的电脑一台，张力换能器、刺激器、兔手术台、哺乳动物手术器械一套、气管插管、2～5mL 注射器各一支、橡皮管、钠石灰、气囊、25% 氨基甲酸乙酯、3% 乳酸溶液、纱布及线等。

【实验步骤】

1. 麻醉和固定动物，用 25% 的氨基甲酸乙酯溶液，按 4mL/kg 量从兔耳缘静脉注入进行麻醉，然后固定在兔手术台上。

2. 剪去兔颈部的毛发，沿颈中线纵行切开皮肤，分离各层组织暴露气管，并于气管与食管之间穿一丝线备用；再于颈两侧分别分离出颈动脉鞘，用玻璃分针于颈动脉旁分离出迷走神经，并在其下方穿线备用；再在喉下呈 "T" 字形剪开气管，插入气管插管，用预留好的线固定。

3. 利用橡皮管将张力换能器与气管插管相连，另一端与电脑的信号输入口相连，刺激器与刺激输出口相连。

【观察项目】

1. 记录一段正常的呼吸运动曲线，注意呼吸幅度和频率。

2. 增加吸入气中 CO_2。将气管插管开口侧插入大玻璃试管内，试管中的 CO_2 浓度可随着兔呼出气增加而逐渐升高，同时兔吸入的 CO_2 也逐渐增多，观察呼吸有何变化。

3. 低氧。将气管插管开口侧通过一钠石灰瓶与盛有一定量空气的气囊相连，使呼出的 CO_2 被钠石灰吸收。随着呼吸进行，气囊内的 O_2 越来越少。观察呼吸运动的变化情况。

4. 增大无效腔。将气管插管开口侧连接一长约 50cm 的橡皮管，使无效腔增大，观察对呼吸运动的影响。

5. 改变血液 pH 值。由兔耳缘静脉注入 3% 乳酸溶液 2mL，观察呼吸运动的变化。

6. 剪断迷走神经。先剪断一侧迷走神经，观察呼吸频率和深度的变化；再剪断另一侧，观察呼吸频率和深度有何变化。

【注意事项】

1. 每项实验前都要有正常呼吸曲线作对照。

2. 耳缘静脉注射 3% 乳酸溶液时勿使其漏出血管外。

3. 插气管时要注意止血，保持呼吸道通畅。

复习思考

一、单项选择题

1. 评价肺通气功能，下列哪个指标较好（　　　）

　　A. 时间肺活量　B. 残气量　　　　C. 潮气量　　　　D. 深吸气量　　　E. 补呼气量

2. 肺总容量等于（　　　）

　　A. 余气量加肺活量　　　　B. 功能余气量加肺活量　　C. 功能余气量加潮气量

　　D. 肺活量加潮气量　　　　E. 潮气量加余气量

3. 平静吸气末肺内压（　　　）

　　A. 大于大气压　　　　　　B. 等于大气压　　　　　　C. 等于胸内压

　　D. 小于大气压　　　　　　E. 小于胸内压

4. 呼吸的基本中枢位于（　　　）

　　A. 桥脑　　　　B. 脊髓　　　　C. 延髓　　　　D. 中脑　　　　E. 骶髓

5. CO_2 对呼吸运动的调节作用，主要通过刺激（　　　）

　　A. 延髓化学感受器　　　　　　　　B. 颈动脉体和主动脉体化学感受器

　　C. 脑桥呼吸调整中枢　　　　　　　D. 延髓呼气神经元

　　E. 压力感受器

6. 在血液中 CO_2 运输的主要形式是（　　　）

　　A. 物理溶解　　　　　　　　　　　B. 形成氨基甲酸血红蛋白

　　C. 碳酸氢盐　　　　　　　　　　　D. 与水结合成碳酸

　　E. 氧合血红蛋白

二、名词解释

1. 呼吸

2. 肺牵张反射

3. 肺泡通气量

4. 肺活量

三、问答题

1. 肺通气的动力是什么？

2. 胸内负压的意义是什么？

3. 试述血中 PCO_2 升高、H^+ 浓度升高和 PO_2 降低对呼吸的影响。

扫一扫，知答案

第 六 章
消化和吸收

扫一扫，看课件

【学习目标】

1. 掌握消化和吸收的概念，胃液、胰液、胆汁的成分和作用，小肠在消化和吸收中的作用及交感神经和副交感神经对消化道的调节作用。

2. 熟悉胃的运动形式及胃排空的概念，小肠的运动形式和作用，主要营养物质的吸收形式和途径。

3. 了解胃肠激素的主要作用，肝的功能，食物在口腔及大肠内的消化。

人需要不断摄取食物以提供机体各种生命活动所需要的物质和能量。食物中的主要营养物质如蛋白质、脂肪和糖类，都是结构复杂的大分子物质，不能直接被人体利用，必须在消化道内分解成结构简单、可被吸收的小分子物质，如氨基酸、脂肪酸、葡萄糖和甘油等，才能被机体吸收和利用。

食物在消化道内被分解成可以被吸收的小分子物质的过程称为消化（digestion）。包括两种方式：①机械性消化（mechanical digestion）：通过消化道的运动将食物磨碎，使其与消化液充分混合，并将食物向消化道的远端推送；②化学性消化（chemical digestion）：通过消化液中各种消化酶的化学作用，将食物中的大分子物质（主要是蛋白质、脂肪和多糖）分解为可吸收的小分子物质。消化后的小分子物质以及水、无机盐和维生素等通过消化道黏膜进入血液和淋巴液的过程称为吸收（absorption）。不能被消化和吸收的食物残渣，最终形成粪便，排出体外。消化和吸收是两个相辅相成，紧密联系的过程。

案例导入

患者，女，2岁，发热、呕吐、腹泻3天。患儿3天前开始发热39℃，2天前开始吐泻，每日呕吐4~5次，为胃内容物，大便10余次/日，为黄色稀水便，蛋花汤样，无黏液及脓血。发病后食欲差，尿少，近 8 小时无尿。查体：T 38.4℃，P 136 次/分，R 39 次/分，急症病容，面色萎黄，烦躁，全身皮肤无黄染，皮肤弹性差，眼窝明显凹陷，哭无泪，舌苔白腻，脉细数；实验室检查：Hb 110g/L，WBC 8.6×10^9/L，PLT 250×10^9/L，大便常规偶见 WBC。西医诊断：秋季腹泻；中医诊断：外感泄泻（脾虚型）。

问题与思考

1. 请查阅资料分析秋季腹泻产生的机制。

2. 食物是如何被消化的？

3. 中医所说的"泄泻"是指西医的哪些疾病？

第一节 消化生理概述

一、消化道平滑肌的生理特性

在整个消化道中，除口、咽、食管上端和肛门外括约肌是骨骼肌外，其余肌肉均属平滑肌。消化道平滑肌除了具有肌肉组织的兴奋性、传导性和收缩性等共同特征外，还有它自身的特点。

（一）消化道平滑肌的一般生理特性

1. 兴奋性低、收缩缓慢 消化道平滑肌的兴奋性较骨骼肌低。收缩活动的潜伏期、收缩期和舒张期均很长，而且变异很大。这可使食物在消化道内停留较长的时间，有利于食物的充分消化和吸收。

2. 具有自律性 消化道平滑肌在离体后，置于适宜的环境中仍能自动地产生节律性兴奋和收缩。但其节律缓慢而不规则。

3. 具有紧张性 消化道平滑肌经常保持微弱的持续收缩状态，即具有一定的紧张性。它能使消化道内经常保持一定的基础压力，使胃肠能维持一定的形状和位置；紧张性收缩是平滑肌产生其他收缩活动的基础。

4. 富有伸展性 消化道平滑肌有较大的伸展性，特别是胃，进食后，能容纳数倍于自己原有容积的食物，而消化管道内不发生明显的压力变化。

5. 对不同刺激的敏感性不同 消化道平滑肌对电刺激不敏感，对机械牵张、温度和化学刺激特别敏感，这一特点与消化道的功能是相一致的，消化道内食物对平滑肌的机械扩张、温度和化学刺激可促进消化腺分泌及消化道运动，有利于食物的消化。

（二）消化道平滑肌的电生理特性

消化道平滑肌细胞生物电活动的形式比骨骼肌和心肌复杂，大致可分为静息电位、慢波电位和动作电位。

1. **静息电位** 消化道平滑肌的静息电位不稳定，波动较大，比骨骼肌的静息电位值小，其测定值为 $-50 \sim -60$mV。静息电位主要是 K^+ 外流和生电钠泵的活动形成的。

2. **慢波电位** 消化道平滑肌细胞可在静息电位基础上产生自发性去极化和复极化的节律性电位波动，其频率较慢，称为慢波电位（slow wave），因为慢波决定着消化道平滑肌的收缩节律，又称为基本电节律（basic electrical rhythm，BER）。其波动范围为 $5 \sim 15$mV，持续时间为数秒至十几秒，频率则随部位不同而异，人胃部为 3 次/分，十二指肠为 $11 \sim 12$ 次/分，回肠末端为 $8 \sim 9$ 次/分。

慢波电位本身不能引起肌肉收缩，但它产生的去极化可使膜电位接近阈电位水平，一旦达到阈电位，就可以触发产生动作电位（图 6–1）。

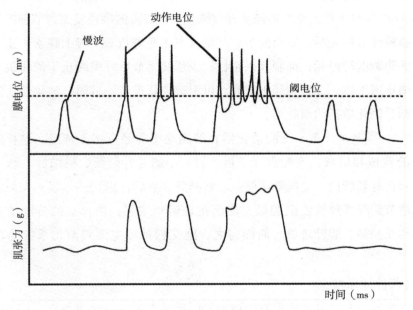

图 6–1 消化道平滑肌电活动及其与收缩关系示意图

3. **动作电位** 慢波去极化达阈电位（约 -40mV）时，就可触发一个或多个动作电位，动作电位数目越多，平滑肌收缩就越强。动作电位去极相主要是由于 Ca^{2+} 内流引起的，上升速度慢，持续时间长；动作电位复极相也是 K^+ 外流引起的。

总之，消化道平滑肌在慢波的基础上产生动作电位，动作电位又引起平滑肌的收缩，平滑肌的收缩强度取决于动作电位的频率，动作电位的产生频率高则收缩强度增加（图 6–1）。因此，慢波是平滑肌收缩的起步电位，动作电位是引发平滑肌收缩的电位。

二、消化腺的分泌功能

消化腺包括存在于消化道黏膜的许多腺体以及附属于消化道的唾液腺、胰腺和肝脏。正常人每日由消化腺分泌的消化液总量达 6~8L，其主要成分是水、无机物和有机物，其中最重要的是多种消化酶。

三、消化道的神经支配及其作用

支配消化器官的神经有外来的自主神经和位于消化道壁内的壁内神经丛。两者相互协调，共同调节胃肠功能。

（一）外来神经系统

消化道除口腔、咽、食管上段及肛门外括约肌受躯体神经支配外，其他部位均受交感神经和副交感神经双重支配。

1. 交感神经及其作用 交感神经从脊髓胸5至腰2段的侧角发出，节前纤维在腹腔神经节和肠系膜神经节换元后，发出的节后纤维（其末梢释放去甲肾上腺素）主要终止于壁内神经丛内的胆碱能神经元，抑制其兴奋性；少量交感节后纤维终止于消化道平滑肌、血管平滑肌和消化道腺体。交感神经兴奋时，可引起消化道运动减弱，消化腺血流量减少和腺体分泌抑制，消化道括约肌收缩。

2. 副交感神经及其作用 支配消化器官的副交感神经有迷走神经、盆神经，迷走神经起自延髓的背核和疑核，支配食管下段、胃、小肠、升结肠、横结肠、肝、胆囊和胰腺。盆神经起自脊髓骶段，支配降结肠、乙状结肠和直肠。副交感神经兴奋时，除少数纤维外，大多数节后纤维释放乙酰胆碱，使消化道运动增强，消化液的分泌增多，胆囊收缩，胃肠括约肌松弛，胆汁排放。简而言之，副交感神经主要对消化系统的功能起兴奋作用。

（二）内在神经系统

消化道内在神经系统分布于食管中段至肛门的绝大部分消化道壁内（图6-2），包括位于黏膜下层的黏膜下神经丛和位于环行肌与纵行肌之间的肌间神经丛，是由大量的神经元和神经纤维组成的复杂的神经网络，称为壁内神经丛。其中的感觉神经元可以感受胃肠道内化学、机械和温度等刺激；运动神经元支配消化道的平滑肌、腺体和血管；还有大量的中间神经元。它们与胃肠壁的各种感受器及效应器联系在一起，形成了一个相对独立的局部反射系统，对胃肠运动、分泌以及血流调节具有重要作用。壁内神经丛的活动还受外来神经的调节。一般情况下，交感神经可抑制消化道内在神经系统的作用，而副交感神经则有兴奋消化道内在神经系统作用。

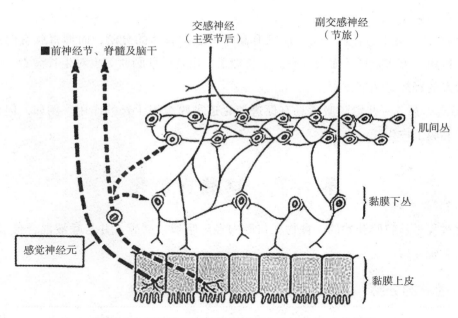

图 6-2 消化道内在神经丛与外来神经的关系示意图

四、消化道的内分泌功能

从胃到大肠的黏膜层内有大量的内分泌细胞，其数量远大于体内所有内分泌腺所含的细胞总数。所以消化道被认为是体内最大最复杂的内分泌器官。由消化道内分泌细胞合成和释放的激素，统称为胃肠激素（gastrointestinal hormone），化学结构上都属于肽类物质（表6-1）。迄今已被鉴定的胃肠激素约30余种，其中，对消化器官功能影响较大的胃肠激素主要有促胃液素（gastrin）、缩胆囊素（cholecystokinin，CCK）、促胰液素（secretin）和抑胃肽（gastric inhibitory peptide，GIP）。

表 6-1 主要胃肠激素的生理作用及引起释放的因素

激素名称	主要生理作用	引起释放的主要因素
促胃液素	促进胃液（以胃酸和胃蛋白酶原为主）分泌，加强胃肠运动及上皮生长，促进胃窦及幽门括约肌收缩，延迟胃排空	迷走神经递质、蛋白质消化产物、扩张胃
促胰液素	促进胰液（以分泌 H_2O 和 HCO_3^-）、胆汁分泌，抑制胃肠运动和胃液分泌，增强幽门括约肌收缩，松弛壶腹部括约肌	盐酸、脂肪酸
缩胆囊素	促进胃液、胰液（以消化酶为主）、胆汁、小肠液分泌，加强胃肠运动和胆囊收缩，促进胰腺外分泌组织生长	蛋白质消化产物、脂肪酸
抑胃肽	刺激胰岛素分泌，抑制胃酸和胃蛋白酶分泌，抑制胃的排空	葡萄糖、脂肪酸、氨基酸

胃肠激素的生理作用主要表现在以下三方面：

1. 调节消化腺分泌和消化道运动 这是胃肠激素的主要作用。如抑胃肽可抑制胃液的分泌及胃的运动。

2. 调节其他激素的释放 例如血糖升高时引起抑胃肽的分泌,而抑胃肽有促进胰岛素分泌的作用。可防止餐后血糖升高。生长抑素、血管活性肠肽等也对生长激素、胰岛素和促胃液素的释放有调节作用。

3. 营养作用 一些胃肠激素具有促进消化道黏膜组织生长的作用。例如,促胃液素能促进胃黏膜上皮生长。

第二节 口腔内消化

消化过程是从口腔开始的。食物在口腔内经过咀嚼被磨碎,并与唾液混合形成食团,经吞咽由食管入胃。

一、唾液的分泌

唾液是由口腔内三对主要的唾液腺即腮腺、下颌下腺和舌下腺及众多散在的小唾液腺所分泌的混合液。

(一)唾液的性质和成分

唾液是无色、无味、近于中性(pH 6.6~7.1)的低渗液体。正常成人每日分泌量为1.0~1.5L,其中水分约占99%;有机物主要是黏蛋白、唾液淀粉酶、溶菌酶、免疫球蛋白、氨基酸、尿素等;无机物有 Na^+、K^+、HCO_3^-、Cl^-等。

(二)唾液的作用

唾液的主要生理作用有:①湿润和溶解食物,便于吞咽并引起味觉;②清洁和保护口腔,唾液可冲洗和清除口腔中的食物残渣,减少细菌繁殖。唾液中的溶菌酶和免疫球蛋白有杀灭细菌和病毒的作用;③唾液中含有唾液淀粉酶,可将淀粉分解为麦芽糖;④排泄功能,进入体内的某些异物可随唾液排出,如铅、汞、狂犬病毒等。

急性传染病或发热的患者,由于唾液分泌减少,口腔内的食物残渣发酵,利于细菌生长繁殖、产生口臭等,故对这类患者应加强口腔护理。

(三)唾液分泌的调节

唾液分泌的调节完全是神经调节,包括条件反射和非条件反射。进食前,食物的形状、颜色、气味以及进食的环境等,都能形成条件反射,引起唾液的分泌。进食过程中,食物对口腔黏膜的机械、化学和温度刺激可引起口腔、舌和咽部黏膜的感受器兴奋,冲动沿 Ⅴ、Ⅶ、Ⅸ、Ⅹ 对脑神经到达中枢,再由Ⅶ、Ⅸ对脑神经的副交感和交感神经纤维到唾液腺,引起唾液的分泌(以副交感神经为主)。

唾液分泌的初级中枢在延髓,高级中枢位于下丘脑和大脑皮层。副交感神经兴奋时释放递质乙酰胆碱，作用于腺细胞 M 受体，引起分泌量多而含有机物较少的稀薄唾液分泌，同时伴有唾液腺的血管扩张。交感节后纤维释放的递质为去甲肾上腺素，作用于腺细胞 β 受体，引起分泌量少而有机物较多的黏稠唾液分泌。

二、咀嚼和吞咽

（一）咀嚼

咀嚼是由咀嚼肌群的顺序收缩所完成的节律性动作。咀嚼的作用是：①将食物切碎、研磨、搅拌，使之与食物混合形成食团，便于吞咽；②使食物与唾液充分混合有利于化学性消化；③加强食物对口腔内各种感受器的刺激，引起味觉并反射性地引起胃腺、胰腺、胆汁的分泌和消化道的运动，为食物的进一步消化做好准备。

（二）吞咽

吞咽是指食团由口腔经食管进入胃内的过程，是由一系列动作组成的复杂的反射活动。根据食团所经过的部位，可将吞咽动作分为三期：

第一期：由口腔到咽，是受大脑皮层控制的随意运动。舌尖和舌后部依次上举，抵触硬腭，然后下颌舌骨肌收缩，将食团挤向软腭后推向咽部。

第二期：由咽到食管上端。食团刺激咽部的触觉感受器引起的一系列急速反射动作，软腭上升，咽后壁前突，封闭鼻咽通道；声带内收，喉头升高并向前紧贴会厌，封闭咽至气管的通道，呼吸暂停；喉头前移，食管上括约肌舒张，咽与食管的通路开放，食团由咽进入食管。

第三期：由食管到胃，由食管的蠕动来完成的。蠕动是指消化道平滑肌的顺序性收缩而形成的一种向前推进的波形运动，是消化道平滑肌的基本运动形式之一。食管蠕动时，食团前面是舒张波，后面是收缩波，食团被收缩波推挤而向前方运动。

在食管和胃贲门连接处，虽然不存在解剖学上的括约肌，但有一段约 1~3cm 的高压区，该处管腔内的压力比胃内高约 5~10mmHg，可阻止胃内容物逆流入食管，起到了生理性括约肌的作用，故称食管下括约肌。当食团刺激食管壁时，括约肌打开便于食物通过；而食物入胃后括约肌收缩，防止胃内容物的逆流。体液因素也可影响该括约肌的活动。

吞咽是通过一系列的反射动作实现的，反射的传入纤维在第 V、IX、X 对脑神经中，基本中枢在延髓，支配舌咽肌肉的传出纤维在第 V、IX、XII 对脑神经中，支配食管的传出神经在第 X 对脑神经中。在深度麻醉、昏迷或脑神经功能障碍（如偏瘫）的病人，可能发生吞咽障碍，引起口腔食物或分泌物误入气管。

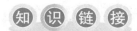

反流性食管炎

　　反流性食管炎是食管炎中最为常见的多发病，本病病因多为食管下括约肌结构、功能异常，也可见于食管黏膜屏障作用降低等，胃液中的盐酸、胃蛋白酶或十二指肠内容物反流入食管，引起食管黏膜糜烂、溃疡等炎症病变。本病多发于食管中下段，以下段为最多。临床表现为烧心、反酸、吞咽困难和胸骨后或剑突下疼痛等。

第三节　胃内的消化

　　胃是消化道最膨大的部分，成人的胃容量约 1 ~ 2L。胃具有暂时贮存和消化食物的功能。食物在胃内经过胃液的化学性消化和胃平滑肌的机械性消化，形成食糜通过幽门进入十二指肠。

一、胃液的分泌

　　胃液是由胃的外分泌腺分泌的一种无色、酸性液体，pH 为 0.9 ~ 1.5。正常成人每日分泌量为 1.5 ~ 2.5L。

（一）胃液的成分及作用

　　胃液中除含大量水和无机盐外，主要成分为盐酸、胃蛋白酶原、内因子、黏液和碳酸氢盐。

　　1. 盐酸　又称胃酸，由壁细胞分泌。胃液中的盐酸有两种形式：一种呈游离状态，即游离酸；另一种与蛋白质结合，称为结合酸。两者酸度的总和称总酸度。正常人空腹时，盐酸的排出量为 0 ~ 5mmol/h，即基础酸排出量。在食物或某些药物（如组胺）的刺激下，盐酸分泌量明显增加，最大排出量可达 20 ~ 25mmol/h。

　　（1）盐酸的分泌：胃腔中 H^+ 的最大浓度可达 150mmol/L，比壁细胞胞浆中 H^+ 的浓度高约 300 万 ~ 400 万倍。因此胃液中的盐酸是由壁细胞逆着巨大的浓度梯度主动分泌的。生成盐酸所需的 H^+ 来源于壁细胞内水的解离，水解离后产生的 H^+ 被细胞内小管膜上的 H^+ 泵主动转运到胃腔，而 OH^- 则有待中和。壁细胞内含有丰富的碳酸酐酶，碳酸酐酶可使 CO_2 与 H_2O 结合，形成 H_2CO_3，H_2CO_3 迅速解离为 H^+ 和 HCO_3^-，H^+ 与 OH^- 结合生成水，HCO_3^- 在底侧膜上通过 $Cl^- - HCO_3^-$ 逆向转运体与 Cl^- 交换，被转运出细胞，并经细胞间隙进入血液，HCO_3^- 则进入血液与 Na^+ 结合生成 $NaHCO_3$，从而提高了血液 pH 值，出现

"餐后碱潮"的现象，而 Cl^- 进入细胞后通过小管膜上的 Cl^- 通道进入小管腔，与 H^+ 形成 HCl（图 6 - 3）。

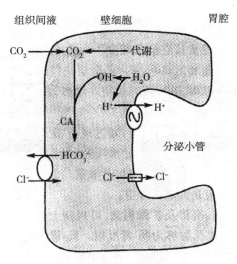

图 6 - 3 壁细胞分泌盐酸示意图

（2）盐酸的作用：①激活胃蛋白酶原，盐酸可使无活性的胃蛋白酶原转变为有活性的胃蛋白酶，并为胃蛋白酶提供必要的酸性环境；②使食物中的蛋白质变性而易于分解；③杀灭进入胃内的细菌；④盐酸进入小肠后，促进促胰液素及缩胆囊素的分泌，进而促进胰液、胆汁和小肠液的分泌；⑤盐酸在小肠内所造成的酸性环境有利于小肠对钙和铁的吸收。

当胃酸分泌过少或缺乏时，胃内的细菌容易繁殖，细菌可使食物发酵、腐败，产生气体或有害物质，使人体出现嗳气、腹胀等消化不良的症状；盐酸分泌过多，对胃和十二指肠黏膜有侵蚀作用，使黏膜层受损，是导致胃和十二指肠溃疡的原因之一。

2. 胃蛋白酶原　胃蛋白酶原主要由胃腺主细胞分泌。胃蛋白酶原不具有活性，入胃腔后在盐酸或已被激活了的胃蛋白酶的作用下，转变成有活性的胃蛋白酶。胃蛋白酶的最适 pH 为 2.0 ~ 3.5，当 pH > 5 时便失活。胃蛋白酶能催化蛋白质分解生成䏡和胨及少量多肽和氨基酸。

3. 黏液和碳酸氢盐　黏液由胃腺中的黏液细胞、胃黏膜表面上皮细胞、贲门腺和幽门腺共同分泌，其主要成分为糖蛋白，具有较高的黏稠性，易形成厚约 0.5mm 凝胶状的黏液层覆盖在胃黏膜表面。黏液和胃黏膜的表面上皮细胞分泌的 HCO_3^- 一起构成"黏液 - 碳酸氢盐屏障"。其作用是：①有利于食糜在胃内移动；②保护胃黏膜免受坚硬食物的机械损伤；③防止胃酸和胃蛋白酶对胃黏膜的消化作用。当胃腔内的 H^+ 向胃壁扩散时，黏液具有较高的黏滞性，能减慢胃腔中的 H^+ 向胃壁扩散速度。另外，H^+ 与 HCO_3^- 在黏液层相遇而发生表面中和作用，使黏液层内的 pH 值出现梯度变化（靠胃腔侧面的 pH 较低，而靠近胃壁上皮细胞侧仍然呈中性或弱碱性），从而有效地防止了胃酸和胃蛋白酶对胃黏膜的侵蚀（图 6-4）。

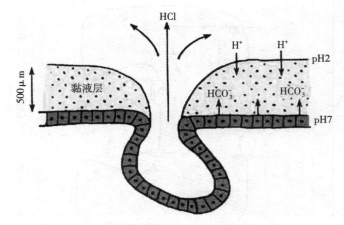

图 6-4　胃黏液-碳酸氢盐屏障模式图

　　除黏液-碳酸氢盐屏障外，由胃黏膜上皮细胞膜和细胞间的紧密连接所构成的胃黏膜屏障（gastric mucosal barrier），能防止胃腔内 H^+ 向胃黏膜内扩散。这样既能使盐酸在胃腔内满足消化的需要，又能使胃壁各层免遭 H^+ 逆向扩散的损害。许多因素如酒精、胆盐、阿司匹林类药物以及幽门螺杆菌感染等，均可破坏或削弱胃黏膜的屏障和黏液-碳酸氢盐屏障作用，引起消化性溃疡。

　　胃黏膜能合成和释放大量的前列腺素，可抑制胃酸、胃蛋白酶原的分泌，刺激黏液和碳酸氢盐分泌，使胃黏膜微血管扩张，增加胃黏膜血流，有助于维持胃黏膜的完整和促进胃黏膜的修复。

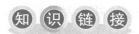

幽门螺杆菌的发现

　　1984 年，澳大利亚 Marshall 和 Warren 首次在《柳叶刀》杂志上报道了导致胃炎和胃溃疡的主要原因是幽门螺杆菌（helicobacter pylori，Hp）感染。十二指肠溃疡 Hp 的感染率为 90% ~ 100%，胃溃疡患者的感染率为 80% ~ 90%。胃内的幽门螺杆菌可产生尿素酶，破坏胃黏膜屏障和黏液-碳酸氢盐屏障，最终导致消化性溃疡的发生。幽门螺杆菌的发现从根本上改变了传统观点对胃病的认识，使其治疗更为简单而有效。

4. 内因子　内因子是壁细胞分泌的一种糖蛋白，它可与胃内的维生素 B_{12} 结合形成复合物，以保护维生素 B_{12} 不被消化酶破坏，并与回肠黏膜上皮细胞的特异性受体结合，促进维生素 B_{12} 的吸收。如果内因子分泌不足，将引起维生素 B_{12} 的吸收障碍，影响红细胞的生成，引起巨幼红细胞性贫血。

（二）胃液分泌的调节

空腹时，胃液的分泌量很少。进食后，胃液大量分泌，称为消化期胃液分泌。消化期胃液分泌，根据消化道感受食物刺激的部位不同，人为地分为头期、胃期和肠期（图 6 - 5）。

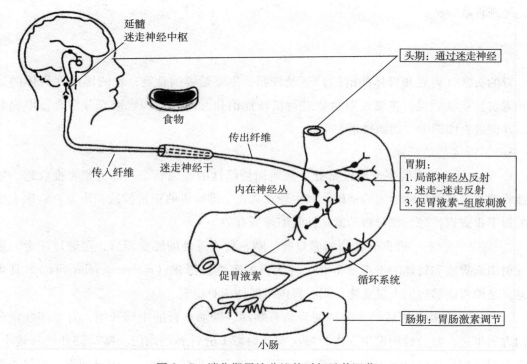

图 6 - 5　消化期胃液分泌的时相及其调节

1. 头期胃液分泌　头期胃液分泌是食物的形、色、味、声和咀嚼及吞咽等刺激了眼、鼻、耳、口腔、咽等头部的感觉器官，反射性地引起胃液分泌。分泌的特点是：胃液分泌量多，占整个消化期胃液分泌量的 30%，酸度和胃蛋白酶原含量都很高，因而消化力强。

2. 胃期胃液分泌　胃期胃液分泌是指食物入胃后继续引起的胃液分泌。胃期胃液分泌的特点是胃液分泌量大，占整个消化期分泌量的 60%，胃液的酸度也很高，但胃蛋白酶原的含量比头期少，故消化力比头期弱。

3. 肠期胃液分泌　肠期胃液分泌是指食物进入小肠后，对十二指肠和空肠上部的化学和扩张刺激，使十二指肠黏膜的 G 细胞分泌促胃液素，引起胃液分泌。肠期胃液分泌的特点是胃液分泌量较少，约占胃液分泌总量的 10%，总酸度和胃蛋白酶原含量均较低。

进食过程中，胃液分泌除上述兴奋性因素调节外，还受到各种抑制性因素的调节，可防止胃酸过度分泌，保护胃黏膜。抑制胃液分泌的因素主要有①盐酸：当胃内 pH 降至 1.2～1.5 或十二指肠处于酸化状态（pH < 2.5）时，可抑制促胃液素的释放，使胃液分泌减少；②脂肪：进入小肠的脂肪可刺激一种被称为肠抑胃素的物质的释放，可抑制胃液分泌；③高渗溶液：高渗的食糜进入小肠后，可刺激小肠内的渗透压感受器，通过肠－胃反射，抑制胃液分泌。

二、胃的运动

胃的头区（胃底和胃体的前部）运动较弱，主要是容纳食物；胃的尾区（胃体的远端和胃窦）运动较强，主要是对食物进行机械性消化，使食物和胃液充分混合，形成食糜，并促进食糜向十二指肠排送。

（一）胃运动的形式

1. **紧张性收缩**　胃平滑肌经常处于微弱而持续性的收缩状态，称为紧张性收缩。紧张性收缩是胃其他运动形式的基础。其生理意义在于维持胃的正常位置和形态。临床上出现的胃下垂或胃扩张，都与胃的紧张性收缩降低有关。

2. **容受性舒张**　进食时食物刺激口腔、咽、食管等处的感受器后，可通过迷走－迷走反射引起胃底和胃体的平滑肌舒张，称为胃的容受性舒张（receptive relaxation）。其生理意义是使胃能够容纳大量食物，同时胃内压保持相对稳定。

3. **蠕动**　食物入胃后约 5 分钟便开始有蠕动，蠕动从胃的中部开始，有节律性地向幽门方向推进。每分钟约发生 3 次，每次蠕动约需 1 分钟到达幽门。蠕动波开始时较小，在向幽门方向推进的过程中波的幅度和速度逐渐增强，当接近幽门时明显增强，可将一部分食糜排入十二指肠。但当收缩波超越胃内容物到达胃窦终末时，由于该部胃窦强有力的收缩，可将一部分食糜反向推回近侧胃窦或胃体（图 6－6）。蠕动的生理意义在于使食物和胃液充分混合，以利于化学性消化作用，也有利于块状食物进一步被磨碎和粉碎，并将食糜由胃排入十二指肠。

（二）胃排空及其调控

1. **胃的排空过程**　食糜由胃排入十二指肠的过程称为胃的排空（gastric emptying）。食物入胃 5 分钟即有部分食糜被排入小肠。胃排空的动力是胃运动时产生的胃内压，阻力是幽门及十二指肠的收缩。当胃内压大于十二指肠内压并足以克服幽门部阻力时，胃排空才能进行。胃的排空速度与食糜的物理性状和化学组成有关。一般流体食物比固体食物排

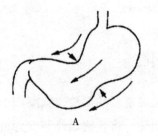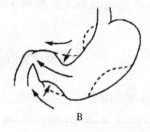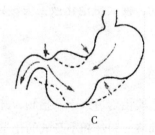

图 6 - 6　胃蠕动示意图

A. 胃蠕动始于胃中部，向幽门推进；B. 胃蠕动可将食糜推入十二指肠；

C. 强而有力的胃蠕动可将食糜反推入胃体或胃窦，食糜因而被进一步磨碎

空快。三大营养物质中，糖类排空最快，蛋白质次之，脂肪最慢。混合食物排空约需4～6h。

2. 胃排空的控制　胃的排空是少量而间断性的，受胃和十二指肠两方面因素的影响。

（1）胃内促进排空的因素：食物对胃的扩张刺激可通过迷走－迷走反射或壁内神经丛反射，引起胃运动加强；食物的化学和扩张刺激还可直接或间接地刺激胃窦部G细胞释放促胃液素，促胃液素对胃的运动有中等程度的兴奋作用。

（2）十二指肠内抑制胃排空的因素：进入小肠的酸、脂肪、高渗溶液以及食糜本身的体积等，均可刺激十二指肠壁上的化学、渗透压和机械感受器，通过肠－胃反射而抑制胃的运动；另外，当大量食糜，特别是酸或脂肪进入十二指肠后，可刺激小肠黏膜释放促胰液素、缩胆囊素、抑胃肽等，这些激素可抑制胃的运动，从而抑制胃的排空。

综上所述，胃内因素与十二指肠因素是互相配合，共同作用的。食物刚入胃时，胃内食物较多，而肠内食物较少，故此时排空速度较快；随后十二指肠内抑制胃运动的因素逐渐占优势，胃的排空则减慢；当进入十二指肠的酸逐渐被中和后，食物的消化产物被吸收，对胃运动的抑制逐渐消失，胃的运动又开始逐渐增强，推送另一部分食糜进入十二指肠，如此反复，直至食糜从胃排空为止。因此，胃排空是间断进行的，并与十二指肠内的消化和吸收相适应。

（三）呕吐

呕吐（vomiting）是将胃和十二指肠内容物经口腔强力驱出体外的过程。机械的和化学的刺激作用于舌根、咽部、胃、大小肠、胆总管和泌尿道生殖器官等处的感受器，都可以引起呕吐。视觉和内耳前庭的位置觉改变时也可引起呕吐。呕吐前常出现恶心、流涎、呼吸急迫、心率加快而不规则等自主神经兴奋的症状。呕吐物中常混有胆汁和小肠液。

呕吐的中枢位于延髓，当脑水肿、脑出血等引起颅内压增高时，可直接刺激该中枢引起呕吐。呕吐是一种具有保护意义的防御性反射，临床上食物中毒的患者，可借助催吐把进入胃内的有毒物质在未被吸收前排出体外，但剧烈频繁的呕吐将会影响进食和正常的消

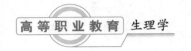

化活动，使大量消化液丢失，导致水盐代谢紊乱和酸碱平衡失调。

第四节 小肠内消化

食糜由胃进入十二指肠，开始小肠内的消化，小肠是消化最重要的部位，食糜在小肠内通过胰液、胆汁和小肠液的化学性消化及小肠运动的机械性消化，将食物最终转变为可被吸收的小分子物质。食物在小肠内停留的时间因食物的性质不同而有差异，一般为 3～8 小时。

一、胰液的分泌

（一）胰液的性质和成分

胰液是无色透明的碱性液体，pH 7.8～8.4，其渗透压与血浆相等。由胰腺的腺泡细胞和小导管的管壁细胞所分泌，正常成人每日分泌胰液量约 1～2L。胰液的主要成分有水、碳酸氢盐和多种消化酶。

1. **胰淀粉酶** 是水解淀粉效率最高的一种酶，可将淀粉分解为麦芽糖。

2. **胰脂肪酶** 是消化脂肪的主要消化酶，可将脂肪分解为甘油、甘油一酯及脂肪酸。

3. **胰蛋白酶和糜蛋白酶** 二者均以无活性的酶原形式存在于胰液中，当进入小肠后在肠致活酶的作用下胰蛋白酶原被激活为胰蛋白酶，随后糜蛋白酶原由胰蛋白酶激活。胰蛋白酶和糜蛋白酶作用相似，都能将蛋白质分解为䏡和胨，当两者协同作用，则可使蛋白质进一步分解为多肽和氨基酸。

4. **碳酸氢盐** 由胰腺小导管管壁细胞所分泌。其主要作用是中和进入十二指肠内的胃酸，防止其对小肠黏膜的侵蚀；此外 HCO_3^- 形成的弱碱性环境也为小肠内的多种消化酶提供适宜的 pH 环境。

（二）胰液的作用

由于胰液中含有消化三种主要营养物质的消化酶，因而胰液是所有消化液中消化力最强、消化功能最全面的一种消化液。当胰液分泌缺乏时，即使其他消化腺的分泌都很正常，食物中的脂肪和蛋白质也不能被完全消化和吸收，常可引起脂肪泻；同时，也可使脂溶性维生素 A、D、E、K 等吸收受到影响，但对糖的消化和吸收影响不大。

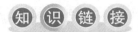

急性胰腺炎

暴饮暴食、酗酒、胆道疾病、胰管梗塞等，可引起胰管内压力升高，致使胰小管和胰腺腺泡破裂，胰蛋白酶原溢入胰腺间质后被激活，当超过了胰蛋白酶抑制物的作用后，便对自身组织进行消化导致急性胰腺炎发生。多数急性胰腺炎患者血清或尿中胰淀粉酶的含量超过正常值 3～5 倍。

二、胆汁的分泌

（一）胆汁的性质和成分

胆汁是由肝细胞不断生成，生成后自肝管、胆总管排入十二指肠，或由肝管、胆囊管贮存于胆囊。正常成人每日分泌量约为 800～1000mL。消化期，胆汁可直接由肝脏及胆囊排入十二指肠参与消化。

胆汁的成分复杂，除水和无机盐外，有胆盐、胆色素、胆固醇、脂肪酸、卵磷脂和黏蛋白。

在正常情况下，胆汁中的胆盐、胆固醇和卵磷脂的适当比例是维持胆固醇呈溶解状态的必要条件。当胆固醇分泌过多，或胆盐、卵磷脂合成减少时，胆固醇就容易沉积下来，形成胆结石。

（二）胆汁的作用

胆汁中不含消化酶，但对脂肪的消化和吸收具有重要意义，这主要依赖于胆盐的作用。胆汁的主要作用有：①乳化脂肪，降低脂肪表面张力，增加脂肪与脂肪酶的接触面积，促进脂肪的消化分解；②胆盐可与脂肪分解产物形成水溶性复合物，从而促进脂肪分解产物的吸收；③促进脂溶性维生素（A、D、E、K）的吸收；④利胆作用，进入小肠的胆盐大部分（约90%以上）被回肠末端吸收入血，由门静脉回到肝脏，再形成胆汁分泌入肠，这个过程叫胆盐的肠-肝循环，返回到肝脏的胆盐有刺激肝细胞分泌胆汁的作用，称为胆盐的利胆作用。

三、小肠液

小肠液是由十二指肠腺和小肠腺分泌的一种弱碱性黏稠液体，pH 约 7.6，渗透压与血浆渗透压相等。成人每日分泌量为 1～3L。其中除水分外，还含有无机盐、黏蛋白和肠激酶。肠激酶可能是小肠腺分泌入肠腔内的唯一消化酶，它能激活胰蛋白酶原。但在小肠黏膜上皮细胞的刷状缘及上皮细胞内含有各种消化酶，如分解寡肽的肽酶、分解双糖的蔗糖酶等，可催化寡肽及双糖分解为氨基酸及单糖。

小肠液的作用有：①稀释作用：大量的小肠液可稀释消化产物，使其渗透压降低，有利于水和营养物质吸收；②保护作用：小肠液能中和进入十二指肠内的盐酸，保护十二指肠黏膜免受盐酸侵蚀；③消化作用：由小肠腺分泌的肠激酶，可激活胰蛋白酶原转变为胰蛋白酶，促进蛋白质的消化。此外，在小肠上皮细胞内存在多种消化酶，如肽酶和多种寡糖酶等，它们对进入肠上皮细胞的营养物质继续起消化作用。这些酶随脱落的肠黏膜上皮细胞进入肠腔内，则不起消化作用。

四、小肠的运动

（一）小肠的运动形式

1. **紧张性收缩** 紧张性收缩是小肠各种运动形式的基础，即使空腹时也存在，在进食后明显加强，小肠的紧张性收缩可保持肠道的一定形态和肠腔内压力。这有利于肠内容物的混合，使食糜与肠黏膜密切接触，有利于吸收的进行。

2. **分节运动** 分节运动（segmental motility）是一种以肠壁环形肌为主的节律性收缩和舒张活动，是小肠特有的运动形式。食糜所在的一段肠管，环形肌在许多部位同时收缩，把食糜分割成许多节段，随后，原来收缩的部位发生舒张，而原先舒张的部位发生收缩，将原先的食糜分成两半，而相邻的两半则合成为一个新的节段，如此反复交替进行，使食糜不断分开又不断混合（图6-7）。

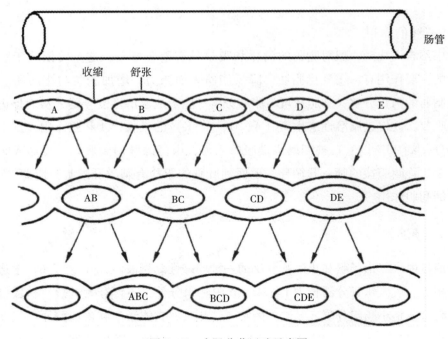

图6-7　小肠分节运动示意图

分节运动的意义主要在于使食糜与消化液充分混合，有利于化学性消化的进行；同时能增强食糜与小肠黏膜的接触，促进血液和淋巴的回流，为吸收创造良好的条件。小肠各段分节运动的频率不同，十二指肠约为11次/分，回肠约为8次/分。这种活动频率梯度对于食糜在小肠的推进具有一定作用。

3. **蠕动** 蠕动可发生于小肠的任何部位，推进速度为0.5~2.0cm/s，其作用是将食糜向远端推进后，在新的肠段进行分节运动。当吞咽动作、食糜进入十二指肠或当黏膜受到刺激时，如肠道感染，可引起一种进行速度很快、传播较远的蠕动，称为蠕动冲（peristaltic rush）。发生蠕动冲时，可一次把食糜从小肠始端推送到末端甚至到结肠。

肠蠕动时，由于肠内容物（包括水、气体）被推动而产生的声音，称为肠鸣音。肠蠕动亢进时肠鸣音加强，肠麻痹时则肠鸣音减弱或消失。故临床上可根据肠鸣音的强弱来判断肠管的活动情况。

（二）回盲括约肌的功能

回肠末段与盲肠交界处的环行肌显著加厚，称为回盲括约肌。其作用是：①使回肠内容物不致过快进入大肠，从而使食糜在小肠内有充分的时间进行消化和吸收；②具有活瓣作用，可阻止盲肠内容物倒流入回肠。

第五节　大肠的功能

大肠没有重要的消化功能，其主要作用是：吸收水分、无机盐；吸收大肠内细菌合成的维生素 B、K；贮存消化吸收后的食物残渣并形成粪便。

一、大肠液的分泌及作用

大肠液是由大肠黏膜的柱状上皮细胞和杯状细胞分泌。其主要成分是黏液和碳酸氢盐，pH 8.3～8.4。大肠液的主要作用在于其中的黏液蛋白，它能保护肠黏膜和润滑粪便。

大肠内有大量细菌，主要来自食物和空气。大肠内的环境和温度对这些细菌的生长极为适宜，粪便中的细菌约占粪便固体总量的 20%～30%。大肠内的细菌可利用肠内简单的物质合成维生素 B 族和维生素 K，若长期使用广谱抗生素，肠道内正常生长的细菌被抑制或被杀灭，导致菌群失调，可引起该类维生素缺乏。

二、大肠运动和排便

与小肠的运动相比较，大肠的运动少、弱且慢，这有利于大肠吸收水分和贮存粪便。

（一）大肠的运动形式

1. **袋状往返运动**　袋状往返运动是空腹时最多见的一种运动形式，由环形肌无规律收缩引起，它使结肠袋中的内容物向两个方向作短距离的位移，但并不向前推进。

2. **分节或多袋推进运动**　主要由一个或一段结肠收缩，其内容物被推进到下一段的运动。进食后或结肠受到副交感神经刺激时，这种运动增多。

3. **蠕动**　大肠的蠕动是由一些稳定向前推进的收缩波组成，常见于远端结肠，其传播速度很慢。

大肠还有一种行进很快、向前推进距离很长的强烈蠕动，称为集团运动（mass movements），它可将肠内容物从横结肠推至乙状结肠或直肠。集团运动最常见于早餐后1小时内，可能是由于食物充胀胃或十二指肠，通过内在神经丛引起十二指肠－结肠反射所致。

（二）排便

食物残渣在大肠内停留时，一部分水被吸收，同时经过大肠内细菌的发酵与腐败作用以及大肠黏液的黏结作用，形成粪便。粪便中除食物残渣外，还包括细菌、消化道脱落的上皮细胞碎片及某些代谢产物等，粪便主要贮存于结肠的下段，通常直肠内无粪便。肠蠕动将粪便推入直肠时，刺激直肠壁内的感受器，冲动沿盆神经和腹下神经传入初级排便中枢即脊髓腰骶段，并同时传到大脑皮质引起便意。当环境条件允许时，传出冲动沿盆神经下传，使降结肠、乙状结肠和直肠收缩，肛门内括约肌舒张；同时阴部神经冲动减少，使肛门外括约肌舒张，于是将粪便排出体外，发生排便反射。在排便时，腹肌和膈肌收缩，使腹内压增加，促进粪便的排出。

排便反射受大脑皮质的意识控制，昏迷或脊髓高位损伤时，初级中枢失去了大脑皮质的意识控制，可发生排便失禁。如排便反射的反射弧受损，大便不能排出，称为大便潴留。粪便在大肠内滞留过久，水分吸收过多而干硬，可引起排便困难和排便次数减少，称为便秘。此外，直肠黏膜由于炎症而敏感性提高，即使肠内只有少量粪便和黏液，也可引起便意及排便反射，并在便后有排便未尽的感觉，常见于肠炎或痢疾。

第六节 吸　收

一、吸收的部位和途径

消化道不同部位的吸收能力和吸收速度是不同的，这主要取决于各部分消化道的组织结构，以及食物在各部位被消化的程度和停留的时间。在口腔和食管内，食物几乎不被吸收。在胃内，食物的吸收也很少，胃可吸收乙醇、少量水分和某些药物。糖类、蛋白质和脂肪的消化产物大部分是在十二指肠和空肠吸收的，回肠有其独特的功能，即主动吸收胆盐和维生素 B_{12}（图6-8）。大肠主要吸收水分和无机盐。

小肠是吸收的主要部位，因为：①吸收面积大，人的小肠长约4~5m，它的黏膜具有环形皱褶，皱褶上有大量的绒毛，肠绒毛上还有微绒毛，最终使小肠的吸收面积达到 $200m^2$ 左右；②食物在小肠内停留的时间较长，一般为3~8h；③食物在小肠内已被消化成可吸收的小分子物质；④小肠绒毛内有丰富的毛细血管和淋巴管，为吸收提供了良好的途径（图6-9）。

营养物质在小肠内的吸收主要是通过跨细胞和旁细胞两种途径。跨细胞途径是指肠腔

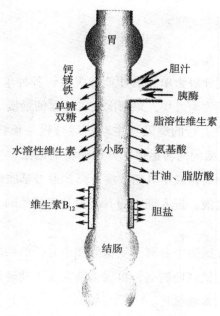

图 6-8　各种物质在小肠的吸收示意图

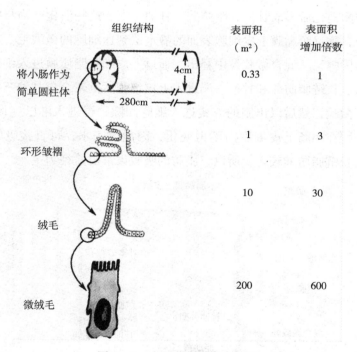

图 6-9　小肠黏膜结构示意图

内的物质通过肠绒毛上皮细胞的顶端膜进入细胞内，再通过基底侧膜进入细胞外间隙，最后进入血液或淋巴；细胞旁途径则指肠腔内的物质通过小肠上皮细胞间的紧密连接进入细胞间隙，再进入血液或淋巴。营养物质吸收的机制有被动转运、主动转运及胞饮等。

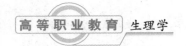

二、小肠内主要物质的吸收

（一）糖的吸收

食物中的糖类一般须被分解为单糖后才能被吸收。各种单糖的吸收速度有很大差别，其中以半乳糖和葡萄糖的吸收为最快，果糖次之，甘露糖最慢。

单糖的吸收是逆浓度差进行的继发性主动转运过程。肠黏膜上皮细胞刷状缘膜上有Na^+－葡萄糖和Na^+－半乳糖同向转运体，分别能将葡萄糖、半乳糖等单糖逆浓度差从肠腔转运到细胞内。细胞内葡萄糖或半乳糖浓度升高，通过基底侧膜上的载体以易化扩散方式进入组织间液，再进入血液。进入细胞的Na^+由基底膜侧的Na^+泵主动转运入组织液。

（二）蛋白质的吸收

食物中的蛋白质必须在肠道中分解为氨基酸和小分子肽后才能被吸收。与葡萄糖的吸收相似，氨基酸的吸收也与钠同向转运，也属于继发性主动转运。二肽和三肽进入细胞后进一步分解成氨基酸再进入血液循环。

（三）脂肪和胆固醇的吸收

脂肪经脂肪酶消化后形成甘油、脂肪酸、甘油一酯。这些消化产物与胆汁中的胆盐结合成混合微胶粒，透过肠黏膜上皮细胞表面的静水层到达细胞的微绒毛。在这里，甘油一酯、脂肪酸和胆固醇又从混合微胶粒中释出，通过上皮细胞脂质膜进入细胞，而胆盐在回肠主动转运入血。长链脂肪酸和甘油一酯进入上皮细胞后重新合成甘油三酯，再与载脂蛋白一起构成乳糜微粒，然后以出胞的方式进入细胞间隙，再进入淋巴（图6－10）。甘油和中、短链脂肪酸在小肠上皮细胞内不再变化，因能溶于水，可直接吸收进入血液。因动、植物油中含长链脂肪酸较多，所以，脂肪的吸收以淋巴途径为主。

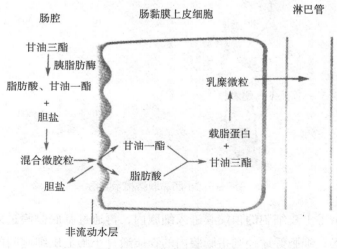

图6－10　脂肪吸收示意图

（四）水、无机盐和维生素的吸收

水、无机盐和维生素不需消化可被小肠直接吸收入血。成人每日摄入 1 ~ 2L 水，每日分泌的消化液为 6 ~ 8L，因此胃肠道每日吸收的水约为 8L，每日随粪便排出的水仅有 0.1 ~ 0.2L。水的吸收主要通过渗透作用而被动吸收，特别是 NaCl 的主动吸收而产生的渗透压梯度是水吸收的动力。无机盐只有在溶解状态才能被吸收，其中 97% ~ 99% 的钠在小肠吸收回血液。结肠也可吸收钠。钠的吸收是通过 Na^+ 泵主动转运的，并为葡萄糖和氨基酸的吸收提供动力。铁和钙主要在小肠上段吸收，属主动过程，二者在酸性环境中溶解度大、吸收快。食物中的铁绝大部分为 Fe^{3+}，不易被吸收，须还原为 Fe^{2+} 才能被吸收，维生素 C 能将 Fe^{3+} 还原为 Fe^{2+} 而促进铁的吸收。维生素 D 可促进小肠对钙的吸收。

维生素分为脂溶性维生素和水溶性维生素两类。脂溶性维生素 A、D、E 和 K 的吸收与脂类消化产物的吸收相同。水溶性维生素包括维生素 B_1、B_2、B_6、PP、C 等，主要是通过依赖于 Na^+ 的同向转运体的方式被吸收的，维生素 B_{12} 必须先与胃黏膜中壁细胞分泌的内因子结合成复合物，通过回肠上皮细胞膜上的特殊受体才能被吸收。

实验项目

实验 胃肠运动观察

【实验目的】

能熟练进行家兔耳缘静脉注射麻醉。

观察正常情况下胃肠运动的形式以及神经和某些药物对胃肠运动的影响。

能够分析解释痉挛性腹痛产生机制和解痉药物止痛的机制。

【实验对象】

家兔

【实验物品】

哺乳动物手术器械、保护电极、25% 氨基甲酸乙酯、阿托品注射液、新斯的明注射液、1∶10000 乙酰胆碱、1∶10000 肾上腺素、生理盐水、滴管、注射器。

【实验步骤】

1. 麻醉 用 25% 氨基甲酸乙酯溶液将兔麻醉。用药量是 4mL/kg 体重。

2. 气管插管 剪去兔颈中部的毛，沿颈部正中线切开皮肤，分离出气管。在气管上剪一倒 T 型切口，插入气管插管，并结扎固定。

3. 分离神经 将腹中部的毛剪去，自剑突下沿腹壁正中线切开腹壁，打开腹腔，暴露出胃和肠。在膈下食管的末端及左侧肾上腺上方的腹后壁处，分别找出迷走神经前支和左侧内脏大神经，套以保护电极备用。

【观察项目】

1. 观察正常情况下的胃、肠运动形式，注意胃肠的蠕动和紧张度，以及小肠的蠕动、分节运动等。

2. 用重复电刺激迷走神经，观察胃肠运动的变化。

3. 用重复电刺激左侧内脏大神经，观察胃肠运动的变化。

4. 在一段肠管上滴加 1∶10000 的乙酰胆碱 5~10 滴，观察肠管运动的变化。

5. 在一段肠管上滴加 1∶10000 的肾上腺素 5~10 滴，观察肠管运动的变化。

6. 在一段肠管上滴加新斯的明 0.2mg，观察胃肠运动的变化。

7. 在新斯的明作用基础上，在该段肠管上滴加阿托品 0.5mg，观察胃肠运动的变化。

【注意事项】

1. 为避免胃肠暴露时间过长，使腹腔内温度下降，影响胃肠活动，以及使表面干燥，应随时用温热生理盐水湿润胃肠。

2. 每更换一次药物前，都必须在肠管上滴加台氏液，以去掉其上一种药物的影响。

3. 要注意对家兔的保温（冬季）。

复习思考

一、单项选择题

1. 消化器官不具备下列哪一功能（　　　）

　　A. 消化吸收　　　　B. 内分泌　　　　C. 水平衡　　　　D. 免疫　　　　E. 排泄

2. 关于消化管平滑肌基本电节律的正确叙述是（　　　）

　　A. 是一种超极化波　　　　　　　　B. 其后一定伴随动作电位

　　C. 是平滑肌收缩节律的控制波　　　D. 在切断支配胃肠的神经后消失

　　E. 起源于黏膜层

3. 消化道平滑肌细胞动作电位的主要离子基础是（　　　）

　　A. Na^+ 大量内流　　　　　　　B. K^+ 大量内流　　　　　　C. Ca^{2+} 大量内流

　　D. Cl^- 大量外流　　　　　　　E. Na^+ 大量外流

4. 人体内最大、最复杂的内分泌器官是（　　　）

　　A. 消化道　　　　B. 下丘脑　　　　C. 腺垂体　　　　D. 心脏　　　　E. 甲状腺

5. 关于内因子的正确叙述是（　　　）

　　A. 胃腺的主细胞分泌　　　　B. 属肽类激素　　　　C. 促进胃酸分泌

　　D. 促进维生素 B_{12} 的吸收　　　E. 促进胃的运动

6. 使胰蛋白酶原活化的最主要物质是（　　　）

A. 肠致活酶　　　　B. 胃蛋白酶　　　C. 组胺　　　　　D. 糜蛋白酶　　　E. 胃酸

7. 胆汁中与消化有关的成分是（　　　）

A. 胆盐　　　　　　B. 胆汁酸　　　　C. 胆色素　　　D. 水和无机盐　　E. 胆固醇

8. 胃液中胃蛋白酶含量最高的时期是（　　　）

A. 非消化期　　　　　　　　　B. 消化期的头期　　　　C. 消化期的胃期

D. 消化期的肠期　　　　　　　E. 慢波睡眠期

9. 所有消化液中最重要的是（　　　）

A. 唾液　　　　　　B. 胃液　　　　　C. 胰液　　　　D. 小肠液　　　　E. 大肠液

10. 促胰液素引起胰液分泌增加的特点是（　　　）

A. 酶多　　　　　　　　　　　B. 酶和 HCO_3^- 多　　　C. 酶和 H_2O 多

D. HCO_3^- 和 H_2O 多　　　　　　E. 酶和水多

11. 胆汁对脂肪的消化和吸收有促进作用，主要是由于它含有（　　　）

A. 脂肪酶　　　　　B. 胆红素　　　　C. 胆盐　　　　D. 胆绿素　　　　E. 胆固醇

12. 下列哪种形式的小肠运动使食糜与消化液充分混合，便于进行化学消化（　　　）

A. 紧张性收缩　　　B. 分节运动　　　C. 蠕动　　　　D. 蠕动冲　　　　E. 集团蠕动

13. 下列运动形式不属于小肠的是（　　　）

A. 紧张性收缩　　　B. 分节运动　　　C. 蠕动　　　　D. 集团运动　　　E. 蠕动冲

14. 胃蠕动的起步点位于（　　　）

A. 胃的上部　　　B. 胃的中部　　　C. 胃的底部　　　D. 胃幽门部　　　E. 胃贲门部

15. 大肠的主要功能是吸收（　　　）

A. 葡萄糖　　　　　B. 氨基酸　　　　C. 脂肪酸　　　D. 水　　　　　　E. 果糖

16. 排便反射的初级中枢位于（　　　）

A. 大脑皮质　　　　B. 脑桥　　　　　C. 延髓　　　　D. 脊髓腰骶部　　E. 下丘脑

17. 胃蛋白酶原的激活物是（　　　）

A. 内因子　　　　　B. HCl　　　　　C. Na^+　　　　D. K^+　　　　　E. Cl^-

18. 胃黏膜表面的黏液层中，哪种含量多（　　　）

A. Na^+　　　　　B. HCO_3^-　　　　C. K^+　　　　D. Cl^-　　　　E. Mg^{2+}

19. 消化腺所分泌的大量消化液不具备下列哪一项功能（　　　）

A. 稀释食物　　　　　　　　　B. 保护消化道黏膜

C. 水解和分解复杂的食物成分　D. 排除体内过多的水和盐

E. 提供适宜的 pH 环境

20. 关于胃肠激素生理作用的错误叙述是（　　　）

A. 调节消化腺分泌

B. 调节其他胃肠激素的释放

C. 营养消化道组织和调节消化道运动

D. 调节小肠内营养物的吸收量

E. 有些胃肠激素存在于中枢神经系统中

21. 关于胃酸生理作用的错误叙述是 (　　)

    A. 激活胃蛋白酶原　　　　　　　　B. 进入小肠内可引起促胰液素的释放

    C. 促进小肠对维生素 B_{12} 的吸收　　D. 有助于小肠对铁和钙的吸收

    E. 杀死入胃的细菌

22. 关于胰液中碳酸氢盐的错误叙述是 (　　)

    A. 由胰腺内小导管细胞分泌

    B. 是胰液无机物成分中含量最低者

    C. 中和进入十二指肠的胃酸

    D. 提供小肠内多种消化酶的最适 pH 环境

    E. 碳酸氢盐是由组织代谢的二氧化碳水合而来的

23. 下列哪项不是胰液中的消化酶 (　　)

    A. 胰淀粉酶　　　B. 胰脂肪酶　　　C. 胰蛋白酶　　　D. 胰岛素　　　E. DNA 酶

24. 关于铁吸收的错误叙述是 (　　)

    A. 只能以 Fe^{2+} 形式吸收　　　　　B. 与内因子有关

    C. 维生素 C 可促进铁的吸收　　　　D. 胃大部切除的病人常伴发缺铁性贫血

    E. 主要在小肠上部吸收

25. 水在小肠内的主要吸收机制是 (　　)

    A. 渗透　　　　　B. 单纯扩散　　　C. 易化扩散　　　D. 主动运转　　　E. 被动扩散

26. 盐酸可促进小肠吸收 (　　)

    A. NaCl　　　　　B. 铁和钙　　　　B. 维生素 B_{12}　　　D. 葡萄糖　　　E. 氨基酸

27. 糖、蛋白质和脂肪消化产物主要的吸收部位是 (　　)

    A. 胃　　　　　　　　　　B. 十二指肠、空肠　　　C. 回肠

    D. 结肠　　　　　　　　　E. 盲肠

28. 淀粉在小肠内被吸收的主要形式是 (　　)

    A. 麦芽糖　　　　B. 果糖　　　　C. 葡萄糖　　　D. 蔗糖　　　E. 糊精

29. 下列哪种物质的吸收不需钠泵参与 (　　)

    A. NaCl　　　　　B. 葡萄糖　　　　C. 氨基酸　　　D. 水溶性维生素　　　E. 半乳糖

30. 关于脂肪的吸收错误的是 (　　)

    A. 脂肪酸、甘油一酯、胆固醇在吸收前须与胆汁盐形成混合微胶粒

B. 脂肪酸、甘油一酯、胆固醇在吸收前须与胆汁盐形成脂肪微滴

C. 脂肪的吸收途径以淋巴为主

D. 长链脂肪酸和甘油一酯在细胞内重新合成为甘油三酯

E. 中、短链脂肪酸直接进入血液而不入淋巴

二、简答题

1. 胃排空是如何调控的？

2. 蛋白质在小肠是如何吸收的？

3. 为什么说胰液是最重要的消化液？

扫一扫，知答案

第七章
能量代谢与体温

扫一扫，看课件

【学习目标】

1. 掌握影响能量代谢的主要因素、基础代谢率及其意义。

2. 熟悉机体产热和散热的主要器官、主要产热和散热方式。

3. 了解体温调节机制，能用机体散热方式解释临床各种降温机制。

案例导入

夏日，某市最高气温39℃，相对湿度超过80%。某工厂加紧赶工，通风不畅，无空调。在下午1时至5时，先后有多名工人在工作中出现不同程度的头昏、四肢无力、胸闷、心悸、口渴、大量出汗和恶心等症状。急救中心的医生赶到现场问诊和检查。西医诊断：中暑。中医诊断：阳暑。立即进行现场急救治疗，经治疗后病情明显好转。

问题与思考

1. 中暑的原因是什么？

2. 通过查阅资料，说出预防中暑的措施有哪些？

3. 根据机体散热的方式和机制，如何对高热病人进行物理降温？

4. 高热环境中，如何维持体温的相对恒定？

第一节　能量代谢

新陈代谢是生命的基本特征之一，生物体与环境之间持续不断地进行物质与能量的代谢。生理学中通常将生物体内物质代谢过程中伴随发生的能量的释放、转移、储存和利用称为能量代谢（energy metabolism）。

一、机体能量的来源与利用

机体生命活动所需要的能量来源于食物中的能源物质，如糖、脂肪和蛋白质。这些能源物质分子结构中的碳氢键蕴藏着化学能，在氧化过程中，碳氢键断裂，生成 CO_2 和水，同时释放蕴藏的能量。

1. **糖**　糖的主要生理功能是供给机体生命活动所需要的能量。人体所需能量的 50%～70% 是由糖类物质的氧化分解提供的。食物中的糖经过消化被分解为单糖，在被吸收的单糖中，葡萄糖占总量的 80%，通常所说的血糖是指血中的葡萄糖。葡萄糖被吸收后一部分成为血糖供给全身细胞利用；另一部分经合成代谢以肝糖原和肌糖原的形式储存在肝脏和肌肉中；还有少部分葡萄糖转化为脂肪。在一般情况下，葡萄糖通过有氧氧化提供能量；而剧烈运动时，骨骼肌耗氧量明显增加处于相对缺氧状态，糖酵解加强以供给机体急需的能量需求。而正常成年人脑组织则主要依赖葡萄糖的有氧氧化供能。脑组织的耗氧量高，对缺氧非常敏感，由于脑组织的糖原储存量较少，对血糖的依赖性也较高，因此，当发生低血糖时，可引起脑功能活动障碍，出现头晕等症，重者可发生抽搐甚至昏迷。

2. **脂肪**　人体所需要的能量 30% 左右来源于脂肪。成人体内脂肪的储存量可占体重的 20% 左右，脂肪在体内氧化所释放的能量约为糖的 2 倍。当机体需要时，储存的脂肪首先在脂肪酶的催化下分解为甘油和脂肪酸后，在细胞内氧化释放能量。

3. **蛋白质**　蛋白质的基本组成单位是氨基酸。不论是由肠道吸收的氨基酸，还是由机体自身蛋白质分解所产生的氨基酸，都主要用于重新合成蛋白质，成为细胞的构成成分，以实现组织的自我更新，或用于合成酶、激素等生物活性物质。所以一般情况下，机体不靠蛋白质供能。只有在某些特殊情况下，如长期不能进食或体力极度消耗时，机体才会依靠由组织蛋白质分解所产生的氨基酸供能，以维持基本的生理功能。

二、能量代谢测定

热力学第一定律指出：能量由一种形式转化为另一种形式的过程中，既不增加，也不减少。这是所有形式的能量（动能、热能、电能和化学能）互相转化的一般规律，也就是能量守恒定律。机体的能量代谢也遵循这一规律，即在整个能量转化过程中，机体所利用的蕴藏于食物中的化学能与最终转化成的热能和所作的外功，按能量来折算是完全相等的。因此，测定在一定时间内机体所消耗的食物，或者测定机体所产生的热量与所做的外功，都可测算出整个机体的能量代谢率（单位时间内所消耗的能量）。测定整个机体单位时间内散发的总热量，通常有两类方法：直接测热法和间接测热法。

（一）直接测热法

直接测热法（direct calormetry）是测定整个机体在单位时间内向外界环境发散的总热

量。此总热量就是能量代谢率。如果在测定时间内做一定的外功，应将外功（机械功）折算为热量一并计入。但直接测热法的设备复杂，操作繁琐，使用不便，因而极少应用，一般都采用间接测热法。

（二）间接测热法

在一般化学反应中，反应物的量与产物量之间呈一定的比例关系，这就是定比定律。例如，氧化 1mol 葡萄糖，需要 6mol 氧，同时产生 $6molCO_2$ 和 $6molH_2O$，并释放一定量的能。下列反应式表明了这种关系：

$$C_6H_{12}O_6 + 6O_2 \rightarrow 6CO_2 + 6H_2O + \Delta H$$

同一种化学反应，不论经过什么样的中间步骤，也不论反应条件差异多大，这种定比关系仍然不变。例如，在人体内氧化 1mol 葡萄糖，同在体外氧化燃烧 1mol 葡萄糖一样，都要消耗 $6molO_2$，产生 $6molCO_2$ 和 $6molH_2O$，而且产生的热量也相等。一般化学反应都遵循这种基本规律，所以它成了能量代谢间接测热法的重要依据。

间接测热法（indirectcalorimetry）其基本原理就是利用这种定比关系，查出一定时间内整个人体中氧化分解的糖、脂肪、蛋白质各有多少，然后据此计算出该段时间内整个机体所释放出来的热量。因此，必须解决两个问题：一是每种营养物质氧化分解时产生的能量有多少（即食物的热价）；二要分清三种营养物质各氧化了多少。

1. 食物的热价　将 1g 食物氧化（或在体外燃烧）时所释放出来的能量称为食物的热价。食物的热价分为物理热价和生物热价。前者指食物在体外燃烧时释放的热量，后者系食物经过生物氧化所产生的热量。糖和脂肪的物理热价和生物热价是相等的，而蛋白质的生物热价则小于它的物理热价。因为蛋白质在体内不能被彻底氧化分解，它有一部分主要以尿素的形式从尿中排泄的缘故。

2. 食物的氧热价　某种食物氧化时，每消耗 1L 氧所产生的热量称为该种物质的氧热价（thermal equivalent of oxygen）。氧热价在能量代谢的测算方面有重要意义，即可根据机体在一定时间内的耗氧量计算出它的能量代谢率，利用氧热价计算产热量的公式为：

某种食物的产热量 = 该食物的氧热价 × 该食物的耗氧量。

三种主要食物的氧热价见表 7 – 1。

3. 呼吸商　机体依靠呼吸功能从外界摄取氧，以供各种营养物质氧化分解的需要，同时也将代谢终产物 CO_2 呼出体外，一定时间内机体的 CO_2 产量与耗氧量的比值称为呼吸商（respiratory quotient，RQ）。各种营养物质在细胞内氧化供能属于细胞呼吸过程，因而又将各种营养物质氧化时的 CO_2 产量与耗氧量的比值称为某物质的呼吸商。严格说来，应该以 CO_2 和 O_2 的克分子（mol）比值来表示呼吸商。但是，因为在同一温度和气压条件下，容积相等的不同气体，其分子数都是相等的，所以通常都用容积数（mL 或 L）来计算 CO_2 与 O_2 的比值，即：

$$RQ = CO_2产生量（L）/O_2消耗量（L）$$

糖、脂肪和蛋白质氧化时，它们的 CO_2 产量与耗氧量各不相同，三者的呼吸商也不一样。因为各种营养物质无论在体内或体外氧化，它们的耗氧量与 CO_2 产量都取决于各该物质的化学组成，所以，在理论上任何一种营养物质的呼吸商都可以根据它的氧化成终产物（CO_2 和 H_2O）化学反应式计算出来的。

糖的一般分子式为（CH_2O）$_n$，氧化时消耗的 O_2 和产生的 CO_2 分子数相等，呼吸商应该等于 1。如上述葡萄糖氧化的反应式所示，CO_2 产量与耗氧量均为 6mol，故：

$$RQ = 6molCO_2/6molO_2 = 1.00$$

脂肪氧化时需要消耗更多的氧。在脂肪本身的分子结构中，氧的含量远较碳和氢少。因此，另外提供的氧不仅要用来氧化脂肪分子中的碳，还要用来氧化其中的氢。所以脂肪的呼吸商将小于 1。现以甘油三酸酯（triolein）为例：

$$C_{57}H_{104}O_6 + 80O_2 = 57CO_2 + 52H_2O$$

$$RQ = 57molCO_2/80molO_2 = 0.71$$

蛋白质的呼吸商较难测算，因为蛋白质在体内不能完全氧化，而且它氧化分解途径的细节，有些还不够清楚，所以只能通过蛋白质分子中的碳和氢被氧化时的需 O_2 量和 CO_2 产量，间接算出蛋白质的呼吸商，其计算值为 0.80。

在人的日常生活中，营养物质不是单纯的，是糖、脂肪和蛋白质混合而成的混合膳食。所以，呼吸商常变动于 0.71～1.00 之间。人体在特定时间内的呼吸商要依据哪种营养物质是当时的主要能量来源而定。若能源主要是糖类，则呼吸商接近于 1.00；若主要是脂肪，则呼吸商接近于 0.71。在长期病理性饥饿情况下，能源主要来自机体本身的蛋白质和脂肪，则呼吸商接近于 0.80。一般情况下，摄取混合食物时，呼吸商常在 0.85 左右（表 7-1）。

表 7-1 三种营养物质的热价、氧热价和呼吸商

营养物质	产热量（kJ/g）		耗 O_2 量	CO_2 产量	氧热价	呼吸商
	物理热价	生物热价	（L/g）	（L/g）	（kJ/L）	
糖	17.0	17.0	0.83	0.83	20.90	1.00
脂肪	39.8	39.8	2.03	1.43	19.60	0.71
蛋白质	23.4	18.6	0.95	0.76	18.80	0.80

4. 非蛋白呼吸商　前已述，应该测出在一定时间内机体中糖、脂肪和蛋白质三者氧化分解的比例。为此。首先必须查清氧化了多少蛋白质，并且将氧化这些蛋白质所消耗的氧量和所产生的 CO_2 从机体在该时间内的总耗氧量和总 CO_2 产量中减去，算出糖和脂肪氧化（非蛋白质代谢）的 CO_2 产量和耗氧量的比值，即非蛋白呼吸商，然后才有可能进一步

查清糖和脂肪各氧化了多少克。

尿中的氮物质主要是蛋白质的分解产物，因此可以通过尿氮来估算体内被氧化的蛋白质的数量。蛋白质的平均重量组成是：C 占 50%，O_2 占 23%，N 占 16%，S 占 1%。蛋白质中 16% 的 N 是完全随尿排出的。所以，1g 尿氮相当于氧分解 6.25g 蛋白质，测得的尿氮重量（g）乘以 6.25，便相当于体内氧分解的蛋白质量。

非蛋白呼吸商是估算非蛋白代谢中糖和脂肪氧化的相对数量的依据。研究工作者早已从 0.707 到 1.00 范围内的非蛋白呼吸商中，算出糖和脂肪两者氧化的各自百分比以及氧热价（表 7-2）。

表 7-2 非蛋白呼吸商与氧热价

非蛋白呼吸商	氧化的百分比（%）		氧热价（kJ/L）
	糖	脂肪	
0.70	0.0	100.0	19.60
0.71	1.1	98.9	19.62
0.75	15.6	84.4	19.83
0.80	33.4	66.6	20.09
0.81	36.9	63.1	20.14
0.82	40.3	59.7	20.19
0.83	43.8	56.2	20.24
0.84	47.2	52.8	20.29
0.85	50.7	49.3	20.34
0.86	54.1	45.9	20.40
0.87	57.5	42.5	20.45
0.88	60.8	39.2	20.50
0.89	64.2	35.8	20.55
0.90	67.5	32.5	20.60
0.95	84.0	16.0	20.86
1.00	100.0	0.0	21.12

三、影响能量代谢的因素

影响能量代谢的主要因素有肌肉活动、精神活动、食物的特殊动力效应以及环境温度等。

(一) 肌肉活动

肌肉活动对于能量代谢的影响最为显著，机体任何轻微的运动即可提高代谢率。人进行体育运动或劳动时，机体的耗氧量显著增加。机体耗氧量的增加与肌肉活动的强度呈正比关系，机体持续体育运动或劳动时的耗氧量可达安静时的 10 ~ 20 倍。肌肉活动的强度通常用单位时间内机体的产热量来表示，因此，可以把能量代谢率作为评估肌肉活动强度的指标。从表 7-3 可以看到不同劳动强度或运动时的能量代谢率。

表 7-3 劳动或运动时的能量代谢值

肌肉活动形式	平均产热量 [kJ/ $(m^2 \cdot min)$]
静卧休息	2.73
出席会议	3.40
擦窗	8.30
洗衣物	9.89
扫地	11.36
打排球	17.04
踢足球	24.93

（二）精神活动

人在平静地思考问题时，产热量增加一般不超过 4%。但当人处于精神紧张状态时，如烦恼、恐惧或情绪激动时，能量代谢率可显著增高。这是由于精神紧张时出现的无意识的肌紧张，以及交感神经兴奋，甲状腺激素、肾上腺素等激素释放增多所致。

（三）食物的特殊动力效应

进食能刺激机体额外能量消耗，称为食物的特殊动力效应。蛋白质的特殊动力效应约为 30%；糖和脂肪的特殊动力效应分别为 6% 和 4% 左右；进食混合性食物约 10%。因此，在计算所需能量摄入量时，应注意到额外消耗的这部分能量而给予相应的补充。实验表明，将氨基酸经静脉注射后仍然可以看到这种现象，但在切除肝脏后此现象即消失。因而认为，食物的特殊动力效应与食物在消化道内的消化和吸收无关，可能主要与肝脏处理氨基酸或合成糖原等过程有关。

（四）环境温度

当人体安静时，环境温度在 20 ~ 30°C 范围内，其能量代谢最为稳定。当环境温度低于 20°C 时，代谢率便开始增加；在 10°C 以下时，则显著增加。环境温度较低时，代谢率的增加主要是由于寒冷刺激反射性地引起寒战以及肌肉紧张度的增强有关。当环境温度超过 30°C 时，代谢率又将逐渐增加，这与体内化学反应速度加快，发汗功能旺盛以及呼吸、循环功能增强等因素有关。

四、基础代谢

基础代谢（basal metabolism）是指基础状态下的能量代谢。所谓基础状态是指人体处在清醒、安静，能量代谢不受上述活动影响时的状态。因此，需要满足以下条件：①清晨、清醒、静卧，未作肌肉活动（休息30分钟左右）；②无精神紧张；③食后12～14h；④室温保持在20～25°C。此时能量消耗主要用于基本生命活动。

单位时间内的基础代谢称为基础代谢率（basal metabolism rate，BMR）。基础代谢率常作为评价机体能量代谢水平的指标。基础状态下的代谢率，比一般安静时的代谢率可低些（比清醒安静时低8%～10%）。但需要指出的是基础代谢率不是最低代谢率，在熟睡时机体能量代谢率更低，但在做梦时可增高。基础代谢率以每小时每平方米体表面积的产热量为单位，通常用 $kJ/（m^2·h）$ 来表示。要用每平方米体表面积而不用每公斤体重的产热量来表示，是因为基础代谢率的高低与体重并不成比例关系，而与体表面积基本上成正比（表7－4）。

表7－4 人体产热量和体表面积的关系

测定人数	平均体重（kg）	体重范围	$kJ/（m^2·24h）$
6	48.7	40－50	3860
41	53.4	50－60	3827
164	64.5	60－70	3881
24	74.7	70－80	3868
8	83.7	80－90	3868
平均			3860

实际测定结果表明（表7－5），基础代谢率随性别、年龄等不同而不同。一般情况下，男子的基础代谢率平均比女子的高；幼儿比成年人的高；年龄越大，代谢率越低。

表7－5 我国正常人的基础代谢率平均值【$kJ/（m^2·h）$】

年龄（岁）	11～15	16～17	18～19	20～30	31～40	41～50	51以上
男性	195.5	193.4	166.2	157.8	158.7	154.1	149.1
女性	172.5	181.7	154.1	146.5	146.9	142.4	138.6

基础代谢率差在±15%之内，都视为属于正常范围；差值超过±20%时，才有可能是病理性变化。很多疾病都伴有基础代谢率的改变，特别是影响甲状腺功能的疾病。当甲状腺功能低下时，基础代谢率可比正常值低20%～40%；而甲状腺功能亢进时，基础代谢率可比正常值高25%～80%。其他如肾上腺皮质和垂体功能低下、肾病综合征、病理性饥饿等，常出现基础代谢率降低；当人体发热、糖尿病、红细胞增多症、白血病以及伴有呼吸困难的心脏病等，基础代谢率可升高。因此，基础代谢率的测定是临床上某些疾病的辅助诊断方法。

第二节 体 温

一、人的正常体温及其生理波动

（一）体温及其正常值

人体的温度分为体核温度（core temperature）和体表温度。体核温度指的是机体深部的温度。体表温度指的是机体表层部分的温度。体表温度不稳定，易随环境的改变而改变。因此临床上所说的体温（body temperature）是指机体深部的平均温度。人和高等动物的体温是相对稳定的，是机体进行新陈代谢和生命活动的必要条件。

由于体内各器官的代谢水平不同，它们的温度略有差别，但不超过1℃。在安静时，肝代谢最活跃，温度最高；其次是心脏和消化腺。在运动时则骨骼肌的温度最高。循环血液是体内传递热量的重要途径。由于血液不断循环，深部各个器官的温度会经常趋于一致。因此，血液的温度可以代表重要器官温度的平均值。临床上通常用口腔温度、直肠温度和腋窝温度来代表体温。直肠温度的正常值为36.9~37.9℃，但易受下肢温度影响。当下肢冰冷时，由于下肢血液回流至髂静脉时的血液温度较低，会降低直肠温度；口腔温度（舌下部）平均比直肠温度低0.3℃，但它易受经口呼吸、进食和喝水等影响；腋窝温度平均比口腔温度低0.4℃. 但由于腋窝不是密闭体腔，易受环境温度、出汗和测量姿势的影响，不易正确测定。

此外，食管温度比直肠温度约低0.3℃。食管中央部分的温度与右心的温度大致相等，而且体温调节反应的时间过程与食管温度变化过程一致。所以，在实验研究中，食管温度可以作为体核温度的一个指标。鼓膜温度的变动大致与下丘脑温度的变化成正比，所以在体温调节生理实验中常用鼓膜温度作为脑组织温度的指标。

（二）体温的生理波动

在生理情况下，体温可随昼夜、性别、年龄等因素而变动，但这种变动幅度一般不超过1℃。

1. **体温的昼夜变化** 体温在一昼夜之间有周期性的波动，在清晨2~6时体温最低，午后1~6时最高。人体体温的这种昼夜周期性波动，称为体温的昼夜节律或日节律。目前认为，生物节律现象主要受下丘脑视交叉上核的控制。

2. **性别的影响** 在相同状态下，成年女性的体温平均高于男性0.3℃。此外，女性的基础体温随月经周期而变动（图7-1）。基础体温是指在基础状态下的体温，通常在早晨起床前测定。在卵泡期内体温较低，排卵日最低，排卵后升高0.3~0.6℃。排卵后体温升高是由于黄体分泌的孕激素的作用所致。因此，通过测定基础体温有助于了解有无排卵和

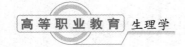

排卵的日期。

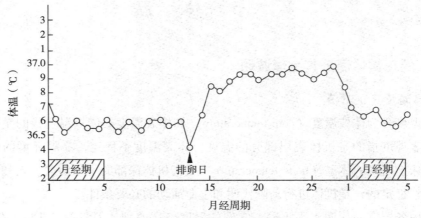

图7-1　女性月经周期中基础体温曲线

3. **年龄的影响**　儿童和青少年的体温较高，而老年人因基础代谢率低，体温偏低。新生儿，特别是早产儿，由于其体温调节机构的发育还不完善，调节体温的能力差，因此体温易受环境因素的影响而变动。

4. **情绪与肌肉活动的影响**　肌肉活动时由于代谢增强，产热量增加，可使体温升高。所以，临床上测量体温应让受试者先安静一段时间后再进行，测量小儿体温时应防止小儿哭闹。情绪激动、精神紧张、进食等情况对体温也会产生影响，所以测定体温时，应予充分考虑。

二、人体的产热和散热

机体内营养物质代谢释放出来的化学能，其中50%以上以热能的形式用于维持体温，其余不足50%的化学能，存在于ATP，经过能量转化与利用，最终也变成热能，并与维持体温的热量一起，由循环血液传导到机体表层并散发于体外。因此，机体在体温调节机制的调控下，使产热过程和散热过程处于平衡，即体热平衡，维持正常的体温。如果机体的产热量大于散热量，体温就会升高；散热量大于产热量则体温就会下降，直到产热量与散热量重新取得平衡时才会使体温稳定在新的水平。

（一）产热过程

机体的总产热量主要包括基础代谢、食物特殊动力作用和肌肉活动所产生的热量。基础代谢是机体产热的基础。基础代谢高产热量多；基础代谢低，产热量少。正常成年男子的基础代谢率约为170kJ/（m² · h）。成年女子约155kJ/（m² · h）。在安静状态下，机体产热量一般比基础代谢率增高25%，这是由于维持姿势时肌肉收缩造成的。

机体在安静时主要由内脏产热，其中肝的代谢最旺盛，产热量最高（表7-6）。当机体进行体育运动或劳动时，骨骼肌则成为主要的产热器官。轻度运动时，其产热量可比安静时增加 3~5 倍，剧烈运动时，可增加 10~20 倍。

表 7-6　几种组织在安静和活动情况下的产热量百分比

器官	占体重百分比（%）	产热量	
		安静时	劳动或运动时
脑	2.5	16	1
内脏	34	56	8
骨骼肌及皮肤	56	18	90
其他	7.5	10	1

人在寒冷环境中主要依靠寒战来增加产热量。寒战是骨骼肌发生不随意的节律性收缩的表现，其节律为 9~11 次/分。寒战的特点是屈肌和伸肌同时收缩，所以基本上不做功，但产热量很高，发生寒战时，代谢率可增加 4~5 倍。机体受寒冷刺激时，通常在发生寒战之前，首先出现温度刺激性肌紧张或称寒战前肌紧张，此时代谢率就有所增加。以后由于寒冷刺激的持续作用，便在温度刺激性肌紧张的基础上出现肌肉寒战，产热量大大增加，这样就维持了在寒冷环境中的体热平衡。内分泌激素也可影响产热，肾上腺素和去甲肾上腺素可使产热量迅速增加，但维持时间短；甲状腺激素则使产热缓慢增加，但维持时间长。机体在寒冷环境中度过几周后，甲状腺激素分泌可增加 2 倍，代谢率可增加 20%~30%。

（二）散热过程

人体的主要散热部位是皮肤。当环境温度低于体温时，大部分的体热通过皮肤的辐射、传导和对流散热，还有部分热量是通过皮肤汗液蒸发来散发，呼吸、排尿和排粪也可散失小部分热量（表 7-7）。

表 7-7　在环境温度为 21℃ 时人体散热方式及其所占比例

散热方式	百分数（%）
辐射、传导、对流	70
皮肤水分蒸发	27
呼吸	2
尿、粪	1

1. 辐射散热　辐射（radiation）散热是机体以热射线的形式将热量传给外界较冷物质的一种散热形式。以此种方式散发的热量在机体安静状态下所占比例较大（约占总散热量的 60% 左右）。辐射散热量同皮肤与环境间的温度差以及机体有效辐射面积等因素有关。皮肤温度稍有变动，辐射散热量就会有很大变化。四肢表面积比较大，因此在辐射散热中

有重要作用。气温与皮肤的温差越大，或是机体有效辐射面积越大，辐射的散热量就越多。

2. 传导散热　传导散热是机体的热量直接传给同它接触的较冷物体的一种散热方式。机体深部的热量以传导方式传到机体表面的皮肤，再由后者直接传给同它相接触的物体，如床或衣服等。但由于此等物质是热的不良导体，所以体热因传导而散失的量不大。另外，人体脂肪的导热度也低，肥胖者皮下脂肪较多，女子一般皮下脂肪也较多，所以，他们由深部向表层传导的散热量要少些。皮肤涂油脂类物质，也可以起减少散热的作用。水的导热度较大，根据这个道理可利用冰囊、冰帽给高热病人降温。

3. 对流散热　对流散热是指通过气体交换热量的一种方式。人体周围总是绕有一薄层同皮肤接触的空气，人体的热量传给这一层空气，由于空气不断流动（对流），便将体热发散到空间。对流是传导散热的一种特殊形式。通过对流所散失热量的多少，受风速影响极大。风速越大，对流散热量也越多，相反，风速越小，对流散热量也越少。

辐射、传导和对流散失的热量取决于皮肤和环境之间的温度差，温度差越大，散热量越多，温度差越小，散热量越少。

4. 蒸发散热　在人的体温条件下，蒸发 1g 水分可使机体散失 2.4kJ 热量。当环境温度为 21℃ 时，大部分的体热（70%）靠辐射、传导和对流的方式散热，少部分的体热（29%）则由蒸发散热；当环境温度升高时，皮肤和环境之间的温度差变小，辐射、传导和对流的散热量减小，而蒸发的散热作用则增强；当环境温度等于或高于皮肤温度时，辐射、传导和对流的散热方式就不起作用，此时蒸发就成为机体唯一的散热方式。

人体蒸发有两种形式：即不感蒸发（insesibleperspiration）和发汗（sweating）。人体即使处在低温没有汗液分泌时，皮肤和呼吸道都不断有水分被蒸发掉，这种水分蒸发称为不感蒸发，其中皮肤的水分蒸发又称为不显汗，即这种水分蒸发不为人们所觉察，并与汗腺的活动无关。在室温 30℃ 以下时，不感蒸发的水分相当恒定，有 $12 \sim 15g/(h \cdot m^2)$ 水分被蒸发掉，其中一半是呼吸道蒸发的水分，另一半的水分是由皮肤的组织间隙直接渗出而蒸发的。人体 24h 的不感蒸发量为 $400 \sim 600mL$。婴幼儿的不感蒸发速率比成人大，因此，在缺水时婴幼儿更容易造成严重脱水。不感蒸发是一种很有效的散热途径，有些动物如狗，虽有汗腺结构，但在高温环境下也不能分泌汗液，此时，它必须通过热喘由呼吸道来增强蒸发散热。

汗腺分泌汗液的活动称为发汗。由于能看到有明显的汗液分泌，又称为可感蒸发。

发汗速度受环境温度和湿度影响。环境温度越高，发汗速度越快。如果在高温环境中时间太长，发汗速度会因汗腺疲劳而明显减慢。湿度大，汗液不易被蒸发，体热因而不易散失。此外，风速大时，汗液蒸发快，容易散热而使发汗速度变小。

劳动强度也影响发汗速度。劳动强度越大，产热量越多，发汗量越多。

精神紧张或情绪激动而引起的发汗称为精神性发汗。主要见于掌心、脚底和腋窝。精神性发汗的中枢神经可能在大脑皮层运动区。精神性发汗在体温调节中的作用不大。

三、体温调节

人和恒温动物有完善的体温调节机制。在外界环境温度改变时，通过调节产热过程和散热过程，维持体温相对稳定。例如，在寒冷环境下，机体增加产热和减少散热；在炎热环境下，机体减少产热和增加散热，从而使体温保持相对稳定。这是复杂的调节过程，涉及感受温度变化的温度感受器，通过有关传导通路把温度信息传达到体温调节中枢，经过中枢整合后，通过自主神经系统调节皮肤血流量、竖毛肌和汗腺活动等；通过躯体神经调节骨骼肌的活动，如寒战等；通过内分泌系统，改变机体的代谢率。

体温调节是生物自动控制系统的实例。如图 7 - 2 所示，下丘脑体温调节中枢，包括调定点神经元在内，属于控制系统。它的传出信息控制着产热器官如肝、骨骼肌以及散热器官如皮肤血管、汗腺等受控系统的活动，使机体体核温度维持一个稳定水平。而体温总是会受到内、外环境因素干扰（譬如机体的运动或外环境气候因素的变化，如气温、湿度、风速等）。此时通过皮肤及体核温度感受器（包括中枢温度感受器）将干扰信息反馈于调定点，经过体温调节中枢的整合，再调整受控系统的活动，仍可建立起当时条件下的体热平衡，使体温稳定。

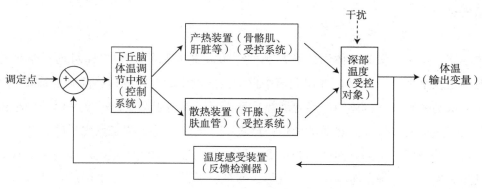

图 7 - 2　体温调节自动控制示意图

（一）温度感受器

温度感受器按照存在部位可将它们分为外周温度感受器和中枢温度感受器。外周温度感受器是存在于皮肤、黏膜和内脏中对温度变化敏感的游离神经末梢。感知外周环境的冷、热变化。中枢温度感受器是指存在于中枢神经系统内对温度变化敏感的神经元。动物实验表明，在视前区－下丘脑前部（preoptic－anterior hypothalamus area，PO/AH），热敏神经元居多；而在脑干网状结构和下丘脑的弓状核，则冷敏神经元较多。

（二）体温调节中枢

对恒温动物进行脑分段横断实验证明，切除大脑皮层及部分皮层下结构后，只要保持下丘脑及其以下的神经结构完整，动物虽然在行为方面可能出现一些欠缺，但仍具有维持恒定体温的能力。如进一步破坏下丘脑，则动物不再具有维持体温相对恒定的能力。这些事实说明，调节体温的中枢主要位于下丘脑。PO/AH 中的某些温度敏感神经元不仅能感受局部脑温的变化，尚能对下丘脑以外的部位，如中脑、延髓、脊髓以及皮肤、内脏等处的温度变化发生反应。体温调节是涉及多方输入温度信息和多系统的传出反应，因此是一种高级的中枢整合作用。视前区－下丘脑前部是体温调节的基本部位。下丘脑前部的热敏神经元和冷敏神经元既能感受它们所在部位的温度变化，又能对传入的温度信息进行整合。因此，当外界环境温度改变时，可通过：①皮肤的温度感受器将温度变化的信息传到下丘脑的体温调节中枢；②外界温度改变可通过血液引起体核温度改变，并直接作用于下丘脑前部；③脊髓和下丘脑以外的中枢温度感受器也将温度信息传给下丘脑前部。通过下丘脑前部和中枢其他部位的整合作用，由下述三条途径发出指令调节体温：①通过交感神经系统调节皮肤血管舒缩反应和汗腺分泌；②通过躯体神经改变骨骼肌的活动，如在寒冷环境时的寒战等；③通过甲状腺和肾上腺髓质等激素分泌活动的改变来调节机体代谢率。有人认为，皮肤温度感受器兴奋主要调节皮肤血管舒缩活动和血流量；而体核温度改变则主要调节发汗和骨骼肌的活动。通过上述的复杂调节过程，使机体在外界温度改变时能维持体温相对稳定。

（三）体温调定点学说

体温调定点学说认为，体温的调节类似于恒温器的调节。PO/AH 可通过某种机制决定体温调定点水平，如 37℃。体温调节中枢就按照设定的温度进行体温调节，即当体温与调定点的水平一致时，机体的产热与散热平衡；当体温高于调定点的水平时，中枢的调节活动会使产热活动降低，散热活动加强；反之，当体温稍低于调定点水平时，产热活动加强，散热活动降低，直到体温回到调定点水平。如果某种原因使调定点向高温侧移动，则出现发热。例如，由细菌感染所致的发热，就是由于在致热原作用下引起机体内一系列的反应，使体温调定点被重新设置，如上移到 39℃，这称为重调定。由于在发热初期体温低于此时的调定点水平，机体首先表现为皮肤血管收缩，减少散热。随即出现寒战等产热反应，直到体温升高到 39℃，此时产热和散热过程在新的调定点水平达到平衡，即发热，属于调节性体温升高，是体温调节活动的结果。由于环境温度过高而引起机体中暑时，也可出现体温升高，但是这种情况并非因为体温调节中枢调定点的上移，而是由于体温调节中枢本身的功能障碍所致，为非调节性体温升高。

复习思考

一、单项选择题

1. 女性月经周期中，体温最低的时间是（　　　）

　　A. 月经期　　　　B. 排卵前　　　　C. 排卵后　　　　D. 排卵日　　　　E. 增殖期

2. 下列关于三大营养物质在体内代谢的叙述，错误的是（　　　）

　　A. 机体所需能量的 70% 由糖提供

　　B. 只有将能量转移至 ATP，才能被组织活动所利用

　　C. 能源物质在体内氧化释放的能量有 50% 以上转化为热能

　　D. 人体在不做外功的情况下，所消耗的能量全部转化为热能

　　E. 蛋白质在体内氧化和体外燃烧时所产生的能量相等

3. 人体腋窝温度正常值是（　　　）

　　A. 36.0 ~ 37.4℃　　　　　　B. 36.7 ~ 37.7℃　　　　　　C. 36.9 ~ 37.9℃

　　D. 37.5 ~ 37.6℃　　　　　　E. 36.4 ~ 37.4℃

4. 影响能量代谢最重要的因素是（　　　）

　　A. 环境温度　　　　　　B. 进食　　　　　　C. 精神活动

　　D. 肌肉活动　　　　　　E. 激素

5. 特殊动力效应最强的食物是（　　　）

　　A. 蛋白质　　　　　　B. 脂肪　　　　　　C. 糖

　　D. 盐类　　　　　　　E. 维生素

6. 劳动或运动时，机体主要产热器官是（　　　）

　　A. 肝脏　　　　　　B. 脑　　　　　　C. 心脏

　　D. 肌肉　　　　　　E. 腺体

7. 在环境温度低于 30℃，机体处于安静状态时的主要散热方式是（　　　）

　　A. 辐射散热　　　　　　B. 传导散热　　　　　　C. 对流散热

　　D. 不感蒸发　　　　　　E. 可感蒸发

8. 给高热病人使用乙醇擦浴是（　　　）

　　A. 增加辐射散热　　　　B. 增加传导散热　　　　C. 增加蒸发散热

　　D. 增加对流散热　　　　E. 以上都不是

9. 女性的基础体温随月经周期而变动，这可能与下列哪种激素有关（　　　）

　　A. 甲状腺激素　　　　　B. 肾上腺素　　　　　C. 雌激素

　　D. 孕激素　　　　　　　E. 促肾上腺皮质激素

二、名词解释

1. 基础代谢

2. 体温

三、问答题

1. 影响能量代谢的因素有哪些?

2. 人体体温的测定方法有哪些? 其正常值各是多少?

3. 人体有哪几种散热方式? 影响因素是什么?

扫一扫,知答案

第 八 章

肾脏的排泄功能

扫一扫，看课件

案例导入

患者，女性，16 岁，半月前发现咽部不适，轻咳。近 1 周双腿发胀，眼睑浮肿，且晨起较明显，尿量减少，每日 200～500mL，色较红，遂到医院就诊。医生检查发现患者双下肢凹陷性水肿和眼睑水肿，伴血压升高。血、尿检查发现：尿中有大量的红细胞和蛋白质，血液中抗链球菌溶血素升高、氮质血症。西医诊断：急性肾小球肾炎（链球菌感染后）。中医四诊：下肢水肿，按之凹陷不起，身重，脘痞腹胀，胃纳欠佳，腰酸尿少，气短乏力；舌淡，苔白腻，脉濡缓。中医诊断：脾肾亏虚，水气泛溢证。经住院治疗两周后，痊愈出院。

问题与思考

1. 尿液是如何产生的？

2. 该患者为何出现血尿和蛋白尿？

3. 水肿和高血压是因何产生？

排泄（excretion）是指机体经血液循环通过排泄器官，将新陈代谢的终产物、进入体内的异物及过剩的物质排出体外的过程。未经血液循环和未进入内环境而排出的物质不属于排泄，如食物残渣排出体外。排泄器官有肾脏、呼吸道、消化道、皮肤等，其中最大的排泄器官是皮肤，但最主要的排泄器官是肾脏（表8-1）。

肾脏的主要功能是以生成尿液的方式排出废物，不但种类最多，数量也最大。肾脏还能根据机体的需要，有选择地保留营养物质和电解质，调节体内水盐代谢、渗透压和酸碱平衡，进而维持内环境的稳态。其次，肾脏还具有内分泌功能，能合成分泌肾素、前列腺素和激肽，参与心血管活动和机体多种活动的调节；产生促红细胞生成素，调节造血功能；肾脏可使25-羟维生素 D_3 转化成1，25-二羟维生素 D_3，影响人体钙代谢。此外，肾脏是糖异生的场所之一。本章主要介绍肾脏的排泄功能。

表8-1　人体主要的排泄器官和排泄物质

排泄器官	排泄物质
肾脏	水、无机盐、尿素、尿酸、肌酐、药物、色素等
呼吸道	CO_2、少量水、挥发性物质等
皮肤及汗腺	水、无机盐、少量尿素等
消化道	胆色素、无机盐、水、铅、汞等

第一节　尿的生成过程

尿液生成的部位是肾单位和集合管，其包括三个连续的基本过程：①肾小球的滤过；②肾小管和集合管的重吸收；③肾小管和集合管的分泌。血浆经由肾小球滤过形成原尿，在肾小管和集合管中经重吸收、分泌，以及浓缩或稀释作用，最后形成终尿。

一、肾小球的滤过功能

肾小球的滤过（glomerular filtration）是指当血液流经肾小球毛细血管时，血浆中的水分和小分子物质通过滤过膜，进入肾小囊形成原尿的过程。利用微穿刺技术对大鼠的原尿进行化学分析发现，原尿与血浆的主要区别在于，原尿除蛋白质含量极低外，其他理化性质与血浆基本相同（表8-2），故原尿是血浆的超滤液。

表8-2　血浆、原尿和终尿的成分比较（g/L）

成分	血浆（g/L）	原尿（g/L）	终尿（g/L）
水	900	980	960
蛋白质	80	0.30	0
葡萄糖	1.00	1.00	0

续表

成分	血浆（g/L）	原尿（g/L）	终尿（g/L）
钠	3.30	3.30	3.50
钾	0.20	0.20	1.50
氯	3.70	3.70	6.00
磷酸根	0.03	0.03	1.20
尿素	0.30	0.30	20.00
尿酸	0.02	0.02	0.50
肌酐	0.01	0.01	1.50
氨	0.001	0.001	0.400

评价肾小球滤过功能的指标是肾小球滤过率和滤过分数。肾小球滤过率（glomerular filtration rate，GFR）是单位时间内（每分钟）两肾生成的原尿量或者超滤液量。正常成年人的肾小球滤过率平均为 125mL/min，每天两肾可生成 180L 原尿。肾小球滤过率与肾血浆流量的比值称为滤过分数（filtration fraction，FF）。正常安静状态下，肾血浆流量约为 660mL/min，滤过分数约为 19%，即流经肾小球毛细血管的血浆约有 1/5 成为原尿，其余则继续流入出球小动脉。

肾小球的滤过作用主要与滤过膜、有效滤过压和肾血浆流量有关。

（一）滤过的结构基础——滤过膜

血浆经肾小球毛细血管滤过进入肾小囊，其间通过的结构称为滤过膜（图 8-1），由三层结构组成，即肾小球毛细血管内皮细胞、基膜和肾小囊脏层上皮细胞。在电镜下观察，毛细血管内皮细胞上有许多直径约 70~90nm 的圆形小孔，血浆中的水分子和小分子蛋白质可自由通过，而血细胞则无法通行。基膜是水合凝胶形成的微纤维网，其上的多角形网孔直径为 2~8nm，蛋白质很难通过，是主要屏障部位。肾小囊脏层上皮细胞的足突

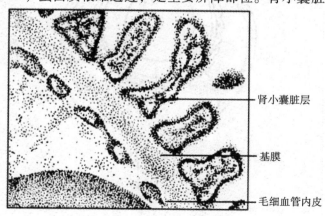

肾小囊脏层

基膜

毛细血管内皮

图 8-1　肾小球滤过膜示意图

153

之间形成裂隙，裂隙表面附有的裂隙膜含有直径约 4~14nm 的微孔，对血浆蛋白有阻止作用。以上三层结构共同构成了肾小球滤过的机械屏障。此外，由于滤过膜的各层均覆盖着一层带负电荷的物质（主要是糖蛋白），限制带负电荷的大分子物质的滤过，构成了肾小球滤过的电学屏障。

正常成人两侧肾脏中肾小球滤过总面积达 1.5m² 左右，且保持相对稳定。血浆中的物质能否通过滤过膜，主要取决于被滤过物质的分子大小及其所带电荷。一般来说，分子有效半径小于 2nm 的带正电荷或呈电中性的物质，如水、钠、尿素、葡萄糖等，可自由滤过；有效半径大于等于 4.2nm 的大分子物质则不能滤过；有效半径在 2~4.2nm 之间的物质，随有效半径的增加，其滤过率逐渐降低；有些物质虽本身分子量不大，但可与血浆蛋白结合，因而也不能滤过。滤过膜的通透性不仅取决于滤过膜上孔道的大小，还受所带电荷的影响，但以机械屏障作用为主。因而各种血细胞和血浆中的蛋白质均不能通过滤过膜，故滤液成分除无蛋白质外，其他基本与血浆相似。

（二）滤过的动力——有效滤过压

肾小球滤过的动力是有效滤过压（图 8-2），与组织液生成的有效滤过压相似，由滤过的动力和阻力两部分组成。滤过的动力是肾小球毛细血管血压和肾小囊内原尿的胶体渗透压，阻力是肾小囊内压和血浆胶体渗透压。有效滤过压可用公式表示：

肾小球有效滤过压 =（肾小球毛细血管血压 + 肾小囊胶体渗透压）-（血浆胶体渗透压 + 肾小囊内压）

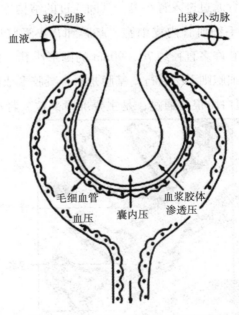

图 8-2　肾小球有效滤过压示意图

由于肾小囊内原尿中的蛋白质含量极低，其胶体渗透压可忽略不计，故肾小球毛细血管血压是促使肾小球滤过的唯一动力。公式可转化为：

肾小球有效滤过压 = 肾小球毛细血管血压 − （血浆胶体渗透压 + 肾小囊内压）

由于入球小动脉粗而短，血流阻力小，出球小动脉细而长，血流阻力大，血液在入球小动脉端和出球小动脉端的毛细血管血压变化不大，约为 45mmHg。肾小囊内压通常较为恒定，约 10mmHg。血浆胶体渗透压在入球端约为 25mmHg，随着血浆中的水和晶体物质不断被滤出，血浆胶体渗透压随之升高，出球端可达 35mmHg。

入球端：有效滤过压 = 45 − （25 + 10） = 10mmHg

出球端：有效滤过压 = 45 − （35 + 10） = 0mmHg

当血浆胶体渗透压变为 35mmHg 时，有效滤过压下降到零，此时停止滤过，无滤液生成，即达到滤过平衡。因此从入球小动脉端到出球小动脉端移行过程中，只是有效滤过压为零之前的一段毛细血管才产生滤过作用。滤过平衡靠近入球小动脉端，有滤过作用的毛细血管长度就短，肾小球滤过率降低，反之则升高。若无其他因素改变时，肾小球滤过率取决于有滤过作用的毛细血管长度，而后者取决于血浆胶体渗透压上升的速度和达到滤过平衡的位置。

（三）肾血浆流量

肾血浆流量（renal plasma flow，RPF）是形成原尿的物质基础，且影响具有滤过作用的毛细血管长度。其他条件不变时，肾血浆流量与肾小球滤过率呈正变关系。如静脉大量输入生理盐水时，肾小球毛细血管内血浆胶体渗透压上升速度减缓，滤过平衡靠近出球小动脉端，有效滤过压和滤过面积均增加，肾小球滤过率随之增加。反之则肾小球滤过率降低，见于剧烈运动、失血、缺氧和中毒性休克等情况。

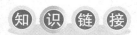

蛋白尿是怎么一回事

由于机械屏障和电学屏障的存在，正常尿液中仅含微量小分子蛋白。当尿中蛋白增加即为蛋白尿，主要机理为：①肾小球滤过膜有病变，蛋白漏出增加，见于急性肾小球肾炎等；②肾小管重吸收障碍，见于间质性肾炎如肾静脉血栓形成等；③肾小管代谢产生的蛋白质渗入尿液中所致，如远曲肾小管产生的 Tamm - Horsfall 蛋白（一种大分子糖蛋白）；④其他器官组织产生的蛋白经肾小球滤出进入尿液，见于恶性肿瘤尿中蛋白质等；⑤下尿路蛋白质混入尿液引起蛋白尿，见于泌尿系统感染等。

中医则认为，蛋白尿可由肾气虚衰、其他脏腑功能失常或病邪内扰所造成。

肾气失固，蛋白精微失守，漏泄于尿中排出体外是其主要发病机制。找到病因对症治疗是治疗的关键。

二、肾小管和集合管的重吸收功能

原尿流入肾小管即为小管液。小管液流经肾小管和集合管后，质和量上都发生了很大的变化（表8-1），称之为终尿。原尿每日的生成量达180L，而形成的终尿只有1.5L，这是由于肾小管和集合管具有重吸收作用。小管液在流经肾小管和集合管的过程中，上皮细胞将小管液中的物质重新转运回血液，称为肾小管和集合管的重吸收（reabsorption）。肾小管和集合管各段都具有重吸收的功能，但对物质的重吸收能力不同，其中近端小管是物质重吸收的主要部位，重吸收的物质种类多，数量大。肾小管其他各段和集合管重吸收的物质数量虽少，但与机体内水盐代谢和酸碱平衡的调节密切相关。

（一）重吸收的方式及特点

肾小管和集合管有主动重吸收和被动重吸收两种方式。在重吸收过程中有跨细胞途径和细胞旁途径，以前者为主。小管液中的溶质通过管腔膜进入肾小管上皮细胞内，再通过基底侧膜进入组织间隙，为跨细胞途径。而小管液中的溶质直接通过管腔膜的紧密连接进入细胞间隙被重吸收，则是细胞旁途径。

肾小管和集合管对各种物质重吸收率不尽相同，具有选择性：对葡萄糖、氨基酸是全部重吸收，水和电解质是大部分重吸收，尿素只有小部分被重吸收，而肌酐则完全不能重吸收（图8-3）。这种选择性既保留了对机体有益的物质，又可清除机体内有害或过剩的物质。

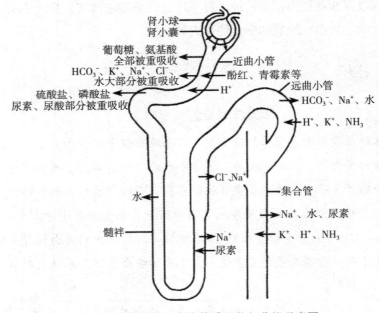

图8-3 肾小管和集合管重吸收与分泌示意图

另外，肾小管和集合管对各种物质的重吸收具有有限性。由于肾小管和集合管上皮细胞膜转运体的数量有限，各种物质的重吸收都有一个最大限度，若血浆中某物质浓度过高，继而小管腔中其浓度超过上皮细胞对其最大重吸收限度，转运体在转运物质时达到饱和状态，该物质不能全部被重吸收，导致小管液中溶质浓度的改变，影响了肾小管和远曲小管对水的重吸收，引起尿量和尿液成分的变化。

（二）几种重要物质的重吸收

1. NaCl 和水的重吸收　小管液中 NaCl 和水约有 99% 在肾小管和集合管被重吸收。除髓袢降支细段，肾小管和集合管均可重吸收 Na^+；除髓袢升支几乎对水不通透外，肾小管各段和集合管都可以重吸收水，但是近端小管对 NaCl 和水的重吸收约占原尿中总量的 65% ~ 70%，其中约 2/3 在近端小管的前半段经跨细胞转运途径被重吸收，余下 1/3 在近端小管的后半段经细胞旁途径被重吸收（图 8 - 4）。在近端小管的前半段，Na^+ 跨细胞途径的重吸收主要与 H^+ 的分泌以及葡萄糖、氨基酸的转运相耦联。由于上皮细胞基底侧膜上钠泵的作用，Na^+ 被泵至细胞间隙，造成细胞内 Na^+ 浓度降低，Na^+ 就以 Na^+ - 葡萄糖、Na^+ - 氨基酸等同向转运或 Na^+ - H^+ 交换的方式进入细胞内，同时完成葡萄糖、氨基酸的

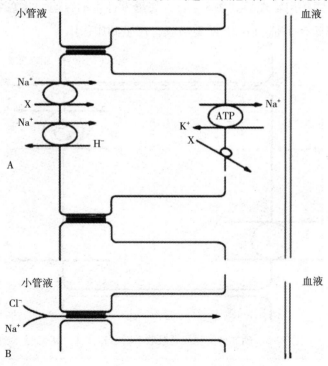

图 8 - 4　近端小管对 Na^+ 和水的重吸收示意图

A. 近端小管的前半段跨细胞途径转运，X 代表葡萄糖、氨基酸、磷酸盐和 Cl^- 等

B. 近端小管后半段的细胞旁途径转运

重吸收和 H^+ 分泌。同时，随着 Na^+ 的重吸收，细胞内呈正电位，管腔内呈负电位，且小管液中的 Cl^- 浓度比小管细胞内高，则 Cl^- 顺其电位差和浓度差而被动重吸收。由于细胞间隙的 Na^+ 浓度升高，渗透压随之升高，促使小管液中的水不断进入上皮细胞及管周组织液而被重吸收，故静水压也升高。由于上皮细胞在管腔膜的紧密连接是相对密闭的，因此，在细胞间隙高静水压的作用下，促使 NaCl 和水被重吸收进管周毛细血管。在近端小管的后半段，由于 HCO_3^- 重吸收速度明显大于 Cl^- 的重吸收，Cl^- 小管液中浓度比细胞间隙液高 20%~40%。因此，Cl^- 顺浓度梯度经细胞旁路进入细胞间隙而被动重吸收。水在近端小管的重吸收是通过渗透作用实现的，因此该段物质的重吸收是等渗性重吸收，与机体是否缺水无关，为必需性重吸收，小管液为等渗液。

在髓袢，小管液中约 20% 的 NaCl 被重吸收，约 5% 的水被重吸收，其各段对 Na^+、Cl^- 和水的重吸收机制不同。髓袢降支细段对 NaCl 几乎无通透性，但对水的通透性高，水分不断渗透至管周组织液，使小管液中渗透压升高。髓袢升支细段对水通透性极低，但对 NaCl 的通透性高，NaCl 便顺浓度差被动扩散至管周组织液，致使该段小管液的渗透压逐渐降低。而升支粗段对 NaCl 的重吸收是通过管腔膜上的 $K^+-Na^+-2Cl^-$ 同向转运体和基底侧膜上的钠泵协同作用实现的（图 8-5），属继发性主动转运。呋塞米可通过抑制 $K^+-Na^+-2Cl^-$ 同向转运体，抑制 NaCl 的重吸收，产生利尿作用。

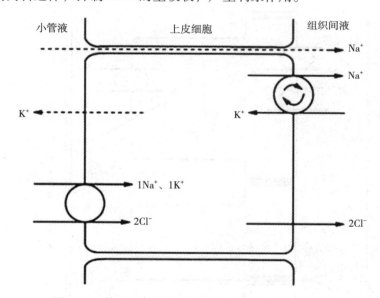

图 8-5 髓袢升支粗段重吸收 Na^+、K^+、Cl^- 示意图

在远端小管和集合管，NaCl 的重吸收约占滤液总量的 12%，此段对 NaCl 和水的重吸收量可根据机体水、盐平衡的需要，受激素的调节。其中水的重吸收主要依靠抗利尿激素的调节，NaCl 的重吸收则受醛固酮的影响，故称为调节性重吸收。该段水的重吸收量对

终尿量的影响很大。噻嗪类利尿剂可抑制远端小管和集合管对 Na^+ 的重吸收，进而发挥利尿作用。

2. HCO_3^- 的重吸收　　原尿中的 HCO_3^- 几乎被全部重吸收，其中80%在近端小管被重吸收（图8-6）。近端小管重吸收 HCO_3^- 与上皮细胞的 Na^+-H^+ 交换密切相关。因小管液中的 HCO_3^- 不易透过管腔膜，但可与肾小管分泌的 H^+ 结合生成 H_2CO_3，再分解为 CO_2 和水。因 CO_2 脂溶性强，经单纯扩散迅速进入细胞内，在碳酸酐酶的催化下重新结合生成 H_2CO_3，H_2CO_3 又解离成 H^+ 和 HCO_3^-。大部分 HCO_3^- 与 Na^+ 一起重吸收入血，小部分 HCO_3^- 则是以 $Cl^--HCO_3^-$ 逆向转运的方式进入细胞间隙再入血，H^+ 经 Na^+-H^+ 交换逆向转运回小管液。由此可见，近端小管重吸收 HCO_3^- 是以 CO_2 的形式进行的，而且在近端小管中 HCO_3^- 的重吸收常优先于 Cl^- 的重吸收。因 HCO_3^- 是体内重要的贮备碱，其重吸收的优先有利于体内酸碱平衡的维持。碳酸酐酶抑制剂乙酰唑胺可抑制 H^+ 的分泌。

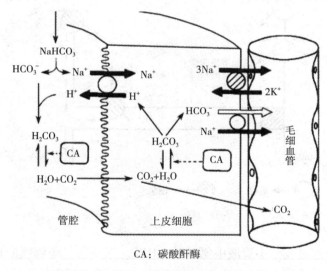

CA：碳酸酐酶

图8-6　近端小管重吸收 HCO_3^- 示意图

3. K^+ 的重吸收　　小管液中的 K^+ 在肾小管各段几乎全被吸收入血，其中约65%～70%在近端小管被重吸收，25%～30%在髓袢重吸收；在远端小管和集合管 K^+ 可继续被重吸收也可被分泌，终尿中的 K^+ 主要是由远端小管和集合管分泌的。小管液中 K^+ 逆浓度差主动转运入细胞，经扩散至管周组织，最终入血。

4. 葡萄糖的重吸收　　正常情况下，小管液在流经近端小管时，其中的葡萄糖以 Na^+-葡萄糖同向转运的方式，几乎全部被重吸收入血（图8-7）。近端小管以后的小管液中几乎不含葡萄糖，因此尿中的葡萄糖大概为零。因葡萄糖的重吸收部位仅限于近端小管，而近端小管细胞膜上同向转运体的数量有限，因此近端小管对葡萄糖的重吸收有一定的限度。若血浆中葡萄糖浓度升高，则小管液中的葡萄糖也将升高，当血液中葡萄糖的浓度高于 8.88 ~ 9.99mmol/L（1.6 ~ 1.8g/L）时，部分近端小管上皮细胞对葡萄糖的重吸收达到极限，葡萄糖不能被全部重吸收，就会出现在尿中形成糖尿。通常把尿中刚开始出现葡萄糖时的最低血糖浓度称为肾糖阈（renal glucose threshold）。血糖浓度超过肾糖阈后，随着血糖浓度的升高，随尿排出的葡萄糖也随之增多。当然，如果肾小管的重吸收能力降低，血糖浓度即使低于肾糖阈时也可出现糖尿。

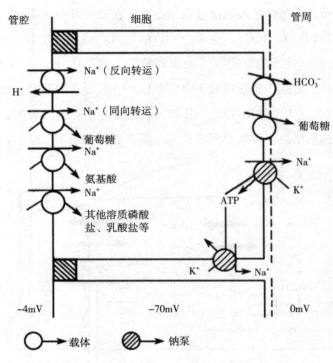

图 8-7　Na^+ 转运与其他溶质转运之间的伴联关系

5. 其他物质的重吸收　小管液中氨基酸、HPO_4^{2-}、SO_4^{2-} 等物质的重吸收机制与葡萄糖相似，需 Na^+ 的协助，属继发性主动转运（图 8-7）。

通过肾小管和集合管的重吸收作用，可回收血浆流经肾小球毛细血管时滤过的各种营养物质，使体内的酸碱度、电解质、渗透浓度等保持相对稳定。

三、肾小管和集合管的分泌功能

肾小管和集合管分泌（secretion）是指肾小管和集合管上皮细胞将自身的代谢产物或血液中的物质转运入小管液中的过程。肾小管和集合管主要分泌 H^+、NH_3 和 K^+，对保持体内酸碱和电解质平衡具有重要意义。

（一）H^+ 的分泌

正常情况下，肾小球滤过的 pH 值与血浆相同，保持在 7.35 ~ 7.45 之间，而终尿的

pH 值在 5.0～7.0 之间，可见肾小管和集合管上皮细胞将 H^+ 分泌到小管液。肾小管和集合管的上皮细胞均可分泌 H^+，但主要分泌部位在近端小管，此处 H^+ 的分泌是以 $Na^+ - H^+$ 交换的方式进行。上皮细胞内存在 CO_2，与水在碳酸酐酶的催化下生成 H_2CO_3，后者解离成 H^+ 和 HCO_3^-。细胞内的 H^+ 和小管液中的 Na^+ 与细胞膜上的转运体结合后，H^+ 被分泌到小管液中，Na^+ 则由小管液被吸收入血液，这个过程即是 $Na^+ - H^+$ 交换。进入小管液的 H^+ 与 HCO_3^- 生成 H_2CO_3，后又分解成 CO_2。CO_2 又扩散入细胞再次生成 H_2CO_3，不断循环。在细胞内生成的 HCO_3^- 大部分以 $Na^+ - HCO_3^-$ 同向转运的方式进入细胞间隙再被重吸收入血。如此，每分泌一个 H^+，就可重吸收一个 Na^+ 和一个 HCO_3^-（图 8 - 6）。因此 H^+ 的分泌与 HCO_3^- 的重吸收密切相关，H^+ 的分泌可促进 HCO_3^- 的重吸收，起到排酸保碱的作用。

（二）NH_3 的分泌

NH_3 是肾小管上皮细胞在代谢过程中，经谷氨酰胺脱氨后产生的，主要由远曲小管和集合管分泌。NH_3 是脂溶性物质，可通过细胞膜向 pH 较低的小管液自由扩散，而被分泌至小管液中。而后 NH_3 能与其中的 H^+ 结合成为 NH_4^+。因 NH_4^+ 是水溶性物质，不能自由通过细胞膜。NH_4^+ 的生成可降低小管液中 NH_3 和 H^+ 的浓度，这样既加速 NH_3 向小管液的继续扩散，也促进 H^+ 的继续分泌。生成的 NH_4^+ 可与强酸盐（如 NaCl）的负离子结合生成铵盐（NH_4Cl）随尿排出。余下的正离子（如 Na^+）则与 H^+ 交换进入肾小管上皮细胞，随细胞内的 HCO_3^- 一起被重吸收入血液（图 8 - 8）。由此可见，NH_3 的分泌与 H^+ 的分泌密切相关，NH_3 的分泌不仅促进 H^+ 的分泌而排酸，也促进 $NaHCO_3$ 的重吸收。因此 NH_3 的分泌是肾脏调节酸碱平衡的重要机制之一，在维持体内酸碱平衡中起重要作用。

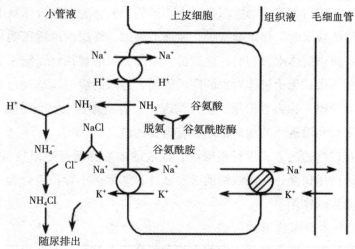

图 8 - 8　H^+、NH_3 和 K^+ 分泌关系示意图

（三）K$^+$的分泌

尿中的 K$^+$ 主要由远曲小管和集合管的上皮细胞分泌。因远曲小管和集合管上皮细胞对 Na$^+$ 的主动重吸收，小管腔内呈负电位，K$^+$ 从上皮细胞顺电位差进入小管液（图 8 - 8），故 K$^+$ 的分泌与 Na$^+$ 的重吸收密切相关，Na$^+$ 的主动重吸收可促进 K$^+$ 的分泌，即 Na$^+$ - K$^+$ 交换。在远端小管和集合管，由于 K$^+$ 和 H$^+$ 分泌都是与 Na$^+$ 进行交换，则 Na$^+$ - K$^+$ 交换和 Na$^+$ - H$^+$ 交换之间存在竞争性抑制。若酸中毒时，H$^+$ 生成增多，Na$^+$ - H$^+$ 交换则增多，因小管液中 Na$^+$ 的浓度有限，必然抑制 Na$^+$ - K$^+$ 交换，使 K$^+$ 的分泌减少，血中 K$^+$ 浓度增高，可引起高钾血症。若血中 K$^+$ 浓度增高，则 Na$^+$ - K$^+$ 交换增强，抑制 Na$^+$ - H$^+$ 交换而出现酸中毒。

体内的 K$^+$ 主要由肾排泄。一般情况下，机体内 K$^+$ 摄入和排出保持动态平衡，而尿 K$^+$ 的排出特点是：多吃多排，少吃少排，不吃也排。因此，临床上对长期不能进食的患者按需补 K$^+$；对肾功能不全的患者，因其排 K$^+$ 功能障碍，要注意血 K$^+$ 浓度，采取措施避免高血钾。此外，K$^+$ 的分泌还受机体其他因素（如醛固酮）的调节。

（四）其他物质的排泄

体内某些代谢产物及进入体内物质的排泄与肾小球滤过和肾小管和集合管的分泌有关：如肌酐、青霉素、酚红及利尿药等均可在近端小管主动分泌排出体外；由肌肉中肌酸脱水或磷酸肌酸脱磷酸产生的肌酐，除经肾小球滤过外，还经肾小管进行主动分泌。因此当肾小球滤过率减少或肾小管功能受损时，血肌酐水平将升高，此可作为判定肾功能的一个重要指标。另外临床上常用酚红排泄试验来检查肾小管的排泄功能是否正常。

四、尿液的浓缩与稀释

肾小球生成的原尿与血浆的渗透压是基本相同的，但肾脏可据身体状况，对尿液进行浓缩或稀释。当机体缺水时，尿量会减少，尿液被浓缩，终尿的渗透压明显高于血浆渗透压，称为高渗尿；而当机体水过剩时，尿液排出增加，尿液被稀释，终尿的渗透压低于血浆渗透压，称为低渗尿；无论机体对水的需求如何，终尿的渗透压总是与血浆渗透压相等或相近，则肾功能受损，称为等渗尿。正常情况下，肾对尿进行浓缩和稀释的能力很强，对维持机体体液平衡和渗透压的相对恒定具有重要的意义。

因水在肾脏是以渗透的方式进行重吸收，尿液的浓缩和稀释必须具备两个基本条件：①肾髓质存在高渗透压梯度——尿浓缩的必要条件；②远端小管和集合管对水通透性的可调节——抗利尿激素的作用。

（一）肾髓质高渗透压梯度的形成

尿液的浓缩和稀释主要在髓袢、远曲小管和集合管中进行。在肾皮质，组织液的渗透压与血浆渗透压相等；在肾髓质，组织液的渗透压高于血浆，且从外髓部到内髓部，其渗透压逐渐升高，在乳突部可高达血浆渗透压的4倍（图8－9）。这种肾髓质高渗梯度的存在，是小管液中水被重吸收的潜在动力，是尿液得以浓缩的基础。

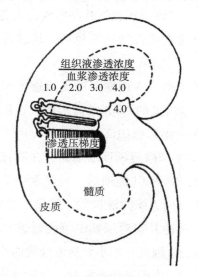

图8－9　肾髓质渗透压梯度示意图

肾髓质高渗透压梯度的形成主要与肾小管各段和集合管对 Na⁺、水和尿素的通透性不同有关（图8－10）。

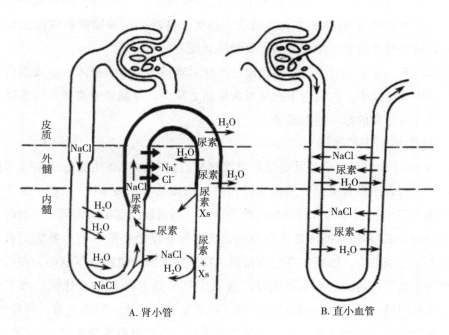

图8－10　尿液浓缩和稀释的机制

粗箭头表示升支粗段主动重吸收 Na⁺、Cl⁻；粗线表示髓袢升支粗段

和远曲小管前段对水不通透；Xs 表示未被重吸收的溶质

1. **外髓部高渗透压梯度的形成**　在外髓部，髓袢升支粗段对水不通透，但可主动重吸收 NaCl，故小管液在流经该段时，随着 NaCl 主动重吸收，小管液的浓度和渗透压均逐渐降低，而升支粗段管周组织液的渗透压逐渐升高形成髓质高渗。因此外髓部组织高渗是 NaCl 主动重吸收形成的。越靠近皮质部渗透压越低；越靠近内髓部，渗透压越高，于是形成了外髓部的高渗梯度。

2. **内髓部高渗透压梯度的形成**　在内髓部的高渗透压梯度主要由集合管扩散出来的尿素再循环和髓袢升支细段扩散出来的 NaCl 共同形成。在髓袢降支细段，水易通透，但 NaCl 和尿素则通透性极低。在内髓部组织高渗透压的作用下，小管液中的水分不断被重吸收，致使小管液中 NaCl 的浓度和渗透压逐渐增高，在髓袢折返处达到最高值。在髓袢升支细段，对水几乎无通透性，对 NaCl 能通透，对尿素中等程度通透。当小管液从内髓部向皮质方向流动时，NaCl 不断向组织间液扩散，结果小管液的 NaCl 浓度越来越低。尿素除在近端小管被重吸收外，髓袢升支对尿素中等度通透，内髓部集合管对尿素高度通透，其余部位对尿素几乎不通透。因此，当小管液流经远曲小管时，由于水的重吸收，小管液中尿素的浓度逐渐升高，到达内髓部集合管时，尿素顺浓度差迅速向内髓部组织液扩散，使内髓部渗透压增高。而在髓袢升支细段，管壁对尿素的通透性较大，进入内髓组织液中的尿素因可顺浓度梯度扩散入升支细段，而当小管液再流入内髓集合管时继续扩散入组织液，形成尿素的再循环。尿素的再循环有助于内髓高渗透压梯度的形成和加强。由此可见，髓袢升支粗段对 NaCl 的主动重吸收，是整个肾髓质高渗梯度形成的主要动力，而尿素和氯化钠是建立髓质高渗梯度的主要物质（图 8 – 10）。

通常情况下，尿素来自于蛋白质代谢的产物。当机体蛋白质摄入不足或蛋白质代谢减弱时，尿素生成量减少，内髓部中的尿素含量随之减少，肾髓质的渗透压梯度降低，致使肾小管和集合管对尿的浓缩能力减弱。

（二）肾髓质高渗透压梯度的保持

要维持 NaCl 和尿素造成的肾髓质的高渗环境，这些物质必须能持续在该部位保持一定的浓度，这与直小血管所起的逆流交换作用密切相关（图 8 – 10）。直小血管与髓袢平行，呈 U 型，其管壁对水和溶质都有高度通透性。当血液经直小血管降支下行时，因其周围组织液中的 NaCl 和尿素的浓度逐渐增高，二者顺浓度差扩散入直小血管，直小血管中的水则渗出到组织液中，结果越靠近内髓部，直小血管的血浆渗透压越高，在折返处达最高值。当直小血管内血液沿升支回流时，由于其中 NaCl 和尿素浓度比同一水平的组织液高，因此 NaCl 和尿素不断地向组织液扩散，而水又重新渗透入直小血管。这样 NaCl 和尿素就可不断地在直小血管降支和升支之间循环运行，不致被血流带走过多。同时，组织间液中的水分，能不断的随血液返回体循环，不会过多停留于肾髓质中，使肾髓质始终保持高渗透梯度状态。可见直小血管的逆流交换作用，对保持肾髓质的高渗状态具有重要作用。

直小血管的这一作用与血流量有关。直小管的血流量增加时，可使带走的肾髓质溶质有所增加，因而髓质部的渗透梯度将变小；当直小血管血流量减少时，肾髓质供氧量降低，肾小管特别是髓袢升支粗段主动重吸收 NaCl 的功能减弱，也影响髓质部高渗梯度的维持。

（三）尿浓缩和稀释的过程

尿的浓缩和稀释是在远曲小管和集合管内进行的。当机体缺水时，血浆渗透压将增加，抗利尿激素合成与分泌加强，从而远曲小管和集合管对水的通透性增加。当小管液流经肾髓质高渗区时，小管液的水在高渗透压差的作用下，不断向肾髓质间隙扩散而重吸收，尿的渗透压升高，尿液被浓缩呈高渗尿。人类肾最多能生成 4~5 倍于血浆渗透浓度的高渗尿。当机体水分过多时，血浆渗透压降低，抗利尿激素的合成与分泌减弱，远曲小管和集合管对水的通透性降低，水的重吸收减少，尿液被稀释呈低渗尿。

由此可见，水的重吸收对终尿量的影响十分显著，对终尿量的形成非常关键；肾髓质高渗梯度的形成和保持是尿浓缩的必要条件；抗利尿激素释放量的多少是决定尿液浓缩程度的关键因素。

第二节 肾脏泌尿功能的调节

尿的生成过程包括肾小球滤过、肾小管和集合管的重吸收及分泌。因此，肾泌尿功能的调节就是通过影响上述过程来实现。

一、肾小球滤过功能的调节

由肾小球滤过功能的全过程可以得知，凡与肾小球滤过作用有关的因素如有效滤过压、滤过膜及其通透性和肾血浆流量，它们三者中任一因素发生变化，都将对肾小球的滤过作用产生不同程度的影响。

（一）滤过膜的面积和通透性

正常情况下，滤过膜的面积和通透性都比较稳定，正常人两肾总的肾小球滤过面积为 $1.5m^2$。在病理情况下，如急性肾小球肾炎时，由于肾小球毛细血管的管腔变窄，使具有滤过功能的面积减少，肾小球滤过率减少，导致少尿甚至无尿；又由于滤过膜上带负电荷的糖蛋白减少或消失，滤过膜的通透性增大，使血浆蛋白质甚至血细胞"漏"出，故可出现少尿、蛋白尿和血尿。

知 识 拓 展

肾病综合征是指由多种病因引起肾小球滤过膜通透性增加，伴肾小球滤过率降低等肾小球病变为主的一组综合征。临床主要特点：①大量蛋白尿，超过3.5g/d；②低白蛋白血症，血清白蛋白小于30g/L；③高脂血症；④水肿。其中大量尿蛋白是肾病综合征的标志，主要成分是白蛋白。肾小球滤过膜电学屏障和机械屏障的变化，导致其通透性增加是蛋白尿产生的根本原因。另外，肾小管上皮细胞的重吸收和分解代谢能力对蛋白尿的形成也有影响。

（二）有效滤过压

有效滤过压是肾小球滤过作用的动力。决定有效滤过压的三个因素发生变化时，就会影响肾小球滤过率。在其他条件相对不变时，肾小球毛细血管血压与肾小球滤过率呈正变关系。血浆胶体渗透压和肾小囊内压则与肾小球滤过率呈反变关系。

1. **肾小球毛细血管血压**　人体在安静状态下，当血压在 80～180mmHg（10.7～24.0kPa）范围内变化时，由于肾血流量存在自身调节机制，能使肾小球毛细血管血压保持相对稳定，从而使肾小球滤过率基本不变。在人体处于剧烈运动期间，尽管血压也在此范围内变动，但由于体内血液发生重新分配，流至运动着的肌肉和心脏的血量增多，分配至肾的血量减少，使肾小球毛细血管血压降低，有效滤过压降低，肾小球滤过率减少。在机体失血导致动脉血压低于80mmHg时，超出了肾血管自身调节的范围，肾小球毛细血管血压下降，肾小球滤过率减少，出现少尿。当动脉血压降到40～50mmHg以下时，肾小球滤过率将下降到零，出现无尿。

2. **血浆胶体渗透压**　正常人的血浆蛋白浓度比较稳定，血浆胶体渗透压不会发生明显改变，对肾小球滤过率影响不大。若因某些疾病使血浆蛋白的浓度明显降低，或因静脉输入大量生理盐水使血浆稀释，均可导致血浆胶体渗透压降低，有效滤过压升高，肾小球滤过率增加，尿量增多。

3. **肾小囊内压**　正常情况下囊内压也比较稳定。当肾盂或输尿管由于结石形成或受到肿瘤压迫使尿流阻塞时，可导致肾盂内压升高，肾小囊内压升高，有效滤过压降低，肾小球滤过率减少。此外，某些药物（如磺胺）在小管液中浓度过高，极易在其酸性环境中析出结晶；或某些疾病时溶血过多，血红蛋白易在酸性环境中变性凝固，这些情况都可导致肾小管堵塞而使肾小囊内压升高，影响肾小球滤过。

（三）肾血浆流量

正常情况下，肾血浆流量因自身调节作用而保持相对稳定。当剧烈运动、剧痛、大失血、休克、严重缺氧时，交感神经兴奋性增强，使肾血管收缩，肾血浆流量减少，肾小球毛细血管血压降低而使肾小球滤过率减少，目的是使更多的血液流经心、脑等器官，使血液重新分配。

此外，肾上腺素、去甲肾上腺素、血管紧张素等使肾血管收缩，肾血浆流量减少，肾小球滤过率降低，原尿量减少。

二、肾小管和集合管功能的调节

影响肾小管和集合管重吸收和分泌的因素包括神经调节、体液调节和自身调节。

（一）神经调节

实验证明，肾交感神经不仅支配肾血管，还支配肾小管上皮细胞和近球小体，对肾小管的支配以近端小管、髓袢升支粗段和远端小管为主。

肾交感神经主要释放去甲肾上腺素。肾交感神经兴奋时，可通过下列方式影响肾脏的功能：①通过肾脏血管平滑肌的兴奋收缩，引起肾血管收缩而减少肾血流量。由于入球小动脉比出球小动脉收缩更明显，使肾小球毛细血管血浆流量减少，肾小球毛细血管血压下降，肾小球滤过率下降；②通过激活近球小体的近球细胞，合成释放肾素，导致血液中血管紧张素Ⅱ和醛固酮浓度增加，血管紧张素Ⅱ可直接促进近端小管重吸收 Na^+，醛固酮可使髓袢升支粗段、远端小管和集合管重吸收 Na^+，并促进 K^+ 的分泌；③可直接刺激近端小管和髓袢（主要是近端小管）对 Na^+、Cl^- 和水的重吸收。

肾交感神经活动受许多因素的影响，如血容量改变（通过心肺感受器反射）和血压改变（通过压力感受器反射）等均可引起肾交感神经活动改变，从而调节肾脏的功能。

（二）体液调节

1. 抗利尿激素　抗利尿激素（ADH）即血管升压素（VP）是由下丘脑视上核和室旁核神经元合成的多肽激素，沿下丘脑垂体束运送到神经垂体贮存、释放。其生理作用主要是提高远曲小管和集合管上皮细胞对水的通透性，增加水的重吸收，使尿量减少。调节抗利尿激素分泌和释放的主要因素是血浆晶体渗透压和循环血量（图 8－11）。

（1）血浆晶体渗透压：血浆晶体渗透压的改变是调节抗利尿激素分泌和释放最重要的因素。下丘脑视上核和室旁核及其周围区域的渗透压感受器对血浆晶体渗透压，尤其是对 NaCl 的变化非常敏感，可感受血浆晶体渗透压 1%～2% 的变化，从而影响抗利尿激素的分泌和释放。当人体大量出汗、大面积烧伤或严重的呕吐、腹泻时，可引起机体失水增多，血浆晶体渗透压升高，对渗透压感受器刺激增强，抗利尿激素的分泌增加，从而促进远曲小管和集合管对水的重吸收，使尿量减少，尿液浓缩；反之，大量饮清水后，血液稀释，血浆晶体渗透压降低，对渗透压感受器刺激减弱，使抗利尿激素的分泌减少，水的重吸收减少，尿量增多，尿液稀释。这种大量饮清水后，尿量明显增多的现象称为水利尿。如果饮用等量的生理盐水（0.9% NaCl 溶液），则尿量不出现饮清水后的上述变化。

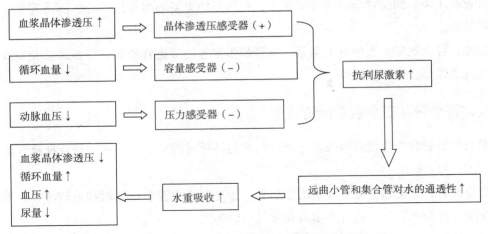

图8-11　抗利尿激素分泌及其作用示意图

（2）循环血量：循环血容量的改变可刺激有关感受器影响抗利尿激素的分泌。在左心房和胸腔大静脉处存在着容量感受器，能感受牵张刺激，监测回心血量。当循环血量改变5%～10%时，可影响左心房和胸腔大静脉的容量感受器（心肺感受器）的兴奋，通过迷走神经反射性地调节抗利尿激素的分泌。当循环血量增多时，容量感受器所受的刺激增强，经迷走神经传入中枢的冲动增多，可抑制抗利尿激素的分泌，使水重吸收减少，尿量增加，循环血量回降。反之，当循环血量减少时，抗利尿激素分泌增多，水的重吸收增多，尿量减少，促进循环血量的恢复。

血浆晶体渗透压和循环血量对抗利尿激素的调节是相互关联的，如机体缺水时不仅使血浆晶体渗透压升高，同时也会使循环血容量减少，在二者共同作用下使抗利尿激素释放增多，尿量减少。若下丘脑、下丘脑－垂体束或神经垂体发生病变时，抗利尿激素合成与释放量减少，尿量可明显增多，每日排尿量多达10L以上，临床上称为尿崩症。

2. 醛固酮　醛固酮是由肾上腺皮质球状带细胞分泌的一种类固醇激素。其主要作用是促进远曲小管和集合管上皮细胞对 Na^+ 的主动重吸收及 K^+ 的分泌，同时促进 Cl^- 和水的重吸收。因此，醛固酮有保 Na^+、保水、排 K^+ 的作用。

醛固酮的分泌主要受肾素－血管紧张素－醛固酮系统和血 K^+、血 Na^+ 浓度的调节。

（1）肾素－血管紧张素－醛固酮系统：肾素、血管紧张素、醛固酮三种激素合成、分泌的过程详见第四章，它们之间有密切的功能联系，因此称为肾素－血管紧张素－醛固酮系统（图8-12）。当循环血量减少时，肾血流量减少，对入球小动脉壁上的牵张感受器刺激减弱，激活了牵张感受器，使肾素分泌增加。此外由于肾血流量的减少，肾小球滤过率下降，滤过的 Na^+ 量减少，激活了致密斑感受器，也使肾素分泌增加。另外，交感神经兴奋时，也能使肾素分泌增加。肾素进入血液后，使血浆中的血管紧张素原水解生成血管紧张素 I（ANG I，10 肽），血管紧张素 I 经血管紧张素转换酶水解为血管紧张素 II（8 肽），血管紧张素 II 有很强的收缩血管的作用。血管紧张素 II 可进一步水解为血管紧张素 III，血管紧张素 II 和 III 均可刺激肾上腺皮质球状带合成和分泌醛固酮，通过肾脏保 Na^+、保水作用，以维持循环血量的相对稳定。

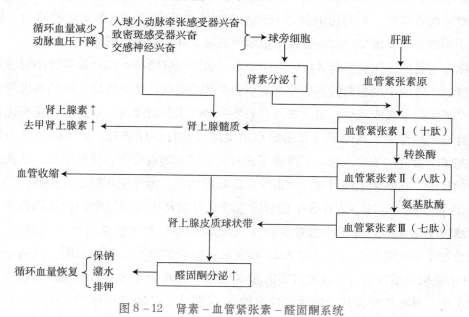

图 8-12　肾素-血管紧张素-醛固酮系统

（2）血 K^+ 和血 Na^+ 浓度：当血 K^+ 浓度升高或血 Na^+ 浓度降低时，可直接刺激肾上腺皮质球状带细胞分泌醛固酮，通过排 K^+、保 Na^+ 作用，维持血 K^+ 浓度和血 Na^+ 浓度的稳定。反之，血 K^+ 浓度降低或血 Na^+ 浓度升高，则抑制醛固酮的分泌。实验证明，血 K^+ 浓度的变化对醛固酮的调节更为敏感。

3. 心房钠尿肽　心房钠尿肽（ANP）是由心房肌细胞分泌的一种多肽激素。它主要抑制集合管对 NaCl 和水的重吸收，具有强大的利尿、利钠作用。此外，ANP 可抑制肾素、醛固酮及 ADH 的分泌，使 NaCl 和水重吸收减少；使入球小动脉舒张，增加肾血浆流量，肾小球滤过率增加。

🔵 知 识 拓 展

　　心肾相交，两脏关系密切，肾阳必须得到心阳养育温化，才能正常发挥主水的功能。随着现代医学对心脏生理及临床病理研究的发展，这一理论逐渐得到发展。心脏分泌的"心房钠尿肽"能直接作用于肾脏，降低肾脏近球细胞对肾素的分泌，从而使血管紧张素和醛固酮分泌减少，产生较强的利尿、利钠作用。

（三）肾内自身调节

1. 小管液中溶质浓度对肾小管功能的调节　肾小管和集合管重吸收水的动力是小管液和上皮细胞之间的渗透压差。小管液的溶质浓度决定小管液的渗透压，小管液的渗透压是对抗肾小管重吸收水的力量。若小管液中溶质浓度增加，渗透压升高，对抗了肾小管和集合管对水的重吸收，主要影响的是近端小管对水的重吸收，水的重吸收减少，尿量增加。由于小管液溶质浓度增加，导致尿量增加的现象称为渗透性利尿。

临床上常见的糖尿病患者多尿的原因是由于血糖浓度增高，超过近端肾小管的最大重吸收限度，小管液中的葡萄糖不能被近端小管全部重吸收，使小管液中溶质浓度增大，渗透压升高，水的重吸收减少，引起多尿。另外一些脱水药的使用，如静脉快速滴注甘露醇或山梨醇有利尿作用，其原因是甘露醇和山梨醇可被肾小球滤过，但不能被肾小管重吸收，增加了小管液的浓度，增大了渗透压，对抗了对水的重吸收，尿量增加，从而达到利尿消肿的目的。在临床上还可用于降低颅内压和眼内压，治疗脑水肿、青光眼。

2. 球管平衡　近端小管对溶质和水的重吸收可随肾小球滤过率的变化而改变，即当肾小球滤过率增大时，近端小管对溶质（尤其是 NaCl）和水的重吸收率也增大；反之，肾小球滤过率减少时，近端小管对 NaCl 和水的重吸收也减少。实验证明，近端小管对水和 NaCl 的重吸收始终占肾小球滤过率的 65%～70%，称为近端小管的定比重吸收，也称为球管平衡。其生理意义在于使尿中排出的 NaCl 和水不会随肾小球滤过率的增减而出现大幅度的变化，从而保持尿量和尿钠的相对稳定。

第三节　尿液及其排放

一、尿液

血液流经肾脏的时候通过肾单位和集合管的不断工作生成尿液，经肾盏、肾盂和输尿管被送入膀胱。当尿液在膀胱内贮存达到一定量时，通过排尿反射将尿液经尿道排出体外。

尿液来源于血浆，而血浆是内环境的重要组成部分。测定尿量和尿液的理化性质，可反映血浆的化学成分或内环境的相对变化，是发现机体某些病理变化的主要途径之一。

（一）尿量

正常成人尿量为 1.0～2.0L/d，平均为 1.5L/d。尿量的多少与机体的摄水量及其他途径的排水量有直接关系。如果尿量持续超过 2.5L/d，称为多尿；尿量在 0.1～0.5L/d，为少尿；尿量少于 0.1L/d，为无尿，以上均属异常尿量。多尿可因机体丢失大量水分引起脱水；少尿或无尿会造成机体内代谢产物的堆积，破坏内环境稳态。

（二）尿液的理化特性

正常尿液中水占 95% ~ 97%，其余是溶解于其中的固体物质。固体物质以电解质和非蛋白含氮化合物为主，正常尿中含有微量的葡萄糖和蛋白质，在临床上一般检查方法不易测出，故可忽略不计。另外，若用常规检测方法在尿中检测出糖或蛋白质，则为异常，称为糖尿或蛋白尿。若正常人一次性食入大量的糖或高度紧张时，也可出现一过性尿糖。

1. 颜色　正常新鲜尿液多呈淡黄色透明。尿的颜色受尿色素、食物、药物和尿量等的影响较大。正常尿液久置后，由于尿胆原被氧化为尿胆素和磷酸盐等发生沉淀，而使尿液变得色深且混浊。在某些病理情况下，如尿中出现较多的红细胞时，尿呈洗肉水色，称为血尿。

2. 比重和渗透压　正常尿比重一般在 1.015 ~ 1.025 之间，其最大变动范围在 1.001 ~ 1.035 之间。尿的比重与尿中所含溶质的浓度成正比。其渗透压也取决于尿的溶质浓度，一般最大变动范围在 30 ~ 1450mosm/L。如大量饮水后尿被稀释，比重可大大降低。若尿的比重长期在 1.010 以下，则表示肾浓缩功能障碍，为肾功能不全的表现。

3. 酸碱度　正常尿液呈弱酸性，pH 值在 5.0 ~ 6.0 之间，尿液的酸碱度变化主要受食物性质的影响。多食荤食者（如鱼、肉等），因蛋白质分解产生的硫酸盐和磷酸盐等随尿排出，尿液偏酸性；多食素食者（如蔬菜、水果等），因尿中酸性产物较少而碱性物质较多，尿液偏碱性。

4. 气味　正常新鲜尿液一般无味。若尿液长时间放置后，可出现氨臭味。

知识拓展

肾主水，是指肾有主持和调节人体水液代谢的功能。肾主水主要是通过其升清降浊作用来实现的。

一是能将被脏腑组织利用后归于肾的水液，再进行升清，即把有用的水液，重新吸收上输到肺，再由肺输布到全身；二是将无用的浊液下输膀胱，排出体外。肾主水功能失调，可出现水液代谢障碍的病变，如水液潴留可见水肿、尿少；肾阳不足，不能助膀胱气化排尿，可见尿频、尿失禁等症状。

二、尿的排放

（一）膀胱和尿道的神经支配

支配膀胱和尿道的神经有盆神经、腹下神经、阴部神经（图 8-13）。盆神经属副交感神经，起自骶髓 2~4 节段侧角，兴奋时引起膀胱逼尿肌收缩、尿道内括约肌舒张，促进排尿。腹下神经属交感神经，起自脊髓腰段，兴奋时可引起膀胱逼尿肌舒张、尿道内括约肌收缩，抑制排尿。阴部神经属躯体运动神经，起自骶髓，兴奋时引起尿道外括约肌收缩。

上述三种神经都含有感觉传入纤维。盆神经有传导膀胱充盈度的传入纤维；腹下神经有传导膀胱痛觉的传入纤维；阴部神经有传导尿道感觉的传入纤维。

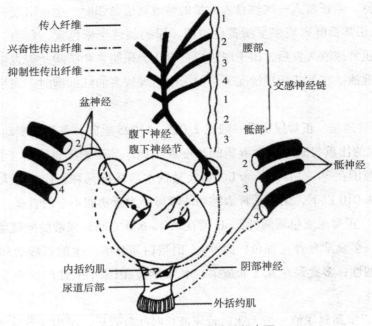

图 8 - 13　膀胱和尿道的神经支配

（二）排尿反射

排尿是一个反射过程，故称为排尿反射。排尿反射（micturition reflex）是一种脊髓反射。排尿反射的基本中枢位于脊髓。但在正常情况下，排尿反射受大脑皮层高级中枢控制，在高级中枢的控制下，排尿反射过程会抑制或加强。

一般成人膀胱内尿量在 400mL 以下时，膀胱内压很低，对牵张感受器刺激很弱，达不到有效刺激，不会使感受器兴奋；当膀胱内储存尿量增加到 400 ~ 500mL，膀胱内压升高，刺激了膀胱壁上的牵张感受器而兴奋，冲动沿盆神经传到脊髓骶段排尿反射初级中枢。同时，兴奋冲动也上传至大脑皮层的高级排尿中枢，引起尿意。若情况允许，大脑皮层向下发放冲动使骶髓兴奋，沿盆神经传出，引起膀胱逼尿肌收缩，尿道内括约肌松弛，尿液进入后尿道。尿液刺激后尿道壁上感受器，冲动沿传入神经传至脊髓骶段的排尿中枢，加强排尿活动，并反射性地抑制阴部神经的活动，使尿道外括约肌松弛，于是尿液被排出体外。若情况不允许，中枢可发放冲动经腹下神经至膀胱，使逼尿肌舒张，内括约肌收缩；同时经阴部神经使尿道外括约肌收缩加强，抑制排尿活动。小儿因其大脑皮层发育尚不完善，对排尿反射初级中枢控制能力较弱，故排尿次数多，且易发生夜间遗尿现象。

若脊髓发生横断，排尿反射初级中枢与大脑皮层联系中断，排尿反射失去意识控制，排尿表现为简单的不随意反射，称为尿失禁（urine incontinence）。脊髓骶段的初级排尿反射中枢或排尿反射的反射弧任何环节受损伤，膀胱内充满尿液而不能排出，称为尿潴留（urine retention）。

知 识 拓 展

　　肺、肾、膀胱等脏腑功能主要与津液的排泄活动有关。肺对津液的排泄作用主要表现在被宣发到体表的津液，通过代谢化为汗液而排出体外。被肃降下行至肾与膀胱的津液则化为尿液而排出体外；肾对津液输布起着主宰作用，一方面肾中精气的蒸腾气化作用，是胃"游溢精气"，脾的散精，肺的通调水道，以及小肠的分别清浊等作用的动力，推动着津液的输布；另一方面，由肺下输至肾的津液，由于肾阳气化水液作用，清者蒸腾，经三焦上输于肺而布散于全身，浊者化为尿液注入膀胱。膀胱的主要功能是贮尿和排尿，其与肾直接相通，又相表里。尿液为津液所化，在肾的气化作用下，其浊者下输于膀胱，并由膀胱暂时贮存，当潴留至一定程度时，在膀胱气化作用下排出体外。

实验项目

实验一　影响尿生成的因素

【实验目的】

1. 能熟练进行家兔耳缘静脉注射麻醉及尿道插管。

2. 观察影响肾小球有效滤过压及肾小管重吸收功能的因素对血压和尿生成的影响。

3. 学会应用所学知识分析观察到的生命现象。

【实验对象】

家兔（于实验前 1 小时给予自来水 40～50mL 灌胃）

【实验物品】

生物信号采集处理系统、压力换能器、记滴器、保护电极、兔手术台及缚兔带四根、哺乳动物手术器械、静脉输液装置、动脉夹、动脉插管、输尿管插管 2 根或尿道插管、眼科剪、注射器若干、试管、有色丝线、纱布、棉花、生理盐水、25% 氨基甲酸乙酯、20% 葡萄糖溶液、1：10000 去甲肾上腺素、0.1% 呋塞米溶液、垂体后叶素、尿糖试纸、抗凝剂（3.8% 枸橼酸钠溶液或肝素溶液）。

【实验步骤】

1. 麻醉与固定

由家兔耳缘静脉缓慢注射 25% 氨基甲酸乙酯溶液（4mL/kg）将兔麻醉。之后，使其呈仰卧位固定于兔手术台上。

2. 手术

（1）颈部手术：气管插管，分离右迷走神经，行左颈总动脉插管进行血压描记。

（2）腹部手术

方法一：辨别尿道，行尿道插管，将插管连接到记滴装置上。

方法二：将腹中部的毛剪去，在耻骨联合上方沿正中线做 4cm 的皮肤切口，打开腹腔，暴露出膀胱，用手将膀胱轻拉出腹腔，在膀胱底部找出双侧输尿管。小心地分离两侧输尿管 3cm 左右，下穿 2 根线，在近膀胱端结扎，在肾脏方向于输尿管上剪一小口，插入输尿管插管，用另一根备用线结扎固定，再与膀胱端结扎线一起将输尿管插管再次结扎固定。2 根导管共同连至记滴器。手术结束后关闭腹腔，用 38℃ 的温生理盐水纱布覆盖切口。

3. 实验装置的连接与使用

尿液记滴器和压力换能器与生物信号采集系统的通道接口连接，刺激电极与系统的刺激输出连接。按程序打开计算机及生物信号采集系统，单击菜单"实验项目"栏，弹出下拉菜单，选择"实验项目"菜单中"泌尿系统实验"的"影响尿生成的因素"项，测试血压描记、尿液记滴、时间描记及刺激符号等记录是否良好。

【观察项目】

1. 计数实验前基础尿量（滴/分），同时描记正常动脉血压曲线，以作对照用。

2. 耳缘静脉输入 37℃ 生理盐水 20～40mL，观察并记录血压和尿量变化。

3. 静脉给予 1∶10000 去甲肾上腺素 0.3mL，观察并记录血压及尿量的变化

4. 取尿液 2 滴进行尿糖定性试验，然后自耳静脉注入 20% 葡萄糖溶液 10～20mL，观察并记录血压及尿量的变化。于尿量明显增多时再取尿液 2 滴做尿糖定性试验。

5. 耳缘静脉内注入垂体后叶素 2U，观察并记录血压及尿量的变化。

6. 静脉给予 0.1% 呋塞米溶液 1mL/kg 体重，观察并记录血压及尿量的变化。

7. 剪断一侧迷走神经，选择刺激项，用 30Hz/9.00V/0.5ms 的强度，用保护电极以中等强度电刺激迷走神经外周端（约 0.5～1 分钟），使血压下降为 6.5kPa 左右，观察血压及尿量的变化。

8. 整理并记录曲线，将血压、尿量、尿糖具体数据填入下表 8－3 并进行分析、讨论。

表 8 – 3　尿生成的影响因素实验结果

项目	血压（mmHg）		尿量（滴/分）		尿糖（ - / + ）	
	前	后	前	后	前	后
生理盐水（20～40mL）						
1∶10000 去甲肾上腺素 0.3mL						
20% 葡萄糖溶液（10～20mL）						
垂体后叶素 2U						
0.1% 呋塞米溶液 1mL/kg						
刺激迷走神经（外周端）						

【注意事项】

1. 手术操作应轻柔，尽量避免不必要的损伤，腹部切口也不宜太大，以防损伤性尿闭。

2. 分离输尿管与其周围组织时，要特别细心，避免出血。

3. 插入输尿管插管时，一定要插在输尿管管腔内，以防误入管壁肌层与黏膜之间，且勿使输尿管扭结，保证尿液通畅流出。

4. 注意保护耳缘静脉。静脉穿刺时应从耳尖开始，逐步移向耳根，才能多次利用此静脉进行注射。

5. 进行每项实验之前，都要等血压和尿量基本恢复后再进行，以供前后对照。

6. 观察实验效果一般约需几分钟（即 1～5 分钟），但有的项目（如呋塞米）需时稍长，可在 5 分钟以后观察。

7. 实验前应给兔多食菜叶及水。

8. 结果存盘时鼠标指向记录框，单击鼠标左键，开始记录。

复习思考

一、单项选择题

1. 肾小管重吸收能力最强的部位是（　　　）

A. 近端小管　　　　　　　　B. 远端小管　　　　　　　　C. 髓袢升支

D. 髓袢降支　　　　　　　　E. 远曲小管和集合管

2. 球 – 管平衡是指近球小管对滤液的重吸收率相当于肾小球滤过率的（　　　）

A. 55%～60%　　　　　　　　B. 65%～70%　　　　　　　　C. 60%～65%

D. 70%～75%　　　　　　　　E. 75%～80%

3. 神经垂体病变时出现多尿是（　　　）

A. 渗透性利尿　　　　　　　　　　　　B. 尿崩症

C. 有效滤过压升高　　　　　　　　　　D. 肾小囊内压降低

E. 肾小球毛细血管血压升高

4. 脊髓腰骶段或盆神经损害可引起（　　　）

A. 多尿　　　　B. 少尿　　　　C. 尿失禁　　　D. 尿潴留　　　E. 尿急、尿频

5. 正常人每昼夜排出的尿量约在（　　　）

A. 500～1000mL　　　　B. 1000～2000mL　　　　C. 2000～2500mL

D. 2500mL 以上　　　　E. 不多于 1000mL

6. 抗利尿激素的作用部位是（　　　）

A. 近端小管　　　　　　　　　　B. 髓袢降支粗段

C. 髓袢升支粗段　　　　　　　　D. 远曲小管和集合管

E. 远曲小管

7. 静脉注射甘露醇引起尿量增加是通过（　　　）

A. 增加肾小球滤过率　　　　　　B. 增加肾小管液中溶质浓度

C. 减少 ADH 的释放　　　　　　D. 减少醛固酮的释放

E. 减少远曲小管和集合管对水的通透性

8. 远曲小管和集合管对水的重吸收是（　　　）

A. 主动重吸收　　B. 通道扩散　　C. 渗透作用　　D. 载体转运　　E. 入胞作用

二、名词解释

1. 肾小球滤过率

2. 肾糖阈

3. 水利尿

三、问答题

1. 简述尿生成的基本过程。

2. 影响肾小球滤过的因素有哪些？

3. 下列情况下尿量有何变化？为什么？

（1）大量饮清水后；

（2）静脉输入 0.9% NaCl 200mL；

（3）静脉注射 50% 葡萄糖 100mL；

（4）急性大出血。

扫一扫，知答案

第 九 章
感觉器官

扫一扫，看课件

【学习目标】

1. 掌握晶状体的调节，视锥细胞与视杆细胞的功能，声波传入内耳的途径。
2. 熟悉感受器的定义和一般生理特性，各种折光异常产生的原因和矫正，耳蜗的感音换能作用，近点、暗适应、明适应、视敏度、视野、听阈的概念。
3. 了解前庭器官的结构和功能。
4. 能够运用本章知识解释夜盲症、色盲和耳聋的产生原因。

感觉是客观事物在人脑中的主观反映。有了感觉，我们才能了解世界，才能了解自身，也是我们进行其他一切心理活动的基础。感受器接受体内外环境中的刺激，然后转变为相应的神经冲动，沿一定的神经传导通路到达大脑皮质的特定部位，经特定的感觉中枢分析整合，最终产生相应的感觉。

第一节 概 述

一、感受器与感觉器官

感受器是指专门感受机体内外环境变化的结构或装置。机体感受器种类繁多，可用不同的方法来分类。根据感受刺激的性质，可分为机械感受器、化学感受器、光感受器和温度感受器等。根据感受器所在部位不同，又可分为外感受器和内感受器。外感受器多分布在体表和头面部，感受外环境变化的信息，通过感觉神经传到中枢，引起清晰的主观感觉，如声、光、触、味等感受器，它们对人类认知客观世界和适应外环境具有重要意义；内感受器存在于身体内部的器官或组织中，感受内环境变化的信息，如颈动脉窦压力感受器。内感受器发出的冲动传到中枢后，往往不引起主观意识上的感觉，或只产生不能定位的模糊感觉，它们对维持机体功能的协调统一和内环境稳态起着重要作用。

感觉器官（sense organ）简称感官，是由一些结构和功能上都高度分化的感受器，连同它们的附属结构构成的特殊感受装置。如视觉器官，除含有感光细胞外，还包括眼球壁的一些其他结构和眼球的内容物等这些附属结构。在感觉器官中，由于附属结构的存在，可使其感受功能更加灵敏和完善。此外，附属结构还可对感受器细胞起到支持、营养和保护作用。人体最主要的感觉器官有眼（视觉）、耳（听觉）、和前庭（平衡觉）等。

二、感受器的一般生理特性

感受器的种类很多，功能也各不相同，但具有以下一些共有的生理特性。

（一）感受器的适宜刺激

一种感受器通常只对某种特定形式的刺激最敏感，这种形式的刺激称为该感受器的适宜刺激。如视网膜上视锥细胞和视杆细胞的适宜刺激是一定波长的光波，耳蜗中毛细胞的适宜刺激是一定频率的声波。感受器对非适宜刺激也能引起一定的反应，但所需刺激强度比适宜刺激要大得多。另外，当机体的内外环境发生变化时，往往只引起与它相对应的感受器发生反应。

（二）感受器的换能作用

感受器能将各种形式的刺激能量，如光能、声能、热能、机械能等转化为生物电能，以神经冲动的形式由传入神经传到神经中枢，这种特性称为感受器的换能作用，因此也可以把感受器看成是生物换能器。

（三）感受器的编码作用

感受器在把刺激信号转换成动作电位时，不仅发生了能量形式的转换，而且还把刺激中的各种信息转移到了动作电位的序列之中，这种作用称为感受器的编码作用。如耳蜗受到声波刺激时，不但能将声能转换成动作电位，而且同时还能把声音的音量、音调、音色等信息编排到动作电位的序列中。

（四）感受器的适应现象

当同一强度的刺激持续作用于某种感受器时，随着刺激时间的延长，感受器对刺激的敏感性就会逐渐下降，称为感受器的适应现象。"入芝兰之室，久而不闻其香"就是嗅觉适应现象的体现。各种感受器的适应快慢有很大差别，如皮肤触觉、嗅觉感受器适应快，有利于机体接受新的刺激；而肌梭、颈动脉窦压力感受器产生的适应慢，有利于机体对姿势、血压等某些功能状态进行长时间持续的监测和调节。

第二节　视觉器官

案例导入

男孩阳阳，小学一年级学生，喜欢阅读，经常躺在床上看书或者用 ipad 看电子书。两周前阳阳发现上课看不清黑板上的字，老师将他调到第一排座位，情况有所好转。近日又感视物模糊，稍远的东西看不清楚，妈妈带他到医院检查，医生诊断为"近视"。

问题与思考

1. 眼是如何看清物体的？

2. 近视的原因是什么？如何矫正？

3. 日常生活中如何预防近视？

眼是人体的视觉器官，研究表明，人脑所获得的外界信息中70%以上源于视觉，因此眼是人体最重要的感觉器官。眼的结构很复杂，与视觉功能直接相关的结构主要是折光系统和感光系统两部分（图9-1）。人眼的适宜刺激是波长380～760nm 的电磁波，即可见光。外界物体发出的光线经眼的折光系统在视网膜上形成清晰的物像，再由眼的感光换能系统将视网膜上物像的光刺激转变成生物电信号，并对其编码并转变为神经冲动，通过视神经传入视觉中枢产生视觉。

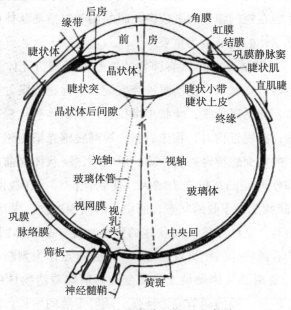

图9-1　右眼的水平切面示意图

一、眼的折光功能

（一）眼的折光与成像

眼的折光系统包括角膜、房水、晶状体和玻璃体。这四种折光体均无色透明，但折光率和曲率半径各不相同，其折光力也各不相同，故光线通过眼需经多次折射。其中折射主要发生在角膜，但由于晶状体的折射率最大，又能调节凸度的大小，因此它是眼最重要的折光体。

光线射入眼后在视网膜上成像的过程与凸透镜成像的过程相似，但要复杂得多。为了便于理解和研究，通常用简化眼来说明折光系统的功能。简化眼是一种假象的人工模型，其光学参数与正常人眼折光系统总的光学参数相同。简化眼假定眼球的前后径为 20nm，内容物均匀，折光率为 1.333，外界光线进入眼时，只在角膜前表面发生折射。角膜前表面的曲率半径为 5mm，即节点 n 到前表面的距离为 5mm，后主焦点在节点后 15mm 处，相当于视网膜的位置。此模型和正常安静状态下的人眼一样，正好能使平行光线聚焦在视网膜上，形成一个清晰缩小的倒置物像。

（二）眼的调节

日常生活中，为了能看清所观察的物体，眼就要根据所视物体的距离和明暗等情况进行调节。正常人眼在安静状态下视远物（6m 以外）时，物体发出的光线射入眼内相当于平行光线，经折射后物像正好成像于视网膜上，故不需调节即可看清物体。通常将眼不作任何调节时所能看清物体的最远距离称为远点（far point）；而视近物（6m 以内）时，由于距离移近，入眼光线呈辐散状，经折射后物体成像在视网膜之后，故必须经过眼的调节，改变其折光能力才能在视网膜上清晰成像。眼的调节包括晶状体的调节、瞳孔的调节和眼球会聚，其中以晶状体的调节最为重要。

1. 晶状体的调节　晶状体是一个富有弹性的双凸形透明折光体，其周边借睫状小带与睫状体相连，睫状体内有睫状肌，受动眼神经支配。视远物或眼处于静息状态时，动眼神经中的交感神经兴奋，睫状肌舒张，睫状小带拉紧，晶状体被拉扁平，折光力较弱，物体在视网膜上清晰成像；当视近物时，物像后移，视网膜感光细胞感受到模糊的物像，反射性地引起动眼神经中的副交感神经兴奋，睫状肌收缩，睫状体向前内移动，睫状小带松弛，晶状体由于自身弹性而变凸，折光力增大，使物像前移，在视网膜上清晰成像（图9-2）。由于视近物时睫状肌处于收缩状态，所以长时间视近物，眼易感到疲劳。

晶状体的调节能力有一定的限度。晶状体的弹性越好，晶状体回位变凸的能力越强，折光能力也越强，所能看清物体的距离就越近。一般用近点作为判断晶状体调节能力的指标。近点（near point）是指晶状体做最大限度变凸后所能看清物体的最近距离。近点越近，说明晶状体的弹性越好，眼的调节能力越强。随着年龄的增长，晶状体的弹性明显下

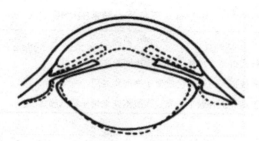

图 9 -2　视近物时晶状体和瞳孔的调节示意图

实线：调节前　虚线：调节后

降，眼调节能力逐渐减弱，近点也随之远移，视近物模糊，这种现象称为老视，俗称"老花眼"，需配戴凸透镜予以矫正。

2. 瞳孔的调节　正常人眼瞳孔的直径可变动于 1.5～8.0mm 之间，瞳孔大小可随视物的远近和光线的强弱而改变。视近物时，反射性地引起瞳孔缩小，称为瞳孔近反射（near reflex of pupil）。其意义在于既能减少进入眼内的光线量而保护视网膜，又可减少球面像差和色像差，使物像更为清晰。

眼受到强光照射时，反射性地引起瞳孔缩小；当光线较弱时，瞳孔会变大，这种现象称为瞳孔对光反射（pupillary light reflex）。其意义在于随着所视物体的明亮程度，改变瞳孔的大小来调节进入眼内的光线量，使视网膜不致因光线过强而受到损伤，也不会因光线过弱而使视觉不清晰。瞳孔对光反射的效应是双侧的，即光照一侧眼时，双眼瞳孔同时缩小。瞳孔对光反射中枢位于中脑，因此临床上常把它作为判断病情危重程度、全身麻醉的深度和中枢神经系统病变部位的重要指标。

3. 眼球会聚　双眼凝视一个由远及近的物体时，两眼视轴同时向鼻侧聚拢的现象，称为眼球会聚。其意义在于视近物时可使物体成像于双眼视网膜的对称点上，从而产生单一的清晰视觉，避免复视。

（三）眼的折光异常

因眼球的形态或折光系统异常，导致平行光线不能聚焦在视网膜上而视物不清，称为折光异常或屈光不正，包括近视（myopia）、远视（hyperopia）和散光（astigmatism）（图 9 - 3）。三种折光异常产生的原因和矫正方法见表 9 -1。

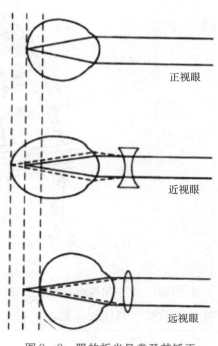

正视眼

近视眼

远视眼

图 9 -3　眼的折光异常及其矫正

虚线为矫正后的折光

表 9 – 1　三种折光异常的比较

折光异常	产生原因	矫正方法
近视	眼球前后径过长或折光力过强，成像于视网膜之前	凹透镜
远视	眼球前后径过短或折光力过弱，成像于视网膜之后	凸透镜
散光	折射表面不呈正球面，导致平行光线入眼不能聚焦于视网膜之上	柱面镜

二、眼的感光功能

眼的感光功能是由视网膜完成的。外界物体发出的光线通过折光系统进入眼内聚焦在视网膜上形成物像，物像被视网膜上的感光细胞所感受，并将光能转换为生物电信号传入大脑皮质视觉中枢，形成视觉。

（一）视网膜的感光细胞

视网膜是一层透明的神经组织膜，结构比较复杂，由外向内依次分为色素细胞层、感光细胞层、双极细胞层和神经节细胞层四个层次（图 9 – 4）。其中，具有感光作用的是感光细胞层，包括视杆细胞和视锥细胞两种。在视网膜的后部，有一白色的圆盘状隆起，称视神经盘，此处无感光细胞，形成视野中的生理性盲点（blind spot），故聚焦于此的光线不能被感受，人将看不到该物体。

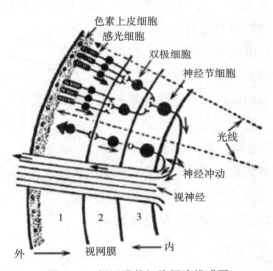

图 9 – 4　视网膜的细胞层次模式图

由于视杆细胞和视锥细胞在分布、结构和功能上均有较大差异，故形成了两个不同的感光换能系统，其比较详见表 9 – 2。

表 9 – 2　视锥细胞与视杆细胞的比较

细胞	分布	特点	功能
视锥细胞	视网膜中央部，中央凹处最密集	对光敏感性低，主要感受强光刺激，能辨色，能分辨出物体细微结构	昼光色、色觉
视杆细胞	视网膜周边部	对光敏感性高，主要感受弱光刺激，不能辨色，对物体细节分辨力弱	暗光觉

(二) 视网膜的光化学反应

感光色素是感光细胞感受光刺激产生兴奋的物质基础。感光色素在光的作用下分解，分解时所释放的能量使感光细胞发生电变化，进而使视神经兴奋。

1. 视杆细胞的光化学反应　视杆细胞内的感光色素是视紫红质，它是一种结合蛋白质，在光照时分解为视蛋白和视黄醛。视紫红质的光化学反应是可逆的，在光照下迅速分解，在暗处又可重新合成（图 9 – 5）。合成和分解的快慢取决于光线的强弱。弱光下，合成速度大于分解速度，视杆细胞内的视紫红质增多，能感受弱光刺激；强光下，视紫红质的分解远远大于合成，视杆细胞由于视紫红质含量很少而对光线的敏感度下降，甚至丧失感光能力。

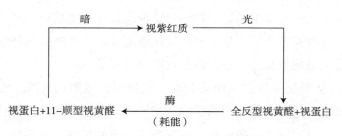

图 9 – 5　视紫红质的光化学反应示意图

视紫红质的视黄醛由维生素 A 在酶的作用下氧化而成。在视紫红质的分解与合成过程中，有一部分视黄醛被消耗，需要从食物中吸收的维生素 A 来补充。因此，若维生素 A 摄入不足，使视紫红质合成不足而致暗光环境下视觉障碍，引起夜盲症（nyctalopia）。故应多摄入猪肝、胡萝卜、鱼肝油等富含维生素 A 的食物，以防夜盲症的发生。

2. 视锥细胞的光化学反应　"三原色学说"认为，视网膜上有三种视锥细胞，分别含有对红、绿、蓝三种颜色敏感的感光色素。当不同波长的光线作用于视网膜时，会以一定的比例使三种视锥细胞发生不同程度的兴奋，兴奋信息经处理后，转换为不同组合的神经冲动，经视神经传至视觉中枢，就会产生各种颜色的感觉。

色觉是一种复杂的物理、心理现象。人眼可区分约 150 种不同的颜色。色觉障碍有色盲和色弱两种情况，若对颜色完全没有分辨能力，称为色盲，多由遗传因素引起，临床上最多见的是红绿色盲。若对某种颜色的分辨能力较弱，称为色弱，常由后天因素引起。

三、与视觉有关的几种生理现象

（一）视敏度

视敏度（visual acuity）又称视力，是指眼对物体细微结构的分辨能力，即眼分辨物体上两点间最小距离的能力。通常以视角的大小作为衡量标准。视角是指物体上两点发出的光线射入眼球，在节点相交时所形成的夹角。眼能辨别的视角越小，表示视力越好。当视角为1分角（1/60度）时，按国际标准视力表表示为1.0（按对数视力表表示为5.0），正常视力可达到1.0～1.5。

（二）视野

视野（visual field）是指单眼固定注视正前方一点时所看到的空间范围。视野受面部结构影响，鼻侧和上侧视野较小，颞侧和下侧视野较大。不同颜色其视野也不同，视野大小依次为：白色＞黄色＞蓝色＞红色＞绿色。临床上通过视野检查，可辅助诊断视网膜或视觉传导通路的某些疾病。

（三）暗适应与明适应

1. 暗适应　人从明亮处突然进入暗处时，起初看不清任何东西，经一定时间后，视觉敏感度逐渐提高，能逐渐看清暗处的物体，这种现象称为暗适应。其产生是因明亮处视紫红质大量分解，储存量很小，不足以兴奋视杆细胞。进入暗处后视杆细胞中视紫红质合成增多，对光刺激的敏感性提高，逐渐恢复在暗处的视觉。

2. 明适应　人从暗处突然进入明亮处时，最初感到耀眼的光亮，看不清物体，稍等片刻后才能恢复视觉，这种现象称为明适应。其产生是由于暗处时，视杆细胞内蓄积了大量视紫红质，到明亮处遇强光迅速分解，因而产生耀眼的光感。待视紫红质大量分解而减少后，对光相对不敏感的视锥细胞便承担了在亮光下的感光任务，恢复在亮处的视觉。

（四）双眼视觉和立体视觉

两眼同时看某一物体时所产生的视觉为双眼视觉。双眼视觉可弥补单眼视野中的盲点缺陷，扩大视野，并产生立体视觉。所谓立体视觉是指双眼视物时，对物体的厚度及空间的深度或距离产生的感觉。这主要是由于同一物体在双眼视网膜上形成的物像并不完全相同，左眼看到物体的左侧面较多，右眼看到物体的右侧面较多，来自两眼的图像信息经过视觉高级中枢处理后，就会形成立体视觉。

第三节　位听觉器官

耳既是听觉器官，又是位置觉和运动觉器官。耳包括外耳、中耳和内耳三部分。内耳又称为迷路，包括耳蜗和前庭器官。听觉功能主要由外耳、中耳和内耳耳蜗共同完成；位置觉和运动觉功能则由内耳的前庭器官完成。

一、耳的听觉功能

声波经外耳、中耳传音装置传到耳蜗感音装置，通过听觉感受器的换能作用将声波的机械能转变为听神经纤维上的神经冲动，沿听觉传导通路传至大脑皮质听觉中枢引起听觉。听觉的适宜刺激是频率为 20～20000Hz 的声波。每种频率的声波，都有一个刚能引起听觉的最小强度，称为听阈。人耳最敏感的声波频率在 1000～3000Hz 之间。

（一）外耳的功能

外耳包括耳郭和外耳道。耳郭的形状有利于收集声波，还可以帮助判断声源的方向；外耳道是声波传入内耳的通道，并对声波产生共振作用。

（二）中耳的功能

中耳由鼓膜、鼓室、听骨链和咽鼓管等结构组成。中耳的主要功能是将空气中的声波振动高效地传递到内耳淋巴液，其中鼓膜和听骨链在声波传递过程中起着重要的作用（图9-6）。

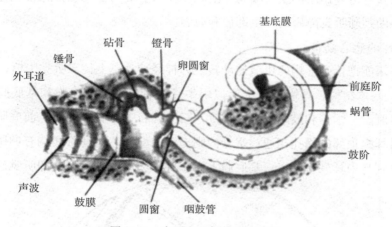

图 9-6 中耳和耳蜗关系示意图

1. **鼓膜** 是一个弹性好，有一定张力的半透明薄膜，呈漏斗形，为外耳道与中耳的交界。鼓膜能随声波同步振动，没有余振，因而能将声波如实地传递给听骨链。

2. **听骨链** 由三块听小骨锤骨、砧骨和镫骨从外到内依次连接而成。锤骨柄附着于鼓膜，镫骨底与内耳卵圆窗相贴，砧骨居中。三块听小骨依次连接构成了一个杠杆系统，通过杠杆作用能把鼓膜的高振幅低压强的振动转换为低振幅高压强的振动传向卵圆窗，这就是中耳的增压效应。这样既可提高传音效率，又可避免对内耳造成损伤。

3. **咽鼓管** 连接鼻咽与鼓室的管道，中耳鼓室内的空气借此与大气相通。咽鼓管在鼻咽部的开口常处于闭合状态，在吞咽、打哈欠时开放。咽鼓管的主要功能是调节鼓室内的压力，使之与外界大气压保持平衡，维持鼓膜的正常位置、形状和振动性能。鼻咽部炎症导致咽鼓管阻塞后，鼓室内的空气被吸收，引起鼓膜内陷，并产生耳鸣等症状，影响听力。

（三）声波传入内耳的途径

声波通过气传导和骨传导两种途径传入内耳，正常情况下以气传导为主。

1. 气传导　声波经外耳道引起鼓膜振动，再经听骨链和卵圆窗传入耳蜗，这种传导途径称为气传导，是声波传导的主要途径。此外，鼓膜的振动也可引起鼓室内空气的振动，再经蜗窗传入内耳，这一传导途径在正常情况下作用不大，只是当正常气传导途径结构损坏（如鼓膜穿孔或听骨链病变）时，才发挥一定的传音作用，但此时的听力较正常时大为减弱。

2. 骨传导　声波直接引起颅骨振动，从而引起耳蜗内淋巴的振动，这种传导途径称为骨传导。骨传导的敏感性比气传导低得多，故在正常听觉中作用甚微。当鼓膜或中耳病变引起传音性耳聋时，气传导作用减弱，骨传导作用相对增强。当耳蜗病变引起感音性耳聋时，气传导和骨传导作用都受损减弱。因此，临床上常用音叉检查患者气传导和骨传导的情况，以协助判断听觉障碍的产生部位和原因。

（四）内耳的感音功能

内耳的耳蜗能把传到耳蜗的机械振动转变为神经冲动，上传至听觉中枢，产生听觉。

1. 耳蜗的基本结构　耳蜗是一个形似蜗牛壳的骨管，被前庭膜和基底膜分隔为三个腔，分别为前庭阶、蜗管和鼓阶（图9-7），三个管腔中充满淋巴液。前庭阶和鼓阶内充满外淋巴，借耳蜗顶部的蜗孔相通；蜗管内则充满内淋巴。前庭阶底端有卵圆窗，鼓阶底端有蜗窗，分别与中耳鼓室相接；基底膜上有螺旋器为声音感受器，即听觉感受器。螺旋

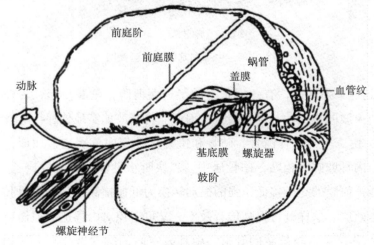

图9-7　耳蜗管的横断面示意图

器由毛细胞和支持细胞等组成。毛细胞表面有纤毛，称为听毛。听毛上方为盖膜，盖膜悬浮于内淋巴中。毛细胞的底部则与外淋巴接触，分布有丰富的听神经末梢。

2. **耳蜗的感音换能作用** 耳蜗的感音换能作用是将传入耳蜗的机械振动转变为蜗神经上的神经冲动。当声波经卵圆窗或蜗窗传入内耳后，通过外、内淋巴的振动引起基底膜的振动，从而带动螺旋器随之振动，使毛细胞与盖膜之间发生交错的移行运动，听毛弯曲变形而兴奋，产生微音器电位。当微音器电位总和达到阈电位时，触发与其相连的蜗神经产生动作电位，完成耳蜗的换能作用。听神经的动作电位通过听觉传导通路传入大脑皮质的听觉中枢，引起听觉。

3. **耳蜗对声音的初步分析** 行波学说认为：基底膜的振动总是从耳蜗底部向耳蜗顶部推进。由于声波频率不同，声波传播到基底膜的远近和最大振幅出现的部位也不同。高频声波推动耳蜗底部基底膜振动；中频声波振动向前延伸，在基底膜中段振幅最大；低频声波振动推进到基底膜蜗顶处振幅最大。由于基底膜不同部位的毛细胞受到刺激，经相应的听神经纤维传入大脑皮质听觉中枢的不同部位，就可产生不同音调的感觉。

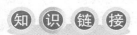

听觉功能障碍

听觉功能障碍可因病损部位不同而分为三种类型：①传音性耳聋：由鼓膜或听骨链功能障碍引起，气传导明显受损，骨传导影响不大；②感音性耳聋：由耳蜗病变、螺旋器和蜗神经受损引起，气传导、骨传导均明显受损；③中枢性耳聋：由各级听觉中枢或听觉传导通路的病变所引起。在以上三种类型的听觉功能障碍中，最常见的是传音性耳聋。因此，应注意避免中耳疾患、外力损伤、环境噪声等对鼓膜和听骨链的损害。

二、前庭器官的功能

前庭器官由内耳中的三个半规管、椭圆囊和球囊组成，能感受人体在空间的位置及运动情况，在保持身体的平衡中起重要作用。

（一）半规管的功能

人两侧内耳中各有三个互相垂直的半规管，分别代表空间的三个平面。每条半规管一端都有膨大的壶腹，内有壶腹嵴，其中有感受性毛细胞，毛细胞的底部与前庭神经末梢相连。壶腹嵴是旋转变速运动的感受器。当身体或头部做旋转变速运动时，由于惯性作用，相应的半规管内的淋巴液超前或滞后于半规管的运动，从而引起壶腹帽和毛细胞的相对位置发生改变，刺激毛细胞兴奋，其神经冲动经前庭神经传入中枢，产生旋转感觉，同时引起姿势反射，以维持身体平衡。

（二）椭圆囊和球囊的功能

椭圆囊和球囊都是膜质的小囊，充满内淋巴液，囊内各有一个囊斑称为椭圆囊斑和球囊斑，其中都有感受性毛细胞。毛细胞顶部的纤毛埋植于耳石膜的结构中，底部与前庭神经末梢相连。囊斑是头部位置及直线变速运动的感受器。当人体头部位置改变或做直线变速运动时，由于惯性及重力作用，耳石膜与毛细胞的相对位置发生改变，刺激毛细胞兴奋，其神经冲动经前庭神经传入中枢，产生头部空间位置或直线变速运动的感觉，同时引起姿势反射，以维持身体平衡。

（三）前庭反应

前庭器官的传入冲动除引起一定的位置觉和运动觉外，还可引起各种姿势调节反射、自主神经反应和眼震颤等，这些现象统称为前庭反应。例如，乘电梯突然上升时，反射性地引起肢体伸肌抑制而发生下肢屈曲。前庭器官姿势反射的意义在于维持机体一定的姿势和保持身体平衡。另外，若前庭器官受到的刺激过强或刺激时间较长，可导致恶心、呕吐、眩晕和皮肤苍白等症状，称为前庭自主神经反应。对于前庭功能过度敏感的人，一般的前庭刺激也会引起前庭自主神经反应，易发生晕车、晕船等现象。前庭反应中最特殊的是躯体旋转运动时引起的一种眼球特殊运动，称为眼震颤。眼震颤主要由半规管受刺激引起，临床上进行眼震颤试验可以判断前庭功能是否正常。

复习思考

一、单项选择题

1. 专门感受机体内外环境变化的结构或装置称为（　　）

　　A. 受体　　　　B. 感受器　　　C. 分析器　　　D. 感觉器官　　　E. 效应器

2. 视觉器官中可调节眼折光力的是（　　）

　　A. 角膜　　　　B. 房水　　　　C. 晶状体　　　D. 玻璃体　　　　E. 瞳孔

3. 发生老视的原因是（　　）

　　A. 晶状体厚度增加　　　　B. 角膜透明度减小　　　　C. 房水循环受阻

　　D. 晶状体弹性减弱　　　　E. 玻璃体出现混浊

4. 视紫红质的合成需要（　　）

　　A. 维生素 A　　　B. 维生素 B　　　C. 维生素 C　　　D. 维生素 D　　　E. 维生素 E

5. 感音性耳聋的病变部位在（　　）

　　A. 外耳道　　　　B. 咽鼓管　　　C. 鼓膜　　　　D. 听骨链　　　　E. 耳蜗

二、名词解释

1. 近点

2. 视野

3. 视力

三、问答题

1. 眼的折光异常有哪些？其产生原因各是什么？如何矫正？

2. 视锥系统与视杆系统有何区别？

3. 声波是如何传入内耳的？

4. 前庭器官包括哪些？各有何生理功能？

扫一扫，知答案

第十章

神经系统功能

扫一扫，看课件

【学习目标】

1. 掌握神经元的基本生理功能，突触的概念，牵张反射的概念、类型及其意义，自主神经系统的主要功能及其生理意义。

2. 熟悉突触传递过程，感觉投射系统的生理功能，大脑皮层体表感觉中枢的定位特征，大脑皮层躯体运动中枢的定位特征，牵涉痛的概念及临床意义，小脑的功能。

3. 了解基底神经核、脑干网状结构对躯体运动的调节，下丘脑对内脏活动的调节，条件反射的形成。

📖 案例导入

王桥，男，64岁，入院前因与家人发生争吵，突然晕倒，不省人事。查体：神清；BP：170/106mmHg；右侧肢体瘫痪，肌张力增高，腱反射亢进；双侧眼裂对称，口角歪向左侧，伸舌时舌尖偏向右侧，无舌肌萎缩；整个右半身的各种感觉丧失，两眼右侧视野同向性偏盲。右侧巴氏征（＋）。西医诊断：左侧内囊出血。中医诊断：中风。

问题与思考：

1. 脊髓的感觉传导功能有何特点？

2. 大脑皮质下行传导通路是怎样完成对躯体运动的调节的？

3. 通过案例了解中风的症状与躯体感觉、运动传导的关系。

人类在认识、适应和改造环境的过程中，主要通过神经系统来调节机体的功能状态，使机体成为一个统一的整体，以满足生理活动的需要，从而维持机体正常的生命活动。神经系统分为中枢神经系统和周围神经系统两部分。神经系统主要由神经元和神经胶质细胞构成。

第一节　神经元及其相互联系

一、神经元和神经纤维

（一）神经元的基本结构与功能

神经元（neuron）即神经细胞，是构成神经系统的基本结构与功能单位（图 10 - 1）。人类中枢神经系统内约含有约 10^{11} 个神经元，尽管其形态和大小有很大差别，但结构大致可分为胞体和突起两部分。胞体是神经元功能活动的中心，其主要功能是合成物质、接受刺激和整合信息。突起又分树突和轴突。典型神经元的树突发自胞体，数量较多，分支多而短，呈树枝状，在功能上主要接受信息的传入。而轴突较长，一个神经元一般只有一个，其主要功能是传出信息。轴突和感觉神经元的长树突二者统称为轴索，轴索外面包有髓鞘或神经膜便成为神经纤维。神经纤维可分为有髓神经纤维和无髓神经纤维两种。神经胶质细胞填充于神经元之间，数量较多，约为神经元的 10～50 倍。其主要功能是对神经元起支持、营养、保护和修复等作用。

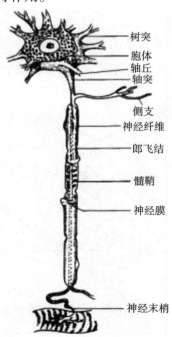

树突
胞体
轴丘
轴突

侧支
神经纤维

郎飞结

髓鞘

神经膜

神经末梢

图 10 - 1　神经元结构示意图

（二）神经纤维及其功能

神经纤维的主要功能是传导兴奋（神经冲动），其传导兴奋的特征如下：

1. 生理完整性　神经纤维只有在结构和功能上都完整时才能传导兴奋。如果神经纤维损伤、被切断、麻醉或低温处理而破坏其完整性，则兴奋传导受阻。

2. 绝缘性　一根神经干中包含的许多神经纤维，可同时传导兴奋而互不干扰，表现为传导的绝缘性。

3. 双向性　神经纤维上的任何一点产生的动作电位都可沿神经纤维同时向两端传导。但要注意在机体内，神经冲动是由胞体传向末梢，表现为单向传导，这是由神经元的极性决定的。

4. 相对不疲劳性　连续电刺激神经纤维数小时至十几小时，神经纤维仍能保持其传导兴奋的能力，表现为不易疲劳，这是相对突触传递而言。

二、神经元间的信息传递

神经元间的信息传递是通过突触来进行的。突触（synapse）是指神经元之间相互接触并传递信息的部位，分为化学性突触和电突触，前者又分为定向突触（经典的突触传递）和非定向突触（非突触性化学传递）两种。信息由突触前神经元通过突触传递到突触后神经元的过程称为突触传递（synaptic transmission）。

（一）经典的化学性突触传递

1. 经典突触的结构　经典突触包括突触前膜、突触间隙和突触后膜三部分（图 10 – 2）。在电子显微镜下，一个神经元的轴突末梢有许多分支，每个分支末梢的膨大部分称为

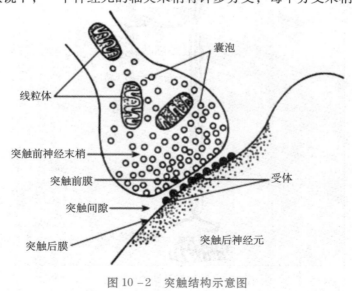

图 10 - 2　突触结构示意图

突触小体，小体内有较多的囊泡，囊泡内含有高浓度的神经递质。突触小体与另一个神经元的胞体、轴突或树突表面接触，形成突触。突触小体的终端膜称为突触前膜；与它相对应的另一神经元的细胞膜称为突触后膜；前、后膜之间的间隙称为突触间隙。

2. **经典突触的分类** 根据神经元的接触部位不同，突触可分为轴突－树突式、轴突－胞体式、轴突－轴突式突触（图10－3）；根据传递效应的不同，突触可分为兴奋性突触和抑制性突触。

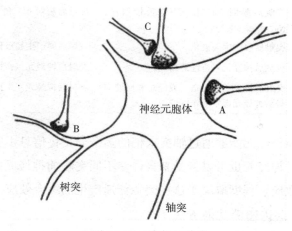

图10－3 突触的分类

3. **经典突触的兴奋传递过程** 突触前神经元兴奋（动作电位）→轴突末梢→突触前膜去极化→前膜 Ca^{2+} 通道开放→Ca^{2+} 进入突触小体→使囊泡向前膜移动，并与突触前膜接触、融合和破裂等，导致神经递质以出胞方式释放→递质经突触间隙扩散到突触后膜→与相应受体结合→突触后膜对离子的通透性改变→突触后膜发生去极化或超极化，产生突触后电位，最终导致突触后神经元兴奋或抑制，从而完成突触信息传递。突触传递包括了电－化学－电三个基本过程，它可以产生两种结果，即出现兴奋性突触后电位和抑制性突触后电位（表10－1）。

（1）兴奋性突触后电位：它的产生是由于突触前膜释放兴奋性递质，当递质与后膜上相应受体结合后，提高了后膜对 Na^+、K^+，特别是 Na^+ 的通透性，表现为 Na^+ 内流超过 K^+ 外流，使突触后膜产生局部去极化，产生兴奋性突触后电位（excitatory postsynaptic potential，EPSP）。兴奋性突触后电位是局部电位，若其总和达到阈电位水平，则在轴突起始部位产生动作电位，进而扩布到整个神经元；若其总和没有达到阈电位水平，则不能引起动作电位，但能使膜电位与阈电位的距离变近，使突触后神经元兴奋性提高，容易产生动作电位。

（2）抑制性突触后电位：它的产生是由于突触前膜释放抑制性递质，当递质与后膜上相应受体结合后，提高了后膜对 Cl^-、K^+，主要是 Cl^- 的通透性，引起 Cl^- 内流和 K^+ 外流，使突触后膜产生局部超极化，产生抑制性突触后电位（inhibitory postsynaptic potential，IPSP）。抑制性突触后电位也可以总和，它使突触后神经元难以产生动作电位而出现抑制效应。

表 10 –1　兴奋性突触后电位和抑制性突触后电位的比较

	兴奋性突触后电位（EPSP）	抑制性突触后电位（IPSP）
神经递质	突触前膜释放兴奋性递质	突触前膜释放抑制性递质
突触后膜离子通透性变化	突触后膜对 Na^+ 和 K^+ 通透性增高，Na^+ 内流 $> K^+$ 外流	突触后膜对 Cl^- 和 K 通透性增高，Cl^- 内流为主
突触后膜电位变化	突触后膜产生去极化	突触后膜产生超极化
兴奋性	突触后神经元兴奋性升高	突触后神经元兴奋性降低
传递结果	突触后神经元易兴奋，或经总和而使突触后神经元爆发动作电位	突触后神经元发生抑制或不易兴奋

通常，一个突触前神经元能够通过轴突末梢的多个分支将信息由突触传递给多个突触后神经元，一个突触后神经元也可以接受来自许多不同突触前神经元的信息。因此，一个神经元兴奋或抑制的效应、程度取决于这些突触传递产生的综合效应。

（二）神经元间信息传递的其他方式

1. 电突触传递　电突触传递的结构基础是缝隙连接。缝隙连接是两个神经元间紧密接触的部位，两层膜间隔只有 2～3nm，膜两侧胞浆内不存在囊泡，但有贯穿两膜的蛋白质形成的直接沟通两神经元胞质的细胞间通道。这种通道允许相邻细胞之间直接进行物质交换，也允许局部电流通过，实现细胞之间的直接电传递。电突触传递具有为双向性、低电阻和传递速度快等特点，其意义在于促进同类神经元群的同步活动。

2. 非突触性化学传递　在某些神经元的轴突末梢分支上有许多呈念珠状的曲张体，曲张体内有大量含递质的囊泡。曲张体并不与效应器细胞形成经典的突触联系，而是沿着分支位于效应器细胞的旁边，当神经冲动到达曲张体时即释放递质，通过扩散与效应器细胞上的相应受体结合而发挥作用。

三、突触传递的特征

在进行反射活动时，兴奋在中枢的传布比神经纤维上的传导复杂得多，一般需要经过多次化学性突触传递，它主要具有以下特征：

1. 单向传递　在反射活动中，兴奋经化学性突触传递时，通常是由突触前神经元的末梢释放神经递质，作用于后膜上相应的受体，这就限定了神经元间的兴奋传布只能由突触前神经元传给突触后神经元，不能逆传。虽然近年来的研究发现，突触后神经元也能释放递质，在前膜也有该递质相应的受体存在，但其作用是调节递质的释放，而与兴奋的传递无直接关系。

2. 中枢延搁　兴奋在中枢传布时速度较慢，耽搁较长时间的现象称为中枢延搁（或突触延搁）。这是由于兴奋通过突触传递要经历递质的释放、扩散、与突触后膜受体的结合和产生突触后电位等一系列过程所致。据测定，兴奋通过一个突触需时 $0.3 \sim 0.5ms$，与兴奋在等距离的神经纤维上的传导相比要慢很多。所以，在反射活动中通过的突触数量越多，反射时间就越长。而电突触则无时间延搁。

3. 总和　突触传递是通过使后膜产生兴奋性突触后电位或抑制性突触后电位将信息传递给突触后神经元的，而这类电位属于局部电位，可以总和。突触后神经元如何活动就取决于这些突触后电位总和的结果。聚合式联系是产生总和的结构基础。

4. 兴奋节律的改变　在反射活动中，传入神经元的冲动频率与传出神经元的冲动频率是不尽相同的，兴奋节律会发生改变。这是由于冲动在中枢内常需通过中间神经元的传递，突触后神经元也常同时接受多个突触传递，加之该神经元当时的功能状态不同所致。

5. 后发放　在反射活动中，当传入神经的刺激停止后，传出神经仍可在一定时间内继续发放冲动的现象称为后发放。产生后发放的原因是多方面的，环路式联系及中间神经元的作用是产生后发放的主要原因。

6. 对内环境变化的敏感性和易疲劳性　突触间隙与细胞外液相通，因此内环境的变化，如缺氧、二氧化碳增多以及某些药物等都可作用于突触传递的某些环节而影响突触传递。另外，用高频电脉冲连续刺激突触前神经元，突触后神经元的放电频率将逐渐降低；而用同样刺激作用于神经纤维，则神经纤维的放电频率在较长时间内不会降低，这说明突触传递相对容易发生疲劳，其原因可能与突触前神经元的递质耗竭有关。

四、神经递质与受体

（一）神经递质

神经递质（neurotransmitter）是指由突触前神经元合成并释放，能与突触后神经元相应受体结合，使信息从突触前神经元传递到突触后神经元的化学物质。神经递质分为外周神经递质和中枢神经递质。

1. 外周神经递质　外周神经递质主要有乙酰胆碱和去甲肾上腺素。此外，近年来还发现有嘌呤类或肽类等外周神经递质。

凡末梢释放乙酰胆碱的神经纤维称为胆碱能纤维。目前知道，所有自主神经节前纤维、大多数副交感节后纤维（少数释放肽类或嘌呤类递质的纤维除外）、支配骨骼肌的运动神经纤维、少数交感节后纤维（支配多数小汗腺引起温热性发汗和支配骨骼肌血管引起防御反应性舒血管效应的纤维）都属于胆碱能纤维。

凡末梢释放去甲肾上腺素的神经纤维称为肾上腺素能纤维。在高等动物中，大部分交

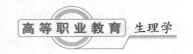

感神经节后纤维释放的递质为去甲肾上腺素。

2. **中枢神经递质** 中枢神经系统内递质的种类很多，主要有乙酰胆碱、单胺类、氨基酸类和肽类四大类。主要中枢神经递质的分布和功能特点见表 10-2。

表 10-2 主要中枢神经递质的分布和功能特点

名称	主要分布部位	功能特点
乙酰胆碱	脊髓、脑干网状结构、丘脑、边缘系统	与感觉、运动、学习和记忆有关
单胺类		
去甲肾上腺素	低位脑干	与觉醒、睡眠、情绪活动有关
多巴胺	黑质—纹状体通路、中脑—边缘系统通路、结节—漏斗通路	与躯体运动、精神情绪活动及内分泌功能调节有关
5-羟色胺	脑干中缝核	与睡眠、体温调节、情绪反应及痛觉有关
氨基酸类		
γ-氨基丁酸	脑干、基底神经节、小脑和大脑皮质	抑制性神经递质
甘氨酸	脊髓前角	抑制性神经递质
谷氨酸	脊髓背侧部、大脑皮质	兴奋性神经递质
肽类		
下丘脑调节肽	下丘脑	调节自主神经等活动
阿片肽	脑内	调节痛觉
脑肠肽	胃肠和脑内	与摄食活动调节等有关

近年来关于神经递质的研究进展很快，已知的达 100 多种，除上述几类外，还有一氧化氮、一氧化碳、腺苷、前列腺素等神经递质。另外也发现，一个神经元内可以存在两种或两种以上的神经递质，称为递质的共存，但其生理意义还不太清楚。

3. **递质的代谢** 包括递质的合成、贮存、释放和消除等过程。不同递质的代谢过程各不相同。乙酰胆碱和胺类递质主要在胞浆中由酶催化合成；肽类递质的合成则由基因调控在核糖体上通过翻译而成。大多数递质合成后贮存于囊泡内。当神经冲动到达末梢时，Ca^{2+} 内流触发突触前膜以出胞方式释放递质。递质结合受体产生效应后很快被消除，消除方式有多种，如乙酰胆碱被突触间隙中的胆碱酯酶水解为胆碱和乙酸而失活；去甲肾上腺素通过末梢的重摄取和酶解失活，重摄取是其消除的主要方式；肽类递质则主要依靠酶降解。递质的迅速失活和被清除，对保证神经元之间和神经元与效应器细胞之间信息的正常传递有重要意义。

（二）受体

神经递质必须与相应的受体结合才能发挥作用。与递质竞争受体结合点或改变受体的构象，使递质不能发挥作用的物质称为受体阻断剂。

1. **胆碱能受体** 目前已知胆碱能受体（表 10-3）有两类：①M 型受体，又称毒蕈碱型受体，可分为 M_1、M_2、M_3、M_4、M_5 五个亚型。M_1 受体在脑内含量丰富；M_2 受体可见于心脏；M_4 受体在胰腺腺泡和胰岛中介导胰酶和胰岛素的分泌；M_3 和 M_4 受体也分布于平滑肌；M_5 受体的情况目前尚不清楚。在外周，由于 M 受体广泛存在于副交感神经节后纤维支配的效应器细胞、交感神经节后纤维支配的汗腺和骨骼肌血管的平滑肌上，因此 M 受体与乙酰胆碱结合后产生一系列副交感神经兴奋的效应，称为 M 样作用，如心脏活动被抑制，支气管、消化道平滑肌和膀胱逼尿肌收缩，消化腺分泌增加，瞳孔缩小、汗腺分泌、骨骼肌血管舒张等，阿托品是其阻断剂。有机磷农药对胆碱酯酶有选择性抑制作用，致使乙酰胆碱不能被迅速水解而在神经肌肉接头处和其他部位大量积聚，使 M 样作用加剧，称 M 样症状。②N 型受体，又称烟碱型受体，与乙酰胆碱结合后导致节后神经元或骨骼肌兴奋，称为 N 样作用。与 M 样症状相似，有机磷农药可以引起 N 样症状。N 受体可分为 N_1、N_2 两个亚型。N_1 存在于交感和副交感神经节神经元的突触后膜上和中枢神经系统中，六烃季胺是其阻断剂；N_2 受体分布于骨骼肌终板膜上，十烃季胺可阻断其作用。箭毒既能阻断 N_1 受体也能阻断 N_2 受体的作用，故在临床上可作为肌肉松弛剂。

2. **肾上腺素能受体** 肾上腺素能受体（表 10-3）也有两类：①α 型受体，可分为 $α_1$ 和 $α_2$ 两种亚型。去甲肾上腺素或肾上腺素与之结合后主要引起血管收缩、子宫收缩和扩瞳肌收缩，小肠平滑肌舒张。酚妥拉明是 α 型受体的阻断剂。哌唑嗪和育亨宾可分别选择性阻断 $α_1$ 和 $α_2$ 受体。②β 型受体，可分为 $β_1$ 和 $β_2$ 两种亚型。去甲肾上腺素或肾上腺素与之结合后引起平滑肌抑制，如血管舒张、小肠平滑肌舒张和支气管舒张等，但心肌却表现为兴奋。普萘洛尔（心得安）是 β 型受体的阻断剂，而美托洛尔主要阻断 $β_1$ 受体，丁氧胺则主要阻断 $β_2$ 受体。

表 10-3 胆碱受体和肾上腺素受体分布及生理效应

效应器		胆碱受体		肾上腺素受体	
		受体类型	效应	类型	效应
心脏	窦房结	M	心率减慢	$β_1$	心率加快
	传导系统	M	传导减慢	$β_1$	传导加快
	心肌	M	收缩力减弱	$β_1$	收缩力加强
血管	冠脉血管	M	舒张	$α_1$ $β_2$	收缩 舒张（主要）
	骨骼肌血管	M	舒张	$α_1$ $β_2$	收缩 舒张（主要）
	脑血管	M	舒张	$α_1$	收缩
	腹腔内脏血管			$α_1$ $β_2$	收缩（主要） 舒张
	皮肤黏膜血管	M	舒张	$α_1$	收缩

续表

效应器		胆碱受体		肾上腺素受体	
		受体类型	效应	类型	效应
呼吸器官	支气管平滑肌	M	收缩	β_2	舒张
	支气管黏膜腺体	M	促进分泌		
消化器官	胃平滑肌	M	收缩	β_2	舒张
	小肠平滑肌	M	收缩	α	舒张
	括约肌	M	舒张	α	收缩
	胃腺	M	促进分泌	α	抑制分泌
	唾液腺	M	促进分泌	α	促进分泌
泌尿生殖器官	膀胱逼尿肌	M	收缩	β_2	舒张
	内括约肌	M	舒张	α	收缩
	妊娠子宫平滑肌	M	收缩	α_1	收缩
	未孕子宫平滑肌	M	舒张	β_2	舒张
皮肤	竖毛肌			α	收缩
	汗腺	M	促进分泌		
眼	瞳孔括约肌	M	收缩（瞳孔缩小）		
	瞳孔开大肌			α	收缩（瞳孔开大）
代谢	胰岛	M	促进分泌	α β_2	抑制分泌 促进分泌
	脂肪分解代谢			β_1	增加
	糖酵解代谢			β_2	增加
其他	自主神经节 肾上腺髓质 骨骼肌	N_1 N_1 N_2	兴奋 促进分泌 收缩		

3. 突触前受体 受体不但存在于突触后膜，而且也存在于突触前膜。其作用是调节神经末梢递质的释放。如 α_2 受体，当末梢释放的去甲肾上腺素超过一定量时，它就能反馈抑制末梢合成和释放去甲肾上腺素。

4. 中枢内递质的受体 除前述的胆碱能受体和肾上腺素能受体外，在中枢内还有多巴胺受体、5 - 羟色胺受体、γ - 氨基丁酸受体、组胺受体、甘氨酸受体、阿片受体及腺苷受体等。

五、中枢神经元的联系方式

中枢神经元数量多、关系复杂，神经元之间信息传递与多种多样的神经元联系方式是分不开的（图10 - 4）。

1. 单线式 一个突触前神经元仅与一个突触后神经元形成突触联系。如视网膜中央

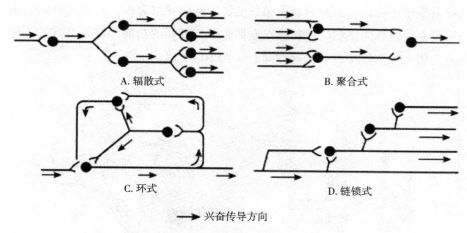

图 10 - 4　中枢神经元的联系方式

凹处的视锥细胞与双极细胞、双极细胞与视神经节细胞之间的联系等；这种联系方式比较少见，可使视锥系统具有较高的分辨能力。

2. 辐散式　一个神经元的轴突可通过其分支与许多神经元建立突触联系，称为辐散式。此联系可使一个神经元的兴奋引起许多神经元同时兴奋或抑制，从而导致兴奋或抑制的扩散。这种联系方式在感觉传入路径上较为多见。

3. 聚合式　许多神经元的轴突末梢同时与同一神经元建立突触联系，称为聚合式。此联系方式可使多个神经元的作用集中到同一个神经元，从而产生信息的总和，总和的结果取决于不同来源的兴奋和抑制相互作用的结果。这种联系方式多见于运动传出系统，躯体运动反射的"最后公路"就是以此为基础。

4. 链锁式　神经元之间通过侧支依次连接，形成传递信息的链锁，称为链锁式。此联系方式可以在空间上扩大作用的范围。

5. 环路式　一个神经元通过侧支和中间神经元相连，中间神经元的轴突分支反过来直接或间接地再作用到该神经元上，称为环路式。若环路内中间神经元是兴奋性神经元，则通过环路式联系使兴奋效应得到增强和时间上的延长，即产生正反馈效应，这就是后发放的基础；若环路内中间神经元是抑制性神经元，则通过环路式联系使得兴奋效应及时终止，即产生负反馈效应。

六、中枢抑制

中枢活动通过兴奋和抑制来保持对立统一的关系，由此维持反射活动的协调。中枢抑制现象很复杂，一般分为突触后抑制（postsynaptic inhibition）和突触前抑制（presynaptic inhibition）。

1. 突触后抑制　是指兴奋性神经元先兴奋抑制性中间神经元，由后者释放抑制性递质，使突触后膜超极化，产生抑制性突触后电位，从而导致突触后神经元抑制。由于该抑制发生在后膜上，故称为突触后抑制。根据抑制性神经元的功能和联系方式的不同，突触后抑制可分为传入侧支性抑制和回返性抑制（图10-5）。

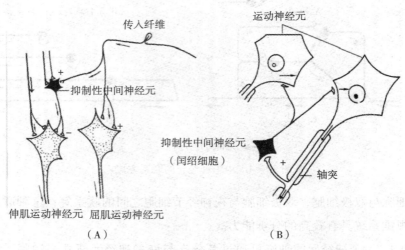

图10-5　传入侧支性抑制（A）和回返性抑制（B）示意图

（1）传入侧支性抑制：传入纤维兴奋一个中枢神经元的同时，经侧支兴奋另一个抑制性中间神经元，进而使另一个神经元抑制，这种现象称为传入侧支性抑制。例如，屈反射的传入纤维进入脊髓后，一方面直接兴奋支配屈肌的运动神经元，另一方面通过其发出的侧支兴奋抑制性中间神经元，转而抑制伸肌运动神经元，导致屈肌收缩而伸肌舒张，完成屈反射。

（2）回返性抑制：某一中枢的神经元兴奋时，在其冲动沿轴突外传的同时，经侧支兴奋另一个抑制性神经元，该抑制性神经元兴奋后再抑制原先发动兴奋的神经元及邻近的神经细胞，这种现象称为回返性抑制。其结构基础是环路式联系。例如：脊髓前角运动神经元支配骨骼肌时，在轴突尚未离开脊髓灰质之前，发出侧支兴奋闰绍细胞。闰绍细胞是抑制性中间神经元，递质是甘氨酸，其轴突返回，与原先发放冲动的运动神经元构成抑制性突触，抑制该运动神经元的活动。这是一种负反馈，它可防止神经元过度和过久的兴奋，从而使同一中枢内许多神经元相互制约，协调一致。

2. 突触前抑制　是指通过改变突触前膜的活动使突触后神经元产生抑制的现象。其结构基础是轴-轴突触。轴突B与轴突A构成轴-轴突触，轴突A与神经元C构成轴-胞突触，当轴突A的神经元兴奋时可使神经元C产生10mV的兴奋性突触后电位，如果当轴突A的神经元在没有兴奋之前，轴突B神经元先发生兴奋，末梢释放的化学递质可影响到轴突A的活动，使轴突A释放的递质量减少，只能使神经元C产生5mV的兴奋性突触后电位。这种电位不能使神经元C爆发动作电位，所以使突触后神经元产生抑制。由于这种抑制的本质是突触前膜释放兴奋性递质减少，故称为突触前抑制（图 10 - 6）。突触前抑制多见于感觉传入途径，在调节感觉传入活动中具有重要作用。它的生理意义是控制从外周传入中枢的感觉信息，使感觉更加清晰和集中。

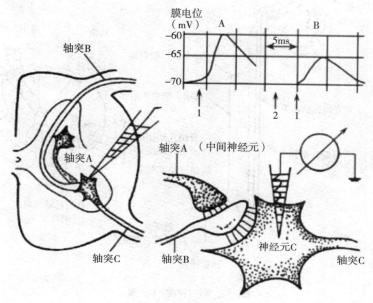

图 10 - 6　突触前抑制示意图

第二节　神经系统的感觉功能

人体能感受大自然的美景、美味、天气变化和体内血压变化等，都是因为人体的各种感受器或感觉器官接受刺激后，将其转换成生物电信号，经特定的感觉传导通路传入到中枢进行整合和分析，从而产生相应的感觉。

一、脊髓和低位脑干的感觉传导功能

脊髓是重要的感觉传导通路，躯体的浅感觉和深感觉沿其后根进入脊髓后，通过两种感觉传导路径上传至大脑皮质（图 10 - 7）。一种是传导痛觉、温度觉和轻触觉的浅感觉传导路径，其上行纤维在中央管前交叉到对侧，分别经脊髓丘脑侧束（痛、温度觉）和脊髓丘脑前束（轻触觉）上行至丘脑；另一种是传导肌肉与关节的本体感觉和深部压觉的深感觉传导路径，其纤维经同侧后索上行抵达延髓的薄束核和楔束核后交换神经元，再发出纤维交叉到对侧，经内侧丘系抵达丘脑。由于浅感觉传导是先交叉后上行，而深感觉传导是先上行后交叉，因此，在脊髓半离断时，浅感觉障碍发生在离断的对侧，深感觉障碍发生在离断的同侧。

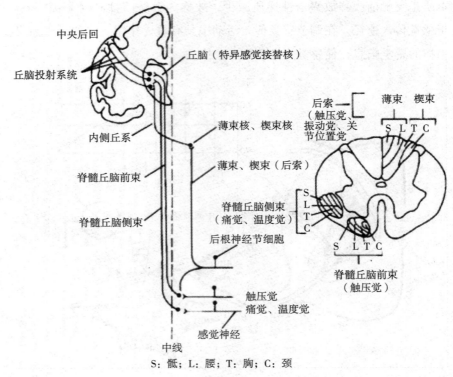

图 10 – 7　体表脊髓感觉传导通路及横断面示意图

二、丘脑及其感觉投射系统

人体除嗅觉外的各种感觉传导通路都要到丘脑更换神经元，再向大脑皮质投射。因此，丘脑是人体重要的感觉接替站，同时也能对感觉传入信号进行粗略的分析与综合。丘脑向大脑皮质的投射根据其投射途径和特征不同分为特异性投射系统和非特异性投射系统（图 10 – 8）。

（一）丘脑的核团

1. 感觉接替核　感觉接替核接受感觉的投射纤维，经换元后进一步投射到大脑皮质的特定感觉区。主要包括后腹核（接受躯干、肢体、头面部感觉的传入纤维）、内侧膝状体（接受听觉传入纤维）和外侧膝状体（接受视觉传入纤维）。

2. 联络核　联络核接受丘脑感觉接替核和其他皮质下中枢来的纤维，换元后发出纤维投射到大脑皮质某些特定区域。它们的功能与各种感觉在丘脑到大脑皮质的联系与协调有关。主要包括丘脑前核、外侧腹核、丘脑枕等。

3. 髓板内核群　髓板内核群接受来自脑干网状结构的纤维，不能向大脑皮质直接投射，但可以间接地通过多突触接替，弥散地投射到大脑皮质的广泛部分，起着维持大脑皮

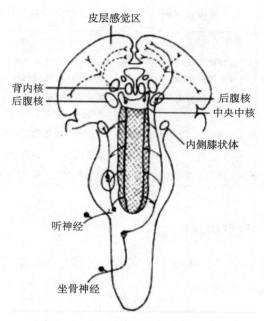

皮层感觉区

背内核
后腹核

后腹核
中央中核

内侧膝状体

听神经

坐骨神经

图 10 - 8　丘脑的感觉投射系统示意图

质兴奋状态的重要作用。主要指靠近中线的内髓板以内的各种结构，包括中央中核、束旁核、中央外侧核等。

（二）丘脑的感觉投射系统

1. 特异性投射系统　特异性投射系统是指丘脑特异感觉接替核及其投射到大脑皮质的传导通路。它们投向大脑皮质特定的区域，具有点对点的投射关系，且每一种感觉的投射路径都是专一的，终止于大脑皮质的第四层，引起特定的感觉。另外这些投射纤维还通过若干中间神经元接替，与大锥体细胞构成突触联系，从而激发大脑皮质发出传出冲动。联络核在结构上大部分也与大脑皮质有特定的投射关系，因此也归入该系统。

2. 非特异性投射系统　非特异性投射系统是指丘脑非特异投射核及其投射至大脑皮质的神经通路。该系统一方面通过多次换元弥散地投射到大脑皮质广泛的区域；另一方面通过脑干网状结构，间接接受来自感觉传导通道第二级神经元侧支的纤维投射，经多次换元弥散地投射到大脑皮质广泛的区域。由于该系统没有专一的感觉传导功能，与大脑皮质不具有点对点的投射关系，故不能引起各种特定的感觉。其主要功能是维持和改变大脑皮质的兴奋状态，与觉醒有关。

特异性投射系统与非特异性投射系统（表 10 - 4）在结构与功能上是密不可分的，需要二者的相互作用与配合，才能使大脑皮质既能处于觉醒状态，又能产生各种特定感觉。

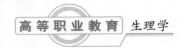

表 10 − 4　特异性投射系统和非特异性投射系统的比较

	特异性投射系统	非特异性投射系统
定义	是指由丘脑特异感觉接替核及联络核群及其投射到大脑皮质特定区域的神经通路	是指丘脑非特异投射核（网状核群）及其投射至大脑皮质广泛区域的神经通路
冲动来源与换元	特异性传入通路，一般经三级神经元换元	各种不同感觉的共同上传途径，经多次换元甚或反复换元，失去了专一性感觉传导功能
投射区域	投向大脑皮质的特定区域	投向大脑皮质的广泛区域
投射关系	点对点投射	弥散投射（不具备点对点投射关系）
功能	引起特定感觉，激发大脑皮质发出神经冲动	维持和改变大脑皮质的兴奋状态，保持机体觉醒

三、大脑皮质的感觉分析功能

大脑皮质是感觉分析的最高级中枢，不同性质的感觉在大脑皮质有不同的代表区，即大脑皮质存在不同的感觉功能代表区。

（一）体表感觉区

全身体表感觉的主要投射区域在中央后回，称为第一体表感觉区。其投射规律有：①躯干四肢部分的感觉为交叉性投射，但头面部感觉的投射却是双侧性的；②投射区域的大小与感觉灵敏度呈正相关，分辨愈精细的部位代表区域愈大，如拇指的代表区比躯干代表区大；③投射区域的空间安排是倒置的，但头面部内部的安排是正立的（图 10 − 9）。

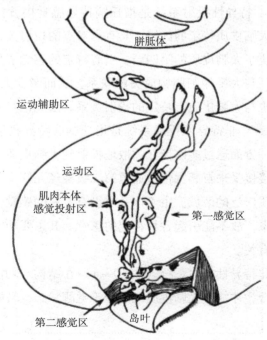

图 10 − 9　大脑皮质体表感觉与躯体运动功能代表区

另外，在中央前回和岛叶之间存在第二体表感觉区，其投射安排是正立的，具有双侧性，定位较差，只对感觉进行粗糙分析。切除该区并不产生显著的感觉障碍。

（二）本体感觉区

本体感觉是指肌肉、关节等的运动觉。中央前回既是运动区同时也是本体感觉的投射区。

（三）内脏感觉区

内脏感觉的投射区位于第一、第二体表感觉区、运动辅助区和边缘系统等皮质部位。它与体表感觉投射区有较多的重叠，且面积小、不集中，这可能是内脏感觉性质模糊、定位不准确的原因。

（四）视觉感觉区

枕叶距状裂的上、下缘是视觉的投射区，左眼颞侧视网膜和右眼鼻侧视网膜的传入纤维投射到左侧枕叶皮质，右眼颞侧视网膜和左眼鼻侧视网膜的传入纤维投射到右侧枕叶皮质；视网膜上半部投射到距状裂的上缘，下半部投射到下缘，视网膜中央的黄斑区投射到距状裂的后部，视网膜边周区投射到距状裂的前部。

（五）听觉感觉区

听觉代表区位于颞横回和颞上回，其投射是双侧性的，即一侧皮质代表区接受双侧耳蜗听觉感受器传来的冲动。

（六）嗅觉区与味觉区

嗅觉的投射纤维投射到边缘叶的前底部区域；味觉的投射纤维投射到中央后回头面部感觉区的下侧。

四、痛觉

痛觉是伤害性刺激作用于机体时产生的一种复杂感觉，常伴有不愉快情绪变化和防卫反应。痛觉作为机体受损害时的一种报警系统，具有保护性作用。

（一）痛觉感受器

痛觉感受器是游离神经末梢，分布十分广泛。其特异性不高，任何性质的刺激只要达到一定强度造成组织损伤时，通过释放 K^+、H^+、组胺、5 - 羟色胺、前列腺素、缓激肽和 P 物质等致痛性化学物质，使痛觉感受器去极化，产生传入冲动从而产生痛觉。

（二）皮肤痛觉

当伤害性刺激作用于皮肤时可先后引起两种性质不同的痛觉，即快痛和慢痛。最先出现的是快痛，它是受刺激后立即出现的尖锐的"刺痛"，由有髓 A_δ 纤维传导，其特点是产生和消失迅速，感觉清楚，定位明确。慢痛是受刺激后 $0.5 \sim 1.0s$ 出现的"烧灼痛"，由 C 类无髓纤维传导，其特点是定位不太准确，持续时间长，并伴有情绪、心血管和呼吸方面的变化。在外伤时，这两种痛觉相继出现，不易区分，但皮肤炎症时，常以慢痛为主。

（三）内脏痛与牵涉痛

内脏痛是内脏器官受到伤害性刺激时产生的疼痛。其感受器也是游离神经末梢。与皮肤痛相比，内脏痛具有以下特征：①定位不准确、定性不清楚；②发生缓慢、持续时间长；③对机械性牵拉、缺血、痉挛、炎症等刺激十分敏感，而对切割、烧灼等刺激不敏感；④常伴有不愉快情绪或出汗、恶心、血压降低等自主神经系统反应。内脏痛是临床常见的症状之一，如心肌缺血产生的心绞痛、胃肠痉挛引起的腹痛等，了解疼痛的部位、性质等规律对某些疾病的诊断有重要的参考价值。

某些内脏疾病引起体表一定部位发生疼痛或痛觉过敏的现象，称为牵涉痛（referred pain）。如阑尾炎早期出现脐周或上腹疼痛；心肌缺血时可引起心前区、左肩和左上臂尺侧缘疼痛；胆囊炎、胆石症时可出现右肩胛部疼痛；胃溃疡或胰腺炎时可出现左上腹和肩胛间的疼痛；肾结石时可出现腹股沟区疼痛等。牵涉痛对某些疾病的诊断具有一定的价值（表10－5）。

表10－5　常见内脏疾病牵涉痛的部位

内脏疾病	牵涉痛的部位
心绞痛	心前区、左上臂
胃溃疡与胰腺炎	左上腹、肩胛间
肝病与胆囊炎	右肩胛
肾结石	腹股沟区
阑尾炎	上腹部、脐周

关于牵涉痛产生的原因，会聚学说认为患病内脏的传入纤维与发生牵涉痛的皮肤的部位的传入纤维由同一后根进入脊髓，聚合于同一脊髓神经元，并由同一上行纤维传入大脑，由于大脑习惯于识别来自体表的刺激，因而产生了类似皮肤的痛觉。而易化学说认为患病内脏的传入纤维与发生牵涉痛皮肤部位的传入纤维在脊髓内更换神经元的部位靠得很近，当患病内脏的传入冲动增加时，引起脊髓相应的中枢兴奋并向周围扩散，提高了邻近皮肤传入神经元的兴奋性，从而引起疼痛或痛觉过敏。

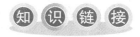

疼痛的治疗

在临床上，为了解除疾病给患者带来的疼痛，在治疗原发疾病的同时还应采取适当的镇痛治疗。目前主要的镇痛方法有：①药物镇痛，它包括局麻药和镇痛药，局麻药主要通过阻断神经冲动的传导来达到镇痛作用，镇痛药一种是麻醉性镇痛药，它通过激发机体内源性镇痛系统发挥作用，另一种是非麻醉性镇痛药，是通过抑制致痛物质前列腺素的合成而发挥作用；②外科手术镇痛，通过在痛觉传导通路的不同水平切断或损毁上行的痛觉传入纤维；③刺激镇痛，包括针刺穴位、周围神经刺激和脑内刺激等；④心理治疗，如反复因头痛或其他部位疼痛，临床查体和实验室检查结果未提示器质性病变者，因焦虑、恐怖、疑病、抑郁等精神因素所致的慢性疼痛患者。

第三节 神经系统对躯体运动的调节

人体的躯体运动是由大脑皮质、皮质下核团、小脑、脑干以及脊髓共同配合，通过骨骼肌收缩和舒张活动完成的。

一、脊髓对躯体运动的调节

脊髓是完成躯体运动最基本的反射中枢，在其前角主要存在着支配骨骼肌的 α 和 γ 运动神经元，它们的轴突构成躯体运动神经纤维直达所支配的骨骼肌，末梢均释放 ACh。另外这些神经元同样也存在于脑干的神经核。

α 运动神经元数量较多，支配梭外肌纤维。由一个 α 运动神经元及其所支配的全部肌纤维组成的功能单位称为运动单位。运动单位大小不一，一般是肌肉愈大，运动单位也愈大。α 运动神经元既接受来自外周深、浅感受器的传入信息，也接受来自各级高位中枢的下传信息，经过整合后产生反射传出冲动，引起梭外肌的收缩活动，因此 α 运动神经元被认为是脊髓躯体反射的最后公路。

γ 运动神经元支配骨骼肌内的梭内肌纤维。其兴奋性较高，常以较高的频率持续放电，可调节肌梭感受装置的敏感性，主要与调节肌紧张有关。

(一) 牵张反射

当骨骼肌受到外力牵拉而伸长时，可反射性地引起受牵拉肌肉的收缩，称为骨骼肌牵张反射（stretch reflex）。

1. 牵张反射的反射弧　牵张反射的感受器是肌梭。肌梭是一种感受肌肉长度变化或牵拉刺激的梭形装置，两端细小，中间膨大。肌梭囊内一般含 6～12 根肌纤维，称为梭内肌纤维，而囊外的一般肌纤维称为梭外肌纤维。梭内肌纤维的中间部分是感受装置（称螺旋状感受器），两端是收缩成分，两者呈串联关系。肌梭附着于肌腱或梭外肌纤维上，与梭外肌纤维平行排列，呈并联关系。传入神经为 Ⅰa、Ⅱ类肌梭传入纤维，中枢是脊髓前角的 α 运动神经元，传出纤维是 α 运动神经元发出的神经纤维，效应器是该肌肉的梭外肌。因此，牵张反射反射弧的显著特点是感受器和效应器在同一块肌肉中（图 10-10）。

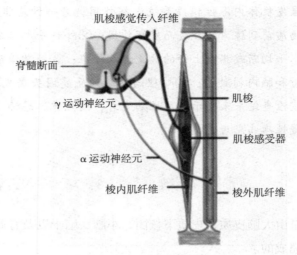

肌梭感觉传入纤维

脊髓断面

γ运动神经元

肌梭

肌梭感受器

α运动神经元

梭内肌纤维

梭外肌纤维

图 10-10　牵张反射示意图

当肌肉受到外力牵拉变长时，肌梭感受器兴奋，冲动经肌梭传入纤维至脊髓，使支配同一肌肉的 α 运动神经元兴奋，致梭外肌收缩，形成一次牵张反射。γ 运动神经元兴奋时，可使梭内肌从两端收缩，中间部位的螺旋状感受器被牵拉而兴奋性增高，所以 γ 运动神经元的传出冲动增加，可提高肌梭的敏感性。

2. **牵张反射的类型**　牵张反射根据牵拉形式和肌肉收缩反应的不同分为腱反射和肌紧张两种类型。

（1）腱反射：是指快速牵拉肌腱时发生的牵张反射。它表现为受牵拉肌肉迅速明显地缩短，时间约 0.7ms，是单突触反射。例如，当叩击髌骨下方的股四头肌肌腱时，可使股四头肌发生一次快速的收缩，称为膝跳反射。人体内重要的腱反射除膝跳反射外，还有跟腱反射、肱二头肌反射和肱三头肌反射等。临床上检查腱反射可以了解相应的反射弧是否完整，以及高位中枢的功能状态。腱反射减弱，常提示该反射弧的某个部分有损伤；腱反射亢进，则提示高位中枢有病变。

（2）肌紧张：是指缓慢持续牵拉肌腱时所引起的牵张反射。它表现为受牵拉肌肉轻度而持续地收缩，而不表现为明显的动作，是多突触反射。肌紧张是维持躯体姿势最基本的反射，是姿势反射的基础。如果其反射弧的任何一部分受到破坏，躯体将无法维持正常姿势。

（二）脊休克

当脊髓突然与高位中枢离断后，离断面以下的脊髓会暂时丧失反射活动能力而进入无反应的状态，这种现象称为脊休克（spinal shock）。其主要表现为断面以下脊髓所支配的骨骼肌紧张性降低、外周血管扩张、血压下降、发汗反射消失、尿粪潴留等。脊休克是暂时现象，各种脊髓反射活动可逐渐恢复，但恢复的快慢与动物的进化水平有关。如蛙类只需数分钟，犬需数日，猴子需要 3 周左右，人则需要数周至数月。在恢复过程中，一般比较简单、原始的反射先恢复，如屈反射、腱反射；然后是比较复杂的反射，如对侧伸肌反射、搔扒反射等。血压可恢复到一定水平，排尿和排便反射也可以一定程度的恢复，但离断面以下的随意运动和知觉将永远丧失。脊休克的产生和恢复，说明脊髓可以独立完成某些反射活动。

脊休克产生的原因并不是脊髓损伤的刺激本身引起，而是离断面以下的脊髓突然失去高位中枢的调控所产生的。

二、脑干对肌紧张的调节

脑干对肌紧张的调节主要是通过脑干网状结构易化区和抑制区的活动来实现的。

（一）脑干网状结构易化区与抑制区

在动物实验中发现，脑干网状结构中存在加强肌紧张的易化区和抑制肌紧张的抑制区。易化区范围较广，包括延髓网状结构的背外侧部分、脑桥的被盖、中脑的中央灰质及被盖，也包括下丘脑和丘脑中线核群等部位。抑制区范围较小，位于延髓网状结构的腹内侧部分。从活动的强度来看，易化区的活动强于抑制区，因此在肌紧张的平衡调节中，易化区略占优势（图 10–11）。除脑干外，大脑皮质运动区、纹状体、小脑前叶蚓部等区域也有抑制肌紧张的作用；而前庭核、小脑前叶两侧部等部位则有易化肌紧张的作用。这些区域对肌紧张的影响可能是通过脑干网状结构内的抑制区和易化区来完成。

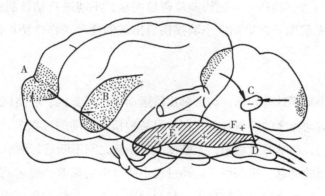

图 10–11　脑干网状结构易化区与抑制区示意图

A：运动皮层；B：基底神经节；C：小脑；D：网状结构抑制区；E：网状结构易化区；F：前庭神经核

（二）去大脑僵直

在动物中脑上、下丘之间切断脑干，动物出现四肢伸直、头尾昂起、脊柱挺硬等伸肌肌紧张亢进的现象，称为去大脑僵直（decerebrate rigidity）。这种现象的发生是因为切断了高位抑制中枢与脑干网状结构抑制区的功能联系，造成抑制区活动减弱，而易化区活动相对增强。人类在中脑疾患时也可出现头后仰，上下肢僵直伸直，上臂内旋，手指屈曲等

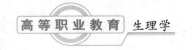

现象。它提示病变已严重侵犯脑干，是预后不良的信号。

三、小脑对躯体运动的调节

小脑分为前庭小脑、脊髓小脑和皮质小脑三个主要的功能部分，其主要功能是维持身体平衡、调节肌紧张和协调随意运动。

（一）前庭小脑

前庭小脑主要指绒球小结叶，参与身体平衡功能的调节。若此区受损或绒球小结叶受肿瘤压迫，病人会出现平衡失调、站立不稳、步态蹒跚和容易跌倒等症状。前庭小脑的身体平衡功能与前庭器官、前庭核活动有密切关系，其反射途径为：前庭器官→前庭核→前庭小脑→前庭核→脊髓运动神经元→肌肉。

（二）脊髓小脑

脊髓小脑主要指小脑前叶和后叶的中间带，其主要功能是调节肌紧张及在肌肉运动进行过程中起协调作用。小脑前叶蚓部和两侧部，分别通过脑干网状结构抑制区和易化区的活动实现抑制肌紧张和加强肌紧张的作用，在进化过程中，前叶的肌紧张抑制作用逐渐减退，而易化作用逐渐占优势。小脑后叶的中间带对肌紧张也有易化作用。因此，当脊髓小脑损伤后，一方面常有肌张力减退和肌无力的表现；另一方面表现为随意运动的力量、方向及限度不能很好地控制。患者不能完成精巧动作，肌肉在动作终末时出现意向性震颤；行走摇晃呈酩酊蹒跚状，动作越迅速协调障碍越明显；不能进行拮抗肌的快速重复轮替动作，但在静止时则无肌肉异常运动；小脑损伤后出现的这种动作性协调障碍，称为小脑性共济失调。

（三）皮质小脑

皮质小脑是指小脑半球外侧部，与大脑皮质运动区、感觉区、联络区之间的联合活动与运动计划的形成及运动程序的编制有关。在学习某种精巧运动的过程中，开始时大脑皮质发动的运动是不协调的，在学习过程中，大脑皮质与小脑之间不断进行联合活动，同时小脑不断接受感觉传入冲动的信息，逐渐纠正运动过程中所发生的偏差，使运动逐步协调。精巧运动逐渐熟练完善后，皮质小脑中就贮存了一整套程序。以后大脑皮质再次发动这种精巧运动时，首先通过下行通路从皮质小脑中提取贮存的程序，并将程序回输到大脑皮质运动区，再通过皮质脊髓束和皮质脑干束发动运动。这样，运动就可快速、协调而精巧地完成。例如，绘画或演奏乐器就是这样的过程。当皮质小脑受损，就不能完成类似的精巧活动。

四、基底神经核对躯体运动的调节

基底神经核是指大脑皮质下的一些核团，主要包括尾状核、壳核和苍白球、丘脑底核、中脑的黑质和红核。苍白球又称为旧纹状体；尾状核和壳核称为新纹状体。一方面基底神经核与大脑皮质之间存在神经回路；另一方面黑质和纹状体之间有许多往返的纤维联系，从黑质→纹状体的纤维是多巴胺能系统，从纹状体→黑质的纤维是 γ - 氨基丁酸（GABA）能系统，此外在纹状体内部还有 ACh 能系统。基底神经核（图 10 - 12）具有重要的躯体运动调节功能，它与随意运动的设计与编程、运动稳定协调、肌紧张的调节、本体感受器传入冲动信息的处理都有关系。

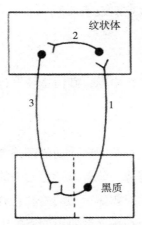

1：多巴胺能神经元　2：胆碱能神经元
3：γ-氨基丁酸能神经元

图 10 - 12　黑质纹状体环路示意图

基底神经核病变引起的运动性障碍可分为两大类：一类是肌紧张过强而运动过少，例如帕金森病（又称震颤麻痹）。表现为全身肌肉强直、随意运动减少、动作缓慢、面部表情呆板、常出现静止性震颤等。临床用多巴胺的前体左旋多巴或 M 受体阻断剂东莨菪碱等可以缓解症状。震颤麻痹产生的主要原因是中脑黑质的多巴胺能神经元变性，多巴胺合成释放减少，对纹状体胆碱能神经元的抑制作用减弱，使其活动相对亢进导致肌紧张增强。另一类是运动过多而肌紧张降低，如舞蹈病，又称亨廷顿病。其主要表现是不自主的上肢和头面部的舞蹈样动作，伴有肌张力下降，早期出现在肢体远端。其主要病因是新纹状体病变，新纹状体内胆碱能与 γ - 氨基丁酸能神经元功能减退，使其对黑质的反馈抑制功能受损，导致黑质内多巴胺能神经元功能亢进引进肌紧张减弱。临床用利血平消耗多巴胺可以缓解症状。

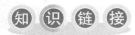

帕金森病

帕金森病是指各种原因造成的以运动迟缓为主的一组临床症候群，主要表现为静止性震颤、肌肉僵直、步态和姿势障碍以及运动迟缓。它是中老年人常见的神经系统变性疾病，也是中老年人最常见的锥体外系疾病。65 岁以上人群患病率为 1.7%，随年龄增高，男性稍多于女性。其发病机制十分复杂，可能与遗传因素、环境因素、年龄老化、氧化应激、免疫异常等有关。治疗帕金森病的方法有药物治疗和手术治疗。药物治疗可用复方左旋多巴制剂、多巴胺受体激动剂、单胺氧化酶抑制剂、抗胆碱能制剂和金刚烷胺等；部分患者可考虑手术治疗，如神经核团毁损术或脑深部埋电极电刺激手术等。

五、大脑皮质对躯体运动的调节

大脑皮质是躯体运动调节的最高级中枢，其信息经下行通路最后抵达位于脊髓前角和脑干的运动神经元来控制躯体运动。

（一）大脑皮质运动区

人类的大脑皮质运动区主要在中央前回和运动前区，接受来自关节、肌腱及骨骼肌深部的感觉冲动，感受身体在空间的姿势、位置以及运动中的状态，并根据这些运动器官的状态来调整和控制全身的运动。它们对躯体运动的控制具有下列特征：①交叉性支配，即一侧皮质支配对侧躯体的骨骼肌，但在头面部肌肉的支配中，以双侧性支配为主；②代表区定位精细且总体呈倒置安排，即刺激一定部位的皮质引起一定肌肉的收缩，运动区定位从上到下的安排是倒置的人体投影分布，但头面部代表区内部是正立安排（图 10 - 9）；③代表区的大小与运动的精细复杂程度有关，运动越精细和复杂的肌肉，其代表区越大，如手与五指所占代表区的面积几乎与整个下肢所占区域的面积相等。

除中央前回外，在皮质内侧面还有运动辅助区，也参与躯体运动的控制，其对躯体运动的控制是双侧性的。

（二）运动的下行传导通路及功能

由大脑皮质运动区发出，经内囊、脑干下行而到达脊髓前角运动神经元的传导束称为皮质脊髓束。皮质脊髓束分为皮质脊髓侧束和皮质脊髓前束，其中皮质脊髓侧束主要功能是控制四肢远端的肌肉，与精细的、技巧性的运动有关；皮质脊髓前束主要功能是控制躯干四肢近端肌肉的活动，与姿势的维持和粗略运动有关。由皮质发出到达脑干内神经运动核的纤维束称为皮质脑干束。皮质脊髓束和皮质脑干束是通过作用于脊髓前角 α 和 γ 运动神经元来发动随意运动、调节肌紧张和精细动作并保持运动的协调。

另外，从大脑皮质发出的纤维还可与纹状体、小脑、丘脑、中脑红核和黑质、前庭核、脑干网状结构等联系，通过相应纤维束作用于脊髓前角 γ 运动神经元，参与调节肌紧张和协调肌群的运动。

运动传导通路损伤后，在临床上常出现柔软性麻痹（软瘫，产生原因主要是脊髓和脑运动核损伤）和痉挛性麻痹（硬瘫，产生原因主要是姿势调节系统损伤）两种表现。两者都有随意运动的丧失，但前者伴有牵张反射减退或消失，肌肉萎缩明显；而后者则伴有牵张反射亢进，肌肉萎缩不明显。此外，人类损伤皮质脊髓侧束后将出现巴宾斯基征阳性体征，即以钝物划足跖外侧时出现拇趾背屈和其余四趾外展的扇形展开表现。

第四节　神经系统对内脏功能的调节

人体内脏器官的功能主要受自主神经系统的调节。自主神经系统又称为内脏神经系统或植物神经系统。自主神经系统一般指支配内脏器官的传出神经，可分为交感神经系统和副交感神经系统（图 10 – 13）。

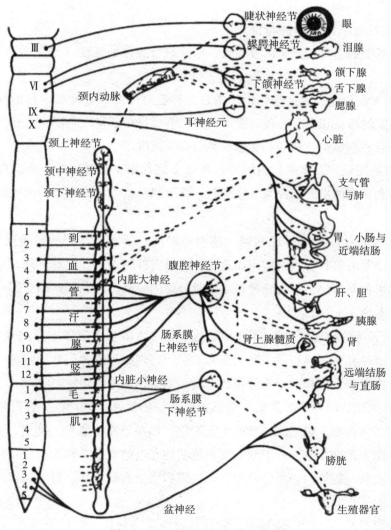

图 10 – 13　自主神经分布示意图

一、自主神经系统

（一）自主神经系统的结构特征

1. 起源和分布　交感神经起源于脊髓胸腰段（胸1～腰3）灰质侧角，在体内分布非常广泛，几乎遍及所有内脏器官；副交感神经起源于脑干副交感神经核和脊髓骶段第2～4节灰质相当于侧角的部位，其分布比较局限，某些部位不受该类神经的支配。

2. 节前纤维和节后纤维　自主神经由中枢到达效应器之前，在周围神经节内换元，故有节前纤维和节后纤维之分。交感神经的节前纤维短，节后纤维长，一根节前纤维可与许多个节后神经元联系，故刺激交感神经节前纤维引起的反应比较弥散；副交感神经则相反。

（二）自主神经系统的功能特征

自主神经系统的主要功能是调节心肌、平滑肌及腺体的活动（详见本章第一节）。其主要功能特征是：

1. 具有紧张性作用　紧张性作用是指自主神经对内脏器官发放少量的神经冲动，使其保持一定程度的活动状态。各种功能活动的调节都是在紧张性基础上进行的。例如，切断心迷走神经后心率加快，切断心交感神经后心率减慢。

2. 双重神经支配　人体多数内脏器官都受交感和副交感神经的双重支配。但还有少数器官如皮肤和肌肉的血管、汗腺、竖毛肌、肾上腺髓质等只有交感神经支配，没有副交感神经支配。

3. 功能相互拮抗　交感神经和副交感神经对同一器官的作用一般情况下相互拮抗。例如，交感神经对心脏具有兴奋作用而迷走神经具有抑制作用。但有例外，如对唾液腺的支配，两者均可使其分泌，但交感神经兴奋时分泌的唾液比较黏稠，副交感神经兴奋时分泌的唾液比较稀薄。

4. 受效应器所处功能状态的影响　自主神经的活动与效应器本身的功能状态有关。例如，刺激交感神经可引起有孕子宫兴奋而未孕子宫抑制。胃幽门处于收缩状态时，刺激迷走神经能使之舒张；而幽门处于舒张状态时，刺激迷走神经则使之收缩。

5. 对整体生理功能调节的意义　交感神经系统的活动比较广泛，在环境突然变化时可动员机体多器官参与，以适应环境的急骤变化。如在寒冷、紧张、剧痛、窒息、失血等情况下，表现出一系列交感－肾上腺髓质系统功能亢进的现象，称为应急反应。具体表现有心率加快、皮肤与腹腔内脏血管收缩、支气管扩张、血糖升高、肾上腺髓质激素分泌增加等。

副交感神经系统的活动比较局限，常伴有胰岛素的分泌，故称为迷走－胰岛素系统。其主要意义是保护机体、休整恢复、促进消化、积蓄能量以及加强排泄和调节生殖功能等。例如，机体在安静时副交感神经活动加强，机体出现心脏活动抑制、瞳孔缩小、消化功能增强等现象，以促进营养物质吸收和能量补充等。

二、内脏活动的中枢调节

（一）脊髓对内脏活动的调节

脊髓是内脏活动调节的初级中枢，一些基本的反射如血管张力反射、发汗反射、排尿反射、排便反射、阴茎勃起反射等都可在脊髓水平完成，但这些反射平时受高位中枢的控制。高位截瘫的病人，在脊休克过去后，上述内脏反射可以逐渐恢复，但由于失去了高位脑中枢的控制，这些反射远不能适应正常生理功能的需要，如排便、排尿反射不受意识控制，容易出现体位性低血压等。

（二）脑干对内脏活动的调节

脑干具有许多内脏活动调节的中枢。如心血管运动、呼吸运动、消化功能等基本中枢都在延髓，故将延髓称为生命中枢，如果延髓受损有可能导致生命活动停止。此外，脑桥有呼吸调整中枢，中脑有瞳孔对光反射中枢。

（三）下丘脑对内脏活动的调节

下丘脑是调节内脏活动的较高级中枢，其主要功能有：

1. 对体温的调节　体温调节的基本中枢位于下丘脑。视前区－下丘脑前部（PO/AH）能感受温度变化的刺激，调节产热和散热过程，使体温保持相对稳定。

2. 对摄食行为的调节　下丘脑内有摄食中枢和饱中枢。实验证明，如果毁坏动物下丘脑外侧区，动物拒绝摄食；用电刺激该区，动物食量大增，所以认为这个区域内有摄食中枢。如果毁坏下丘脑腹内侧核，动物食量增大；用电刺激该区，动物停止摄食，所以认为这个区域内存在饱中枢。

3. 对水平衡的调节　水平衡的维持包括水的摄入与排出，在动物实验中损毁动物的下丘脑可导致动物的烦渴与多尿，这说明下丘脑与机体的水平衡调节有关。在下丘脑的前部可通过渗透压感受器来影响下丘脑视上核和室旁核对抗利尿激素的合成和分泌，进而对肾脏排水作出调节。

4. 对垂体分泌的调节　下丘脑能够合成多种调节性多肽，这些多肽经垂体门脉系统到达腺垂体，调节腺垂体激素的分泌，从而影响人体内分泌功能的调节。

5. 对生物节律的控制　机体内的许多活动能按一定的时间顺序发生周期性变化，这一现象称为生物节律（biorhythm）。可分为日节律、月节律、年节律等。对人体来说，日节律是最重要的，如血细胞数、体温、促肾上腺皮质激素分泌等都有日周期节律，目前认为下丘脑的视交叉上核可能是控制日周期的关键部位。

6. 对情绪反应的影响　下丘脑有和情绪反应密切相关的结构，在间脑水平以上切除大脑的猫可出现张牙舞爪、毛发竖起、心跳加速、呼吸加快、瞳孔扩大、血压升高等交感神经亢奋的表现，好似发怒，称为"假怒"。近年来还证明，在下丘脑近中线两旁的腹内侧区存在"防御反应区"，刺激该区，可表现出防御行为。在临床上，下丘脑疾病常出现不正常的情绪反应。

（四）大脑皮质对内脏活动的调节

大脑皮质对内脏活动的调节，目前了解不多，与内脏活动关系密切的皮质结构是边缘系统和新皮质的某些区域。

1. 边缘系统　边缘系统包括边缘叶以及与其有密切关系的皮质和皮质下结构。边缘系统是内脏活动的重要中枢，有人称之为内脏脑。它与呼吸、胃肠、瞳孔、膀胱、生殖、情绪、记忆和防御等活动有密切关系。

2. 新皮质　新皮质的某些区域也与内脏活动关系密切。如电刺激皮质运动区及其周围区域，除引起不同部位的躯体运动外，还可引起血压、呼吸、出汗、直肠和膀胱等活动的变化。

第五节　脑的高级功能

人的大脑除了能形成感觉、调节躯体运动和内脏活动等功能外，还有一些更为复杂的学习、记忆、语言、思维和睡眠等高级功能。

一、脑电图

大脑皮质的神经细胞与肌细胞等一样，也具有生物电活动。在无明显外界刺激的情况下，大脑皮质经常性地自发产生节律性电位变化，称为自发脑电活动。临床上，用脑电图机将引导电极置于头皮表面记录到的自发性脑电活动描记成图，称为脑电图（electroencephalogram，EEG）。

人的正常脑电图波形不规则，根据频率与振幅的不同，可将正常脑电图分为 α、β、θ、δ 四种基本波形（表 10-6）。研究表明，脑电波主要是由大量皮质细胞同步化的突触后电位总和所形成的，单个神经元的突触后电位并不能导致皮质表面的电位变化。

表 10-6　人的正常脑电图基本波形

波形	频率（次/s）	波幅（uv）	出现时状态
α 波	8~13	20~100	安静清醒闭目时，枕叶明显
β 波	14~30	5~20	紧张活动时，额叶、顶叶明显
γ 波	4~7	100~150	疲倦时
δ 波	0.5~3	20~200	睡眠时

脑电波由高幅低频转化为低幅高频时称为去同步化，表示大脑皮层兴奋过程的增强；反之，由低幅高频转化为高幅低频时称为同步化，表示大脑皮层抑制过程的加深。

脑电图在临床上对某些疾病，如癫痫、脑血管疾病、颅内占位性病变等有一定诊断价值。

二、觉醒与睡眠

觉醒与睡眠是人体必不可少的两种不同生理过程。人类觉醒时可以从事各种体力和脑力劳动，睡眠时则能使精力和体力得到恢复，还可以增强免疫、促进生长发育、增强学习和记忆能力、稳定情绪、延长人的寿命。所以睡眠对人类身心健康具有重要意义。

（一）觉醒

各种感觉冲动的传入对觉醒状态的维持十分重要。实验表明，刺激动物脑干网状结构能唤醒动物，脑电波呈去同步化快波；而在头端切断脑干网状结构则出现昏睡现象，脑电波呈现同步化慢波。这说明觉醒状态的维持与脑干网状结构上行激动系统的作用有关，参与脑干网状结构上行唤醒作用的递质可能是乙酰胆碱。

（二）睡眠

睡眠是由于机体内部的需要使感觉和运动等暂时停止，给予适当刺激就能使其立即觉醒的状态。正常人每天所需睡眠时间依年龄、个体等因素有所不同。一般成人每天需 7 ~ 9 小时，新生儿需 18 ~ 20 小时，儿童的睡眠时间要比成人长，老年人睡眠时间较短。

1. 睡眠的时相　睡眠有慢波睡眠（非快眼动睡眠）和快波睡眠（异相睡眠或快眼动睡眠）两种时相。夜间睡眠多数处于慢波睡眠状态，其脑电波为同步化慢波，一般表现为视、听、嗅、触等感觉功能暂时减退，骨骼肌反射活动和肌紧张减弱，伴有一系列自主神经功能的改变，例如血压下降、心率减慢、瞳孔缩小、尿量减少、体温下降、代谢率降低、呼吸变慢、胃液分泌增多而唾液分泌减少、发汗功能增强等。此时生长激素的分泌明显增多，有利于机体的生长发育和体力的恢复。快波睡眠期间，各种感觉机能进一步减退，以致唤醒阈提高；骨骼肌反射活动和肌紧张进一步减弱，肌肉几乎完全松弛；有间断的阵发性表现，如部分躯体抽动、血压升高、心率加快、眼球快速运动等。快波睡眠期间脑内蛋白质合成加快，有助于建立新的突触联系而促进学习记忆活动和促进精力恢复。

慢波睡眠和快波睡眠两个时相交替出现。成年人睡眠一开始首先进入慢波睡眠，持续约 80 ~ 120 分钟左右后转入快波睡眠；快波睡眠持续约 20 ~ 30 分钟左右后又转入慢波睡眠，以后再转入快波睡眠。整个睡眠期间，这种反复转化约 4 ~ 5 次，越接近睡眠后期，快波睡眠持续时间越长。在成年人，慢波睡眠和快波睡眠均可直接转为觉醒状态；但觉醒状态只能进入慢波睡眠，而不能直接进入异相睡眠。在快波睡眠期间，若将其唤醒，被试者往往会报告他正在做梦。快波睡眠期间有间断的阵发性表现，这可能与心绞痛、哮喘等疾病在夜间发作有关。

2. 睡眠发生的机制　关于睡眠产生的机制，大多认为睡眠是主动过程。在脑内存在多个促进慢波睡眠的部位，其纤维投射到与觉醒有关的部位而抑制其活动，从而调节睡眠与觉醒的相互转化。慢波睡眠可能与脑内 γ - 氨基丁酸、5 - 羟色胺递质系统的活动有关，快波睡眠可能与脑干内 5 - 羟色胺和去甲肾上腺素递质系统的活动有关。

三、学习与记忆

学习和记忆是两个相互联系的神经活动过程。学习是指人和动物从外界获得新信息的过程；记忆则是指人和动物将获得的信息在脑内编码、储存和"读取"的神经活动过程。

（一）学习的形式

学习有非联合型学习和联合型学习两种形式。非联合型学习包括习惯化和敏感化，是一种简单的学习形式，不需要刺激与反应之间形成某种明确的联系。联合型学习是指两种不同刺激或一种行为与一种刺激之间在时间上很接近地重复发生，逐渐在脑内建立某种确定的联系。人的绝大多数学习是联合型学习，其实际上就是建立条件反射的过程。

（二）条件反射活动的基本规律

1. 条件反射的建立　给狗喂食时引起唾液分泌，这是非条件反射，狗开始听到铃声时没有唾液分泌，因铃声与食物无关，故称此时的铃声为无关刺激。若在铃声之后给予食物，这样结合多次后，狗再听到铃声就会分泌唾液，此时铃声已变成了进食的信号，由无关刺激变为了条件刺激。无关刺激与非条件刺激的反复结合过程称为强化。由条件刺激（铃声）引起的反射（唾液分泌）称为条件反射，这就是经典的条件反射。它包含着两种刺激间的联系，即条件刺激的出现预示非条件刺激即将出现，是一种学习的过程。有些条件反射比较复杂，必须通过自己完成一定的动作或操作，才能得到强化建立重要条件反射，称为操作式条件反射，如训练动物走迷宫、表演等。

2. 条件反射消退　条件反射建立后，如果只反复给予条件刺激，而不再给予非条件刺激强化，经过一段时间后，条件反射就会逐渐减弱，甚至消失，这称为条件反射的消退。它是大脑皮层发生抑制过程的表现。

3. 条件反射的生物学意义　由于条件反射的数量是无限的，加之条件反射可以消退、重建或新建，因此条件反射具有极大的易变性。条件反射可以使人类更广泛地适应和改造环境。故条件反射的形成增强了机体活动的预见性、灵活性、精确性，极大地提高了机体适应环境的能力。

4. 两种信号系统　条件反射是大脑皮层活动的具体表现，引起条件反射的刺激是信号刺激。巴甫洛夫将一切信号区分为两大类；一类是食物性状、灯光与铃声等具体信号称为第一信号。由第一信号建立条件反射的大脑皮层功能系统，称为第一信号系统。另一类是语言、文字等抽象信号称为第二信号。由第二信号产生条件反射的大脑皮层功能系统，称为第二信号系统。人类同时具有这两类系统，而动物仅有第一信号系统，这是人类与动物的主要区别。人类由于有第二信号系统活动，就能借助于语言与文字对一切事物进行抽象概括，表达思维活动，形成推理，总结经验，从而扩大人类的认识能力。

（三）记忆

外界通过感觉器官进入大脑的信息很多，但大部分都被遗忘，能被长期保留和贮存在记忆中的约占1%。人类的记忆过程可分为四个阶段：即感觉性记忆、第一级记忆、第二级记忆和第三级记忆。感觉性记忆指人体获得信息后，在脑内感觉区的贮存阶段，时间不超过1秒钟，如果没有经过注意和处理就会很快消失。第一级记忆是将感觉性记忆得来的信息，经过加工处理，整合成新的连续的印象，从而转入第一级记忆。这个阶段时间也很短，平均几秒钟。感觉性记忆和第一级记忆属于短时性记忆。第二级记忆是一个大而持久的贮存系统，持续时间可由数分钟到数年。由第一级记忆转入第二级记忆的重要条件是反复运用学习，使信息在第一级记忆中多次循环，延长了信息在第一级记忆中停留的时间，这样容易使信息转入第二级记忆中。有些记忆如自己的名字或每天都在进行的操作手艺等，通过多年的反复运用，几乎是不会被遗忘的，它贮存在第三级记忆中。第二级记忆和第三级记忆属于长时性记忆。

四、大脑皮质的语言功能

大脑皮质语言功能定位是由布罗卡（Broca）在1861年首先提出来的。人类大脑皮质一定区域的损伤，可以导致特有的各种语言活动功能障碍（图10-14）。损伤布罗卡三角区（在中央前回底部之前），会导致运动性失语症。患者可以看懂文字与听懂别人谈话，

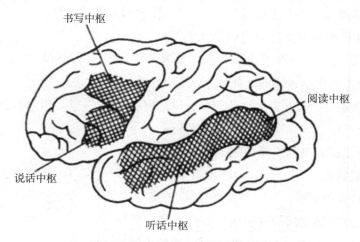

图10-14　大脑皮质的语言中枢

但自己却不会讲话，其与发音有关的肌肉并不麻痹，就是不能用"词"来表达自己的思想。损伤额中回后部接近中央前回手部代表区的部位，可导致失写症。患者可以听懂别人的谈话，看懂文字，自己也会讲话，但不会书写，手的运动并不受影响。颞上回后部损

伤，可导致感觉性失语症，患者可以讲话及书写，也能看懂文字，但听不懂别人的谈话。事实上能听到别人的发音，就是不懂其含义。如果角回损伤，可导致失读症。患者视觉良好，其他的语言功能仍健全，但看不懂文字的含义。

语言活动的中枢主要集中在一侧大脑半球，此称为语言中枢的优势半球。习惯用右手的人，其优势半球在左侧。左侧半球在语言活动功能上占优势，而右侧半球则在非语词性认识功能上占优势，如对空间的辨认、图像视觉认识、音乐欣赏等。

复习思考

一、单项选择题

1. 下列哪项不是神经纤维的传导特征（　　　）

　　A. 生理完整性　　　　　　　B. 相对不疲劳性　　　　　　C. 单向性传导

　　D. 不衰减性　　　　　　　　E. 绝缘性

2. 突触前膜释放递质与哪种离子的跨膜移动有关（　　　）

　　A. Ca^{2+}内流　　　B. Cl^-外流　　　C. Na^+内流　　　D. Na^+外流　　　E. K^+外流

3. 兴奋性突触后电位是突触后膜主要对哪种离子通透性增加引起的（　　　）

　　A. K^+　　　　　B. Na^+　　　　　C. Fe^{2+}　　　　　D. Cl^-　　　　　E. Ca^{2+}

4. 交感和副交感神经节前纤维释放的递质是（　　　）

　　A. 肾上腺素　　　　　　　　B. 去甲肾上腺素　　　　　　C. 乙酰胆碱

　　D. 乙酰胆碱和去甲肾上腺素　　　E. 肾上腺素和去甲肾上腺素

5. 可阻断 M 型胆碱能受体的物质是（　　　）

　　A. 筒箭毒　　　B. 普萘洛尔　　　C. 酚妥拉明　　　D. 阿托品　　　E. 烟碱

6. 以下哪项不是中枢传递的特征（　　　）

　　A. 单向传递　　　　　　　　B. 对内环境变化敏感　　　　C. 相对不疲劳性

　　D. 总和　　　　　　　　　　E. 中枢延搁

7. 丘脑特异投射系统的主要功能是（　　　）

　　A. 协调肌紧张　　　　　　　B. 维持觉醒　　　　　　　　C. 调节内脏功能

　　D. 引起特定的感觉　　　　　E. 引起牵涉痛

8. 体表感觉在大脑皮层的投射区主要位于（　　　）

　　A. 中央后回　　　B. 中央前回　　　C. 颞叶皮层　　　D. 枕叶皮层　　　E. 边缘叶

9. 内脏痛与皮肤痛相比，内脏痛的特征是（　　　）

　　A. 发生迅速　　　　　　　　B. 持续时间短　　　　　　　C. 定位精确

　　D. 常伴有牵涉痛　　　　　　E. 对切割刺激敏感

10. 维持躯体姿势最基本的反射是（　　　）

A. 腱反射　　　　B. 肌紧张　　　　C. 搔扒反射　　　D. 屈肌反射　　　E. 跟腱反射

11. 小脑不具有的功能是（　　　）

    A. 发动随意运动　　　　　　B. 维持身体平衡　　　　　　C. 参与运动的设计

    D. 协调随意运动　　　　　　E. 调节肌紧张

12. 左侧大脑中央前回受损将导致（　　　）

    A. 左侧躯体运动障碍　　　　B. 右侧躯体运动障碍　　　　C. 左侧感觉障碍

    D. 右侧感觉障碍　　　　　　E. 双侧感觉障碍

13. 交感神经系统功能活动的意义在于（　　　）

    A. 促进消化　　　　　　　　B. 保存能量　　　　　　　　C. 加速排泄

    D. 生殖　　　　　　　　　　E. 适应环境急骤变化

14. 人体生命的基本中枢位于（　　　）

    A. 脊髓　　　　B. 中脑　　　　C. 脑桥　　　　D. 延髓　　　　E. 大脑皮层

15. 人类区别于动物的最主要的特征是（　　　）

    A. 能形成条件反射　　　　　B. 有第一信号系统　　　　　C. 有学习记忆能力

    D. 有第二信号系统　　　　　E. 对环境适应能力强

二、名词解释

1. 突触

2. 神经递质

3. 牵涉痛

4. 脊休克

5. 牵张反射

6. 去大脑僵直

7. 应急反应

三、简答题

1. 简述突触传递的过程。

2. 内脏痛有何特征？

3. 简述骨骼肌牵张反射的过程、类型和意义。

4. 简述胆碱能受体的分类及其主要生理效应。

扫一扫，知答案

第十一章

内分泌

扫一扫，看课件

【学习目标】

1. 掌握激素的概念，甲状腺激素、糖皮质激素、胰岛素的生理作用及其分泌调节。

2. 熟悉激素作用的特征，下丘脑与垂体的功能联系，生长激素、肾上腺髓质激素的主要生理作用，应急反应与应激反应。

3. 了解激素的作用机制，催乳素、甲状旁腺素、降钙素、胰高血糖素等激素的作用与调节。

第一节　概　述

案例导入

小美，女，31岁，近几个月月经紊乱，易饥饿，食欲旺盛，夜晚常惊醒，多梦，容易气喘，常感心跳过速，时有手抖症状，易情绪失控。入院时患者体型消瘦；B超结果显示甲状腺体积增大，血流丰富；血检显示：游离 T_3（FT_3）51.34pmol/L、游离 T_4（FT_4）77.21pmol/L、TSH0.008mIU/L。西医诊断：甲状腺功能亢进。中医四诊：颈前肿大，心悸，手颤，中消，失眠多梦，舌红少苔，脉细数。中医诊断：瘿症（阴虚火旺证）。

问题与思考

1. 分析小美被诊断为甲状腺功能亢进的依据是什么？

2. 通过查阅资料了解甲功五项的意义。

3. 简述下丘脑－腺垂体－甲状腺轴对甲状腺激素分泌调节的过程。

一、内分泌概述

内分泌系统（endocrine system）是机体的功能调节系统，由内分泌腺和散在于某些组织器官中的内分泌细胞组成，以分泌各种激素来发布调节信息，全面调控与个体生存密切相关的基础功能，如维持组织细胞的新陈代谢，调节生长、发育、生殖等过程。内分泌系统与神经系统功能活动相辅相成，协同维持和调节机体的内环境稳态。

（一）内分泌腺

人的腺体包括外分泌腺和内分泌腺两种。外分泌腺（exocrine gland）是指通过导管将腺细胞产生的物质分泌到体内管腔或体外的腺体，如胰腺等消化腺将消化液分泌到消化管腔内发挥作用，汗腺将汗液分泌到体外等。内分泌腺（endocrine gland）是指能将所产生的物质直接分泌到体液中的腺体，其分泌物以血液等体液为媒介对靶细胞产生调节效应。人体主要的内分泌腺包括垂体、甲状腺、甲状旁腺、肾上腺、胰岛、性腺等。此外，还有一些内分泌细胞分散在下丘脑、肾、脂肪等不同的组织器官中。

（二）激素的概念和作用方式

由内分泌腺或内分泌细胞合成和分泌的高效能的生物活性物质，称为激素（hormone）。激素作用的细胞、组织和器官，分别称为靶细胞、靶组织和靶器官。常见激素的传递方式有以下几种：①经血液循环运送到远处的靶细胞或靶组织发挥作用，实现了长距离细胞通讯，称为远距分泌，大多数激素的分泌属于这种方式，如甲状腺激素等；②经由组织液扩散作用于邻近的靶细胞，称为旁分泌，如消化管内的某些激素；③在局部扩散后又返回作用于内分泌细胞，称为自分泌，如胰岛素抑制胰岛 B 细胞分泌胰岛素；④某些神经细胞产生的神经激素可沿神经细胞轴突，借轴浆运输到末梢而释放，经血流的运输再作用于靶细胞，称为神经分泌，如下丘脑神经内分泌细胞分泌的激素。

（三）激素的分类

激素的分子结构多种多样，其化学性质直接决定激素对靶细胞的作用机制。一般根据激素的化学结构将其分为两大类，含氮激素（包括胺类、多肽和蛋白质类）以及类固醇激素。

1. 含氮激素

（1）胺类激素：多为氨基酸的衍生物，如肾上腺素、甲状腺激素和去甲肾上腺素等。

（2）多肽和蛋白质类激素：这类激素种类繁多，分布广泛，下丘脑、垂体、甲状旁腺、胰岛、胃肠道等部位分泌的激素大多属于此类。

含氮类激素因含有氮元素而得名，这类激素作为药物，易被胃肠道消化酶分解破坏，所以一般采用注射给药。

2. 类固醇激素 孕酮、醛固酮、皮质醇、睾酮、雌二醇和胆钙化醇（维生素 D_3）。类固醇激素药不易被胃肠道消化酶破坏，可以口服。

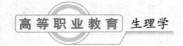

二、激素作用的一般特征

激素的种类繁多，作用复杂，不同激素对靶细胞的调节作用不尽相同，但也具有一些共同的作用特征。

（一）相对特异性

激素通过血液循环分布到全身各处，与各部分的细胞、器官广泛接触，但它只选择性地作用于与其亲和力高的特定目标——靶细胞、靶器官等，激素的这种选择特性，称为激素的特异性。靶细胞之所以能识别激素，是因为靶细胞膜或胞浆内存在有能与激素发生特异性结合的受体。激素受体的分布决定激素的作用范围，如促甲状腺激素的受体仅分布于甲状腺的腺泡细胞，因此促甲状腺激素只对甲状腺的腺泡细胞作用；而甲状腺激素等的受体分布于全身大多数器官组织，其作用范围则遍及全身。

（二）信使作用

激素将调节信息以化学形式传递给靶细胞，进而使靶细胞原有的生理生化活动增强或减弱。在发挥作用的过程中，激素对其所作用的细胞，既不添加新功能，也不提供额外能量，只是起着"信使"的作用。

（三）高效能作用

在生理状态下，激素的血浓度很低，但作用十分显著。例如，1mg 的甲状腺激素可使机体产热增加约 4200kJ。激素的这种生物放大作用同其作用机制有关。激素与受体结合后，在细胞内发生的一系列酶促反应，逐级放大，形成效能极高的生物放大系统。因此，若某一内分泌腺分泌的激素稍有增多或不足，便可引起该激素所调节的功能出现明显异常，临床上分别称为该内分泌腺的功能亢进或功能减退。

（四）相互作用

激素产生的效应总会相互影响，相互联系，错综复杂。主要表现在三个方面：①协同作用：指多激素联合作用时所产生的倍增效应，生长激素、糖皮质激素、肾上腺素等，虽然作用于不同环节，但都可使血糖升高；②拮抗作用：指不同激素对某一生理效应发挥相反的作用，胰岛素同上述升高血糖的激素作用相拮抗，降低血糖；③允许作用：指某种激素对某器官或细胞没有直接作用，但其存在却是另一种激素产生生物效应或作用加强的必备基础。例如，皮质醇本身并不引起血管平滑肌收缩，但只有它存在时，去甲肾上腺素才能发挥收缩血管的作用。

三、激素的作用机制

（一）含氮激素的作用原理——第二信使学说

含氮激素作为第一信使，先与靶细胞膜上的特异受体结合，激活细胞内的腺苷酸环化酶（AC），在 Mg^{2+} 存在的条件下，胞浆内的 ATP 转变为环 – 磷酸腺苷（cAMP），cAMP 作为第二信使，继续激活细胞质中无活性的蛋白激酶系统，最终引起细胞的生物效应。近年来发现可能是第二信使的物质有：环 – 磷酸鸟苷（cGMP）、三磷酸肌醇（IP_3）、Ca^{2+} 和前列腺素等（图 11 –1）。

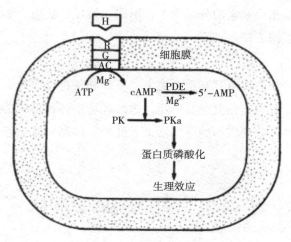

图 11 –1　含氮类激素的作用机制

（二）类固醇激素作用机制——基因表达学说

类固醇激素分子量小，具有脂溶性，可经细胞膜扩散入细胞内。进入细胞内的激素分子首先与胞浆受体结合形成复合物，这种复合物发生变构，获得通过核膜的能力，进入细胞核与核受体结合形成激素核受体复合物，进而启动或抑制 DNA 转录，促进或抑制 mRNA 的形成，诱导或减少某种蛋白质（主要是酶）的合成，引起相应的生理功能变化（图 11 –2）。

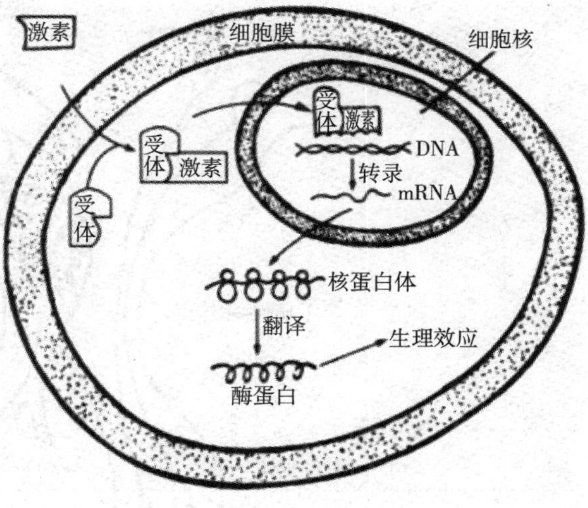

图 11 –2　类固醇激素的作用机制

四、激素分泌的调节

（一）体液调节

1. 轴系反馈调节效应　下丘脑 – 垂体 – 靶腺轴在激素分泌稳态中具有重要作用。轴系是一个有等级层次的调控系统，系统高位激素对下位内分泌活动具有促进性调节作用，而下位激素则对高位内分泌活动多为抑制性调节作用，从而形成具有自动控制能力的反馈环路。人体内的轴系主要有下丘脑－垂体－肾上腺皮质轴、下丘脑－垂体－甲状腺轴、下丘脑－垂体－性腺轴等。此外，轴系还受中枢神经系统的调控。轴系调控以负反馈调控为主。

2. 代谢物调节效应　很多激素都参与细胞物质代谢的调节，而在血液中反映代谢状态的物质又反过来调节相应激素的分泌水平，形成直接反馈效应。如血糖升高可引起胰岛素分泌增加，结果使血糖下降。

（二）神经调节

神经活动对激素分泌的调节具有重要意义。下丘脑是神经系统和内分泌系统相互联系的重要枢纽，其传入和传出通路复杂又广泛，内外环境中各种形式的刺激都可能经这些神经通路影响下丘脑神经内分泌细胞的分泌活动。此外，胰岛、肾上腺髓质等腺体及器官都接受神经纤维支配。

第二节　下丘脑与垂体

下丘脑和垂体在结构和功能上密切联系，可视为下丘脑－垂体功能单位。包括下丘脑－腺垂体系统和下丘脑下－神经垂体系统两部分。

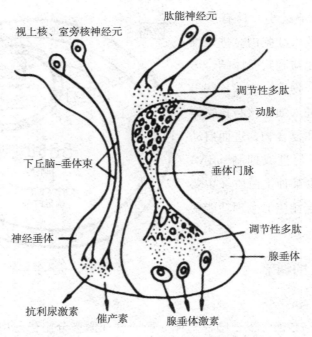

图 11－3　下丘脑与垂体功能联系示意图

一、下丘脑与垂体的功能联系

（一）下丘脑 - 腺垂体系统

下丘脑与腺垂体之间没有直接的神经联系，但存在独特的血管网络，称为垂体门脉系统，该系统实现了腺垂体与下丘脑之间的双向沟通。下丘脑的内侧基底部，主要包括正中隆起、弓状核、视交叉上核、腹内侧核、室周核等结构，都分布有小细胞神经元，能产生多重调节腺垂体分泌的激素，因此将下丘脑的内侧基底部称为促垂体区。

由下丘脑促垂体区分泌的调节腺垂体功能活动的多肽，统称为下丘脑调节肽。目前已发现了9种，其种类和主要作用见表 11 - 1。

表 11 - 1 下丘脑调节性多肽的种类和主要作用

种类	缩写	主要作用
促甲状腺激素释放激素	TRH	促进促甲状腺激素的分泌
促肾上腺皮质激素释放激素	CRH	促进促肾上腺皮质激素的分泌
促性腺激素释放激素	GnRH	促进黄体生成素、卵泡刺激素的分泌
催乳素释放肽	PRP	促进催乳素的分泌
催乳素释放抑制因子	PIF	抑制催乳素的分泌
生长素释放激素	GHRH	促进生长素的分泌
生长抑素	GHIH	抑制生长素的分泌
促黑激素释放因子	MRF	促进促黑激素的分泌
促黑激素释放抑制因子	MIF	抑制促黑激素的分泌

（二）下丘脑 - 神经垂体系统

神经垂体为下丘脑的延伸结构。下丘脑视上核和室旁核等部位的大细胞神经元轴突终止于神经垂体，形成下丘脑 - 垂体束。下丘脑的视上核可分泌抗利尿激素，室旁核分泌催产素。抗利尿激素和催产素经下丘脑 - 垂体束的轴浆运输到达神经垂体的末梢并储存。当机体需要时，再释放入血而发挥作用。

二、腺垂体激素

腺垂体是体内最重要的内分泌腺，其合成和分泌的激素主要有七种，包括：生长激素（GH）、催乳素（PRL）、促黑激素（MSH）、促甲状腺激素（TSH）、促肾上腺皮质激素（ACTH）、卵泡刺激素（FSH）和黄体生成素（LH）。其中生长激素和催乳素直接作用于靶组织或靶细胞；促甲状腺激素、促肾上腺皮质激素、卵泡刺激素和黄体生成素均可作用于各自的靶腺，再通过靶腺发挥作用。

（一）生长激素（GH）

GH 是腺垂体中含量最多的激素。

1. 生长激素的生理作用

（1）促进生长发育：GH 的主要作用是促进生长，对机体各个器官组织产生广泛影响，尤其是对骨骼、肌肉及内脏器官的作用更强。临床上，人在幼年时期 GH 分泌不足，将表现为生长停滞，身材矮小，但智力正常，称为侏儒症；相反，幼年时，若 GH 分泌过多，则生长过度，四肢尤为突出，称为巨人症；成年后因骨骺已闭合，若 GH 分泌过多，长骨不能生长，只能刺激肢端部的短骨和颌面部的扁骨增生，病人表现为手大、鼻宽和下颌突出，称为肢端肥大症。

（2）调节代谢：GH 能调节糖、脂肪、蛋白质等物质代谢。GH 对糖代谢的影响随剂量不同而有所差异：生理水平的生长激素可刺激胰岛素分泌，加强糖的利用。但过量的 GH 则抑制糖的利用，又由于脂肪分解增多提供能量而减少了糖的利用，故使血糖升高。因此，GH 分泌过量可产生"垂体性糖尿"。对于脂肪代谢，GH 加速脂肪的分解，增强脂肪酸的氧化，提供能量，使组织特别是肢体中的脂肪减少。蛋白质代谢，GH 能促进蛋白质合成。

2. 生长激素分泌的调节　　GH 分泌主要受下丘脑 GHRH 和 GHIH 的双重调节，前者促进分泌，后者抑制分泌。一般认为，GHRH 是对 GH 分泌起经常性的调节作用，而 GHIH 则是在应激等刺激引起 GH 分泌过多时，才抑制 GH 分泌。

其他因素，如血糖降低和血中氨基酸水平升高，能促进 GH 分泌，血中游离脂肪酸水平升高则抑制 GH 分泌。睡眠也对 GH 分泌有影响，人从觉醒状态进入慢波睡眠期间，GH 分泌明显增加，有利于机体的生长发育和体力的恢复。此外，甲状腺激素、雌激素、睾酮及应激刺激等，均能促进 GH 的分泌。在青春期，血中睾酮和雌激素浓度增高，GH 分泌明显增加而使生长发育的速度加快。

（二）催乳素（PRL）

1. 催乳素的生理作用　　尽管 PRL 以催乳作用发现和命名，但它的作用非常广泛。PRL 可促进乳腺发育，引起并维持泌乳。在女性青春期，乳腺发育是雌激素、孕激素、PRL、GH、甲状腺激素等共同作用的结果。而在妊娠期，PRL、雌激素、孕激素分泌增加，促进乳腺发育，使其具有泌乳的能力，但因此时血中雌激素与孕激素浓度较高，与 PRL 竞争受体，PRL 并不刺激乳腺分泌乳汁。分娩后，血中雌激素与孕激素浓度降低，PRL 才得以发挥作用，启动和维持泌乳。PRL 对性腺作用比较复杂，小剂量的 PRL 对雌激素和孕激素的合成有促进作用，大剂量则起抑制作用。在男性，PRL 可促进前列腺和精囊腺的生长，促进睾酮的合成，对生精过程有调节作用。PRL 还参与应激反应，PRL 是应激发生时腺垂体分泌的重要激素之一，在应激情况下，血中 PRL 常与 ACTH 和 GH 浓度的升高一同升高，直至刺激停止后数小时才恢复正常。

2. 催乳素的分泌调节 PRL 的分泌受下丘脑 PRP 和 PIF 的双重调节。前者促进分泌，后者抑制分泌，平时以 PIF 的抑制作用为主。哺乳期妇女，婴儿吸吮乳头的刺激经神经传至下丘脑，使 PRP 增加，PIF 减少，最终 PRL 分泌增加，乳汁生成增多。

（三）促黑激素（MSH）

1. 促黑激素的生理作用 MSH 的靶细胞为黑色素细胞。MSH 的主要作用是促使黑色素细胞内的酪氨酸转变为黑色素，使皮肤与毛发等的颜色变黑。

2. 促黑激素的分泌调节 MSH 的分泌受下丘脑 MRF 与 MIF 的双重调节，前者促进分泌，后者抑制分泌，平时以 MIF 的作用占优势。

（四）促激素

1. 促激素的生理作用 腺垂体分泌 ACTH、TSH、FSH、LH 四种垂体促激素，分泌入血后分别特异的作用于相应的内分泌靶腺，再通过靶腺激素调节全身组织细胞的活动（表 11 – 2）。

表 11 – 2　腺垂体促激素的主要作用

促激素的名称	主要作用
促肾上腺皮质腺激素（ACTH）	促进肾上腺皮质增生和糖皮质激素的合成与释放，维持肾上腺皮质的正常活动和反应性
促甲状腺激素（TSH）	促进甲状腺增生和甲状腺激素的合成和分泌
卵泡刺激素（FSH）	促进卵泡的发育成熟，使卵泡分泌雌激素；在男性，促进睾丸的生精过程
黄体生成素（LH）	促进卵泡排卵、黄体的形成和孕激素的分泌；在男性，刺激睾丸间质细胞分泌雄激素

2. 促激素的分泌调节 促激素都有各自的靶腺，构成激素活动的三级水平调节（图 11 – 4）。

三、神经垂体激素

神经垂体自身不能合成激素，但能贮存和释放下丘脑视上核和室旁核分泌的抗利尿激素（ADH）和催产素（OXT）。

（一）抗利尿激素（ADH）

抗利尿激素又称为血管升压素。生理状况下，血浆中的 ADH 浓度很低，抗利尿作用十分明显，对血压几乎没有调节作用。但在机体脱水和失血的情况下，ADH 分泌增多，可使血管广泛收缩，对维持血压有一定的作用。

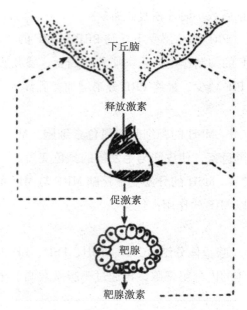

图 11-4　腺垂体促激素分泌的调节

（二）催产素（OXT)

1. 催产素的生理作用

（1）促进乳腺排乳：哺乳期的乳腺可不断分泌乳汁并贮存于乳腺腺泡。OXT 则促进乳腺腺泡周围的肌上皮细胞收缩，促使乳汁排入乳腺导管或射出。OXT 同时也有营养乳腺的作用。

（2）刺激子宫收缩：OXT 可刺激子宫收缩，非孕子宫对 OXT 敏感性很低，收缩子宫平滑肌的作用较弱。妊娠晚期的子宫平滑肌对 OXT 的敏感性提高，收缩子宫平滑肌作用增强。孕激素降低子宫平滑肌对 OXT 的敏感性，而雌激素的作用则相仿。

2. 催产素分泌的调节

OXT 分泌的调节属于神经内分泌调节。哺乳时，婴儿吸吮乳头的信息经传入神经至下丘脑，反射性地引起神经垂体的 OXT 释放入血，促进乳汁的射出，该过程称为射乳反射。射乳反射是典型的神经内分泌反射。

在分娩时，胎儿对子宫、宫颈和阴道的牵拉刺激可反射性地引起 OXT 释放，通过正反馈机制，促使子宫肌收缩增强，有利于分娩过程的进行。临床上 QXT 常用于诱导分娩或预防产后出血。

第三节　甲状腺和甲状旁腺

甲状腺是人体最大的内分泌腺，主要由甲状腺腺泡构成，甲状腺激素（TH）由腺泡壁的上皮细胞合成和分泌，是调节人体代谢和生长发育的重要激素。在甲状腺组织中，还有滤泡旁细胞，能合成和分泌降钙素（CT）。

一、甲状腺激素

（一）甲状腺激素的合成

甲状腺激素主要有四碘甲腺原氨酸（或称甲状腺素，T_4）和三碘甲腺原氨酸（T_3）。甲状腺分泌的 T_4 远比 T_3 多，但 T_3 的生物活性较大，约比 T_4 大 5 倍。

甲状腺激素合成的原料为碘和酪氨酸。人体合成甲状腺激素所需的碘 80% ~ 90% 来源于食物，其余来自饮水和空气。甲状腺激素合成的基本过程大致归纳为以下几个环节。

1. 甲状腺腺泡聚碘　人每天从饮食中摄取的碘约 100 ~ 200ug，其中 1/3 被甲状腺摄取。甲状腺对碘的摄取是由腺泡上皮细胞通过主动转运机制完成的。在生理情况下，甲状腺内的 I^- 浓度可为血清的 30 倍。临床上可采用碘同位素示踪法测定甲状腺摄碘能力，进而判断甲状腺的功能状态。

2. I^- 的活化　由腺泡上皮细胞摄取的碘并不能直接与酪氨酸结合，必须在过氧化物酶（TPO）的催化下活化。此过程在腺泡上皮细胞顶端质膜微绒毛与腺泡腔的交界处完成。

3. 酪氨酸碘化　同样在 TPO 的催化下，活化后的碘取代酪氨酸残基上的氢原子，生成一碘酪氨酸残基（MIT）和二碘酪氨酸残基（DIT），从而完成碘化过程。

4. 碘化酪氨酸的缩合　在 TPO 的作用下，一个分子的 MIT 与一个分子的 DIT，或二个分子的 DIT 发生耦联，分别合成 T_3 和 T_4。

碘的活化、酪氨酸碘化以及耦联过程都有 TPO 的参与。硫脲类药物能抑制 TPO 活性，进而抑制甲状腺激素的合成，临床上常用此类药物治疗甲状腺功能亢进。

（二）甲状腺激素的贮存、释放、运输和代谢

1. 贮存　甲状腺是唯一将激素大量储存在细胞外的内分泌腺，其合成的甲状腺激素储存于腺泡腔内，贮量大，可供机体利用 2 ~ 3 个月。因此，应用抗甲状腺功能亢进的药物，较长时间用药后才能显效。

2. 释放　甲状腺在 TSH 的刺激下，腺泡上皮细胞将腺泡腔内的甲状腺球蛋白吞入细胞内，在蛋白水解酶的作用下，T_3 和 T_4 从甲状腺球蛋白分子中水解下来释放入血。

3. 运输　进入血液的甲状腺激素，大部分与血浆蛋白结合，少量游离。结合型和游离型可相互转化，维持动态平衡。但只有游离性激素才能进入组织发挥作用。

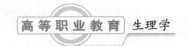

4. 代谢　血中 T_4 半衰期为 7 天，T_3 为 1.5 天。80% 的 T_3 和 T_4 通过脱碘途径进行降解，其余 20% 在肝中与葡萄糖醛酸或硫酸盐结合后，经胆汁排入小肠，随粪便排出。

（三）甲状腺激素的生理作用

甲状腺激素几乎作用于全身各组织细胞，其主要作用是调节新陈代谢，促进人体生长发育等。

1. 调节新陈代谢

（1）增强能量代谢：甲状腺激素能使体内大多数组织的耗氧量和产热量增加，提高能量代谢水平。故甲状腺功能低下的患者产热减少，基础代谢率降低。甲状腺功能亢进的患者产热增加，基础代谢率增高，表现为怕热易出汗。

（2）调节物质代谢

糖代谢：甲状腺激素能加速小肠黏膜吸收葡萄糖，还能促进肝糖异生等，升高血糖水平。但甲状腺激素同时又加强外周组织对糖的利用，具有降血糖的作用。因此，甲亢患者，餐后血糖升高，但随后血糖又能很快降低。

脂肪代谢：甲状腺激素能加速脂肪代谢速率，促进胆固醇的降解。因此，甲亢患者血胆固醇低于正常，甲减患者血胆固醇水平增高而易发生动脉粥样硬化。

蛋白质代谢：生理情况下，甲状腺激素促进蛋白质的生成，有利于机体的生长发育。若甲状腺激素分泌过量，则促进以骨骼肌为主的组织蛋白质分解，以致出现肌肉收缩无力；甲状腺激素分泌过少，蛋白质合成减少，但细胞间的黏液蛋白增多，可使水滞留于皮下，形成一种指压不凹陷的水肿，称为黏液性水肿。

2. 促进生长发育

甲状腺激素是促进生长发育必不可少的激素，特别是神经系统、骨骼及生殖系统的生长发育。若婴幼儿缺乏甲状腺激素，表现为智力低下、身材矮小、生殖器发育不全等，称为呆小症。缺碘地区预防呆小症应从妊娠期开始。

3. 影响器官系统功能

（1）对中枢神经系统的作用：甲状腺激素能提高中枢神经系统的兴奋性。因此，甲亢患者多表现为烦躁不安、多言多动、喜怒无常和失眠多梦等。甲减患者则有言行迟钝、记忆减退、表情淡漠和少动思睡等症状。

（2）对心血管系统的作用：甲状腺激素可加快心率，增加心肌收缩力、心输出量及心肌耗氧量，甲亢患者常感心悸，心脏因长期做功量增加而出现肥大，甚至引起心力衰竭。

（3）对消化系统的作用：甲状腺激素可增强胃肠蠕动、增加食欲。甲亢患者食欲增强，食量高于常人；甲低时，则出现腹胀和便秘。

（四）甲状腺功能的调节

甲状腺功能主要受腺垂体分泌的甲状腺激素的调节，形成下丘脑－腺垂体－甲状腺轴调节系统，此外甲状腺还有一定程度的自身调节能力。

1. 下丘脑－腺垂体－甲状腺轴调节系统　下丘脑释放的 TRH 通过垂体门脉系统运至腺垂体，促进 TSH 合成和释放，TSH 再促进甲状腺滤泡增生和甲状腺激素的分泌（图 $11-5$）。血液中游离的 T_4 和 T_3 达到一定水平后又产生负反馈调节作用，抑制 TRH 和 TSH 的分泌。这种负反馈调节是体内 T_4 和 T_3 的浓度得以维持正常水平的重要机制。地方性甲状腺肿或单纯性甲状腺肿是由于饮食中缺碘造成 T_4 和 T_3 合成分泌减少，此时，T_4 和 T_3 对腺垂体的负反馈作用减弱，TSH 分泌量增多，刺激甲状腺细胞增生，导致甲状腺肿大。

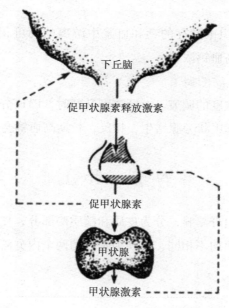

图 $11-5$　甲状腺激素的负反馈调节

2. 甲状腺功能的自身调节　甲状腺的自身调节是甲状腺摄碘能力对食物碘含量的一种适应能力。当食物碘含量不足时，腺泡碘泵活动增强，使甲状腺激素的合成与释放不因碘不足而减少。相反，当食物碘过量时，腺泡碘泵活动减弱，甲状腺激素的合成也不致过多。

3. 自主神经的调节　甲状腺受交感神经和副交感神经的双重支配。交感神经兴奋，甲状腺激素合成与分泌增加；副交感神经的作用尚不十分清楚。

二、甲状腺 C 细胞分泌的激素

甲状腺 C 细胞分泌的激素是降钙素（calcitonin CT），能抑制破骨细胞的活动，增强成骨细胞的活动，降低血钙，抑制肾小管对钙、磷、钠和氯的重吸收。CT 的分泌主要是受血钙浓度的负反馈性调节。血钙浓度升高时，CT 分泌增多，反之分泌减少。

三、甲状旁腺激素

（一）甲状旁腺激素（PTH）的生理作用

PTH 是体内调节血钙浓度的最主要激素。

1. 对肾的作用　PTH 促进远曲小管和集合管重吸收钙，减少钙的排泄以维持血钙浓度；同时抑制肾小管重吸收磷，促进磷排泄，降低血磷。PTH 对肾的另一重要作用是激活 1，25 – 羟化酶，催化维生素 D_3 转化成 1，25 – 二羟维生素 D_3。后者可促进小肠对钙的吸收，使血钙升高。

2. 对骨的作用　骨组织中贮存的钙和血浆中游离的钙可相互转换，处于动态平衡。PTH 可动员骨钙入血，提高血钙浓度。

（二）甲状旁腺激素分泌的调节

PTH 分泌主要受血钙浓度的调节。血钙浓度升高时，PTH 分泌减少；反之，PTH 分泌增加。持续低血钙，会引起甲状旁腺增生，相反，长期高血钙会引起甲状旁腺萎缩。

第四节　肾上腺

肾上腺是人体重要的内分泌腺，分为皮质和髓质两部分，皮质和髓质在起源发生、形态结构以及生物效应等方面均不相同，可视为独立的两个内分泌腺体。

一、肾上腺皮质激素

肾上腺皮质由外向内依次为球状带、束状带和网状带。球状带合成和分泌以醛固酮为代表的盐皮质激素；束状带合成和分泌以皮质醇为主的糖皮质激素；网状带合成、分泌性激素，以雄激素为主，也有少量雌激素。

（一）糖皮质激素的生理作用

糖皮质激素在体内的作用广泛而复杂。

1. 对物质代谢的作用

（1）糖代谢：糖皮质激素能显著升高血糖。抑制外周组织对葡萄糖的利用，其具有抗胰岛素的作用，此外，还能促进糖异生。故糖尿病患者应慎用此药。

（2）脂肪代谢：促进脂肪（主要是四肢的脂肪）分解，使血液中游离脂肪酸浓度升高，增强脂肪酸在肝内的氧化。由于机体不同部位对糖皮质激素的敏感性不同，糖皮质激素过多时，体内脂肪重新分布，主要沉积于面部、颈部、躯干和腹部，出现"水牛背"和"满月脸"的特殊体型，形成"向心性肥胖"。

（3）蛋白质代谢：抑制肝外组织的蛋白质合成并促进分解。当糖皮质激素分泌过多时，可导致生长停滞、肌肉消瘦、骨质疏松、皮肤变薄、创口愈合延迟。

（4）水盐代谢：糖皮质激素可增加肾小球血浆流量，使肾小球滤过率增大，有利于水的排出。肾上腺皮质功能减退的患者常伴有水排出障碍，甚至出现"水中毒"。糖皮质激素还具有较弱的保钠排钾作用。

2. 在应激反应中的作用 当人突然受到各种有害刺激，如创伤、感染、缺氧、饥饿、疼痛和中毒等，下丘脑-垂体-肾上腺皮质轴被激活，ACTH和糖皮质激素大量分泌，引起机体发生防御性反应，称为应激反应。应激反应有利于增强人体对有害刺激的耐受力，提高生存的适应性。

3. 对组织器官活动的作用

（1）对血细胞的作用：糖皮质激素能增强骨髓造血功能，使血液中红细胞和血小板的数量增加；能促使附着在小血管壁的粒细胞进入血液，使血中的中性粒细胞增加；能抑制淋巴细胞DNA的合成，使淋巴细胞数量减少；加强网状内皮细胞吞噬和分解嗜酸性粒细胞，使血中嗜酸性粒细胞的数量减少。

（2）对心血管系统的作用：糖皮质激素通过儿茶酚胺类激素的允许作用，增加心肌和血管平滑肌细胞上的受体数量，使心血管对儿茶酚胺的敏感性提高，增加血管紧张度；抑制具有舒血管作用的前列腺素的合成和降低毛细血管通透性，有利于维持血容量，故糖皮质激素对维持正常的血压是必需的。

（3）对消化系统的作用：糖皮质激素能增加胃酸和胃蛋白酶的分泌，并使胃黏膜的保护和修复功能减弱。因此，长期大量服用糖皮质激素的患者，可能发生胃溃疡，溃疡患者应慎用糖皮质激素。

（4）对神经系统的作用：提高中枢神经系统的兴奋性。过量的糖皮质激素可引起情绪激动，烦躁不安和失眠等现象。

（二）糖皮质激素分泌的调节

糖皮质激素的分泌主要受下丘脑-腺垂体-肾上腺皮质轴的调节（图11-6）。下丘脑分泌的CRH，通过垂体门脉系统到达腺垂体，促进ACTH的分泌，ACTH能促进束状带和网状带的生长发育，增加糖皮质激素的分泌。ACTH的分泌在凌晨最低，清晨觉醒前最高。由于ACTH的分泌具有昼夜节律，使糖皮质激素的分泌也呈现出相应的周期性波动。

当血中糖皮质激素浓度增大时，通过负反馈作用可抑制腺垂体ACTH和下丘脑CRH的分泌。同时，血中ACTH升高也可通过负反馈抑制CRH的释放（图11-6）。

但在应激状态下，下丘脑和腺垂体对反馈刺激的敏感性降低，故ACTH和糖皮质激素的分泌极大地增加。此外，由于ACTH和糖皮质激素的分泌存在上述负反馈抑制，因此，长期大量使用糖皮质激素的患者，可能发生肾上腺皮质萎缩和分泌功能降低，突然停药会出现糖皮质激素分泌不足的症状。

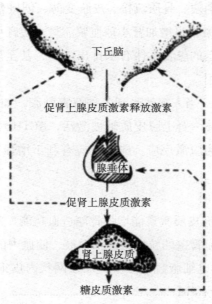

下丘脑

促肾上腺皮质激素释放激素

腺垂体

促肾上腺皮质激素

肾上腺皮质

糖皮质激素

图11 – 6　糖皮质激素分泌调节示意图

二、肾上腺髓质激素

肾上腺髓质分泌的激素主要为肾上腺素和去甲肾上腺素，两者都属于儿茶酚胺类化合物。

（一）肾上腺素和去甲肾上腺素的作用

肾上腺髓质激素的作用广泛，几乎对全身各系统均有作用，其主要作用见表11 – 3。

表11 – 3　肾上腺素与去甲肾上腺素的主要作用

	肾上腺素	去甲肾上腺素
心脏	心率加快，心肌收缩力增强，心输出量增加	心率减慢
血管	皮肤血管收缩；骨骼肌、冠状血管舒张	冠状血管舒张，其他血管均收缩
血压	升高，尤其是收缩压	明显升高，尤其是舒张压
支气管平滑肌	舒张	稍舒张
妊娠子宫平滑肌	舒张	收缩
代谢	增强	稍增强

肾上腺髓质受交感神经支配，两者关系密切，故把交感神经与肾上腺髓质在结构和功能上的这种联系，称为交感 – 肾上腺髓质系统。当机体受到创伤、焦虑、低血压、剧烈运动和剧痛等刺激时，这一系统会立即启动，肾上腺髓质激素大量分泌，中枢神经系统的兴奋性增高，使机体反应灵敏；同时心率加快，心肌收缩力增强，心输出量增多；呼吸加深加快，肺通气量增加；糖原和脂肪分解代谢增强，为机体提供更多能源，这些适应性变化

称为应急反应，有利于机体应付环境急变。

现认为"应急"反应和"应激"反应，实质上都是机体受到伤害性刺激时的自我保护性反应，二者相辅相成。一般而言，前者提高机体对环境变化的适应能力，后者增强机体对伤害性刺激的耐受力。

（二）肾上腺髓质激素分泌的调节

1. 交感神经的作用　肾上腺髓质受交感神经节前纤维支配，交感神经兴奋时，肾上腺素和去甲肾上腺素分泌增加。

2. 促肾上腺皮质激素的作用　ACTH可直接及通过糖皮质激素间接刺激肾髓质激素分泌增加。

3. 反馈抑制　当去甲肾上腺素达一定量时，可抑制酪氨酸羟化酶，使去甲肾上腺素合成减少；而肾上腺素过多也能抑制苯乙醇胺氮位甲基移位酶，使肾上腺素合成减少。

第五节　胰　岛

胰岛为散在胰腺外分泌细胞之间呈小岛状分布的内分泌细胞群，根据形态学特征，人胰岛细胞至少可分为5种细胞：A细胞（占20%），分泌胰高血糖素；B细胞（占60%～70%），分泌胰岛素；D细胞（占10%），分泌生长抑素；PP细胞，分泌胰多肽；D_1细胞，分泌血管活性肠肽。

一、胰岛素

（一）胰岛素的生理作用

1. 对糖代谢的作用　胰岛素是生理状态下唯一能降低血糖的激素。胰岛素能促进细胞对葡萄糖的摄取和利用、加速肝糖原和肌糖原合成、促进葡萄糖转变为脂肪，另一方面，胰岛素抑制糖原分解和糖异生的作用，使血糖浓度降低。因此，若胰岛素分泌不足，会导致血糖升高，当血糖超过肾糖阈时，尿中将会出现葡萄糖，导致糖尿。

2. 对脂肪代谢的作用　胰岛素可促进脂肪的合成与贮存，抑制脂肪的分解。胰岛素缺乏可造成脂肪代谢紊乱，分解加强。同时，由于脂肪酸在肝内氧化，生成大量酮体，引起酮症酸中毒，甚至昏迷。

3. 对蛋白质代谢的作用　胰岛素能促进蛋白质的合成和储存，抑制蛋白质的分解。且在促进生长方面，生长激素和胰岛素有协同作用，生长激素必须在有胰岛素的情况下才能发挥促进蛋白质合成的作用。

（二）胰岛素分泌的调节

1. 血糖的影响　血糖浓度是调节胰岛素分泌的最重要因素。血糖浓度升高，胰岛素分泌增多，使血糖下降；血糖浓度降低则抑制胰岛素的分泌，使血糖升高。这种负反馈作用是维持血中胰岛素以及血糖正常水平的重要机制。

2. **激素的作用** 胰高血糖素、生长激素、甲状腺激素等可通过增加血糖浓度而间接刺激胰岛素的分泌，肾上腺素和去甲肾上腺素等则抑制胰岛素分泌。

3. **神经调节** 胰岛受迷走神经和交感神经支配。迷走神经兴奋时，可促进胰岛素分泌；交感神经兴奋则抑制胰岛素分泌。

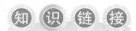

糖尿病与消渴证

古代中医把糖尿病划为消渴的范畴。公元前400年，《黄帝内经》中就有"消渴"病的记载。东汉著名医家张仲景在《金匮要略》中将消渴分为三种类型：渴而多饮者为上消；消谷善饥者为中消；口渴、小便如膏者为下消。唐初的甄立言《古今条验》记载"消渴小便至甜"。

中医治疗糖尿病是以整体观念、辨证论治为主，采用益气养阴、清热活血等治疗原则，调整人体内环境，改善患者代谢状况。

二、胰高血糖素

（一）胰高血糖素的生理作用

胰高血糖素是一种促进分解代谢的激素，可促进肝糖原分解、增强糖异生作用，升高血糖；促进脂肪分解，使酮体生成增加；促进蛋白质分解、抑制其合成，加速氨基酸进入肝细胞异生为糖。

（二）胰高血糖素分泌的调节

血糖浓度是调节胰高血糖素分泌的主要因素。血糖降低，胰高血糖素分泌增加，反之，则减少。迷走神经兴奋抑制胰高血糖素分泌，交感神经兴奋促进胰高血糖素分泌。此外，胰岛素能降低血糖，故能间接促进胰高血糖素的分泌。

复习思考

一、单项选择题

1. 第一信使指的是（   ）

    A. 受体   B. 基因   C. 激素

    D. 激素–受体复合物   E. cAMP

2. 不属于腺垂体分泌的激素是（   ）

A. 促甲状腺激素　　　　　B. 促肾上腺皮质激素　　　　　C. 催乳素

D. 催产素　　　　　　　　E. 促黑激素

3. 患儿身材矮小，智力低下是因为哪种激素分泌不足（　　　）

A. 生长激素　　　　　　　B. 甲状腺激素　　　　　　　　C. 胰岛素

D. 肾上腺皮质激素　　　　E. 糖皮质激素

4. 不符合糖皮质激素作用的是（　　　）

A. 嗜酸性粒细胞减少　　　B. 中性粒细胞增多　　　　　　C. 淋巴细胞增多

D. 红细胞增多　　　　　　E. 增加胃酸和胃蛋白酶的分泌

5. 影响神经系统发育的最重要的激素是（　　　）

A. 甲状腺激素　　　　　　B. 生长素　　　　　　　　　　C. 糖皮质激素

D. 肾上腺素　　　　　　　E. 胰岛素

6. 降钙素来自于（　　　）

A. 肾上腺皮质　　　　　　B. 甲状旁腺　　　　　　　　C. 甲状腺滤泡旁细胞

D. 腺垂体　　　　　　　　E. 胰岛

7. 不至于引起血糖增高的激素是（　　　）

A. 生长激素　　　　　　　B. 肾上腺髓质激素　　　　　　C. 甲状腺激素

D. 甲状旁腺素　　　　　　E. 糖皮质激素

8. 比较胰岛素与糖皮质激素的作用，正确的是（　　　）

A. 影响血糖的作用相反　　B. 影响蛋白质代谢的作用相同

C. 影响脂肪代谢的作用相同　　D. 影响水盐代谢的作用相反

E. 都能增强骨髓造血功能

二、问答题

1. 简述激素作用的一般特征。

2. 对比人幼年时期缺乏生长激素与甲状腺激素的异同点。

3. 分析糖皮质激素分泌不足和过量会出现哪些功能异常，为什么？

扫一扫，知答案

扫一扫，看课件

第十二章

生　殖

【学习目标】

1. 掌握雄激素、雌激素和孕激素的生理作用，月经周期的概念、分期及子宫内膜的周期性变化。

2. 熟悉睾丸的生精功能和卵巢的生卵功能。

3. 了解胎盘分泌的主要激素。

4. 具有运用所学知识，对妊娠与避孕进行指导的能力。

生物个体生长发育到性成熟阶段，具有产生与自己相似子代个体的功能，称为生殖（reproduction）。

第一节　男性生殖

男性的主性器官是睾丸，附属性器官包括附睾、输精管、精囊腺、前列腺、尿道球腺和阴茎等。

一、睾丸的功能

（一）睾丸的生精功能

睾丸的生精功能主要表现为生成精子，精子是男性的生殖细胞。睾丸主要由曲细精管和间质细胞组成，曲细精管是精子的生成部位。间质细胞具有合成和分泌雄激素的功能。男性自青春期开始，曲细精管上皮细胞中的精原细胞发育成初级精母细胞、次级精母细胞、早期精子细胞、晚期精子细胞。精子发育成熟后，脱离支持细胞进入管腔，储存于附睾中。从精原细胞发育成为精子约需 2.5 个月。

精子的生成需要适宜的温度，阴囊内温度较腹腔内低 1～8℃ 左右，适合精子的生成。在胚胎发育期间由于某种原因，睾丸未能下降到阴囊内，则称为隐睾症，是男性不育的原因之一。正常男子每次射出精液 3～6mL，每毫升精液含 2000 万到 4 亿个精子。若少于2000 万时，则不易使卵子受精。另外，疾病、吸烟、酗酒也可导致精子活力降低、畸形率增加，甚至少精或无精。

（二）睾丸的内分泌功能

睾丸间质细胞分泌雄激素，支持细胞分泌抑制素。

1. 雄激素　雄激素主要包括睾酮、双氢睾酮、脱氢异雄酮、雄烯二酮和雄酮等。双氢睾酮的生物活性最强，睾酮的分泌量最多。

正常男子血中睾酮以 20～50 岁含量最高，为 19～24nmol/L，50 岁以上随年龄增长而逐渐减少。

睾酮的主要生理作用：

（1）促进男性附性器官的生长发育。睾酮能刺激阴茎、阴囊和前列腺增长，并维持其成熟状态。

（2）促进男性副性征的出现并维持其正常状态。两性在青春期开始，会出现一系列与性有关的特征，称为副性征或第二性征。男性表现为喉结突出、嗓音低沉、骨骼粗壮、肌肉发达、体毛胡须生长等。

（3）维持生精作用。睾酮进入曲细精管可直接转变为活性更强的双氢睾酮，与生精细胞的雄激素受体结合，促进精子的生成。

（4）促进蛋白质合成，主要是肌肉和生殖器官的蛋白质合成；促进骨骼生长及钙、磷沉积；参与水盐代谢，有利于水和钠等电解质在体内的适度滞留。此外，还可刺激促红细胞生成素的生成，促进骨髓造血功能，使红细胞生成增多。

（5）维持正常的性欲。

2. 抑制素　抑制素是由睾丸支持细胞分泌的糖蛋白激素，可选择性地作用于腺垂体，对精子生成素（FSH，在女性又称促卵泡激素）的合成和分泌有很强的抑制作用，生理剂量的抑制素对间质细胞刺激素（LH，在女性又称黄体生成素）的分泌却无明显影响。

二、睾丸功能的调节

睾丸的生精作用和内分泌功能均受到下丘脑－腺垂体系统的调控，下丘脑、腺垂体、睾丸在功能上联系密切，构成下丘脑－腺垂体－睾丸轴。睾丸分泌的激素又对下丘脑－腺垂体进行反馈调节，从而维持生精过程和各种激素水平的稳态。

（一）下丘脑－腺垂体对睾丸活动的调节

下丘脑分泌的促性腺激素释放激素（GnRH）经垂体门脉系统直接作用于腺垂体，促进腺垂体细胞合成和分泌 FSH 和 LH，进而对睾丸的生精功能和内分泌功能进行调节，LH 主要作用于间质细胞，FSH 主要作用于生精细胞和支持细胞；而睾丸分泌的激素对下丘脑 – 腺垂体也有反馈作用。

（二）睾丸激素对下丘脑 – 腺垂体的反馈调节

睾丸分泌的雄激素和抑制素在血液中的浓度变化，也可对下丘脑和腺垂体的 GnRH、FSH 和 LH 分泌进行负反馈调节（图 12 – 1）。

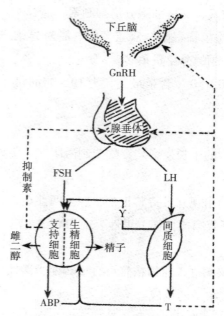

图 12 – 1　下丘脑 – 腺垂体 – 睾丸激素系统的功能及睾酮负反馈作用示意图

→表示促进；- - →表示抑制

1. 雄激素　当血液中睾酮浓度达到一定水平后，可作用于下丘脑和腺垂体，通过负反馈机制抑制 GnRH 和 LH 的分泌，而对 FSH 的分泌却无影响。从而使血液中睾酮的浓度保持在一个相对稳定的水平。

2. 抑制素　FSH 可促进睾丸的支持细胞分泌抑制素，而抑制素又可对腺垂体 FSH 的合成和分泌发挥选择性抑制作用。机体通过这一负反馈环路调节腺垂体 FSH 的分泌。

（三）睾丸内的局部调节

在睾丸支持细胞与生精细胞和间质细胞之间还能通过旁分泌或自分泌的方式，局部调节睾酮的分泌和生精的过程。如切除动物的垂体，可使生精过程中止，在睾丸局部植入睾酮，可维持局部生精功能。如注射大量雄激素而不给 FSH 也可使生精过程恢复。

第二节　女性生殖

女性的主性器官是卵巢，具有生卵和内分泌功能。附性器官包括输卵管、子宫、阴道、外生殖器等。

一、卵巢的功能

（一）卵巢的生卵功能

卵巢的生殖功能是生成卵子，卵子是女性的生殖细胞。卵巢生卵是指卵原细胞发育成能受精的卵子的过程。卵巢内有许多不同发育阶段的卵泡。新生儿卵巢内约有200万个未发育的原始卵泡，到青春期减少到30万~40万个，绝经期仅存几百个。从青春期开始，每月15~20个原始卵泡同时开始发育，但是通常只有1~2个可发育成优势卵泡并发育成熟，排出其中的卵细胞，而其余的卵泡均在发育过程中退化，形成闭锁卵泡。

成熟卵泡在LH分泌高峰的作用下，向卵巢表面移动，成熟卵泡壁破裂，卵细胞与透明带、放射冠及卵泡液被排出，此过程为排卵。排卵后，残余的卵泡壁内陷，血液进入卵泡壁发生凝固，形成血体。随着血液被吸收，残留的颗粒细胞与卵泡膜细胞外观为黄色，故称为黄体。若卵子受精成功，胚胎可分泌人绒毛膜促性腺激素，使黄体继续发育为妊娠黄体。若排出的卵子未能受精，则在排卵后第9~10天黄体开始变性，并逐渐被结缔组织所取代，成为白体而萎缩、溶解（图12-2）。

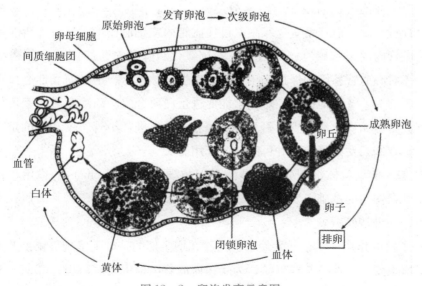

图12-2　卵泡发育示意图

（二）卵巢的内分泌功能

卵巢主要分泌雌激素（estrogen，E）、孕激素（proges－togen，P）和少量雄激素，此外，卵巢还可分泌多种肽类激素。

1. **雌激素** 主要由卵泡的内膜细胞和颗粒细胞共同参与合成，包括雌二醇、雌酮和雌三醇，其中以雌二醇活性最强，分泌量也最多。

雌激素的主要生理作用：

（1）对生殖器官的作用：①雌激素可协同 FSH 促进卵泡发育，诱导排卵前 LH 峰的出现，从而促进排卵，是卵泡发育、成熟、排卵不可缺少的调节因素。②促进子宫发育，使子宫内膜呈现增生期的变化，子宫颈分泌大量清亮、稀薄的黏液，有利于精子穿透和存活。促进子宫平滑肌细胞的增生肥大，使子宫收缩力增强。分娩前，雌激素能增强子宫平滑肌的兴奋性，提高子宫肌对催产素的敏感性。③促进输卵管上皮增生、分泌及输卵管运动，有利于精子和卵子的运行。④刺激阴道黏膜上皮细胞增生、角化，并使细胞内糖原含量增加，糖原分解使阴道呈酸性，提高阴道抗菌能力。

（2）对乳腺和第二性征的作用：雌激素可促进乳房发育，刺激乳腺导管和结缔组织增生，乳房丰满而隆起，产生乳晕；使全身脂肪和毛发分布具有女性特征，脂肪沉积于乳房、臀部等部位，骨盆宽大，臀部肥厚，声音细润，音调变高等，表现出一系列女性第二性征，并使之维持于成熟状态。

（3）对非生殖系统的作用：①骨骼系统：促进骨骼生长和钙盐沉积，促进青春期骨的成熟及骨骺愈合，因此，青春期前后雌激素分泌不足者，将引起骨成熟延迟，导致成人期身高过高。女性在绝经期后由于雌激素分泌减少，骨骼中的钙逐渐流失，易患骨质疏松症，易发生骨折。②心血管系统：雌激素可使血管内皮细胞中 NO 等血管活性物质的合成增加，促进血管内皮细胞修复；雌激素还能抗氧化、降低血浆胆固醇和低密度脂蛋白浓度，从而发挥对心血管系统的保护作用，防止发生动脉硬化。绝经前女性心血管疾病的发病率较低与此有关。③其他作用：雌激素能促进蛋白质合成。高浓度雌激素可使体液向组织间液转移，由于循环血量减少而引起醛固酮分泌，促进肾小管对钠和水的重吸收，导致钠、水潴留。有些妇女月经前水肿可能与此作用有关。

2. **孕激素** 卵巢黄体细胞分泌的孕激素以孕酮（progesterone）的作用最强。孕激素通常要在雌激素作用的基础上发挥效应，主要作用于子宫内膜和子宫平滑肌，为受精卵的着床做准备，并维持妊娠。

（1）对子宫的作用：①孕激素使子宫内膜在增生期的基础上呈现分泌期改变，即子宫内膜进一步增生变厚，并有腺体分泌，为受精卵的着床提供适宜环境；②使子宫平滑肌的兴奋性降低，活动能力减弱，抑制母体对胎儿的免疫排斥反应，降低妊娠子宫平滑肌对催产素的敏感性，保证胚胎有较"安静"的生长发育环境，故有安胎作用；③孕激素还可使子宫颈口闭合，宫颈黏液的分泌量减少、变稠，阻止精子穿透。孕激素对子宫的综合作用是保证妊娠过程能安全顺利地进行。如果孕激素缺乏，有可能发生早期流产，临床上常用黄体酮治疗先兆流产。

（2）对乳腺的作用：在雌激素作用的基础上，孕激素可促进乳腺腺泡的发育和成熟，并与催产素等相关激素一起，为分娩后泌乳创造条件。

（3）产热作用：女性的基础体温在月经期、排卵前期较低，排卵日最低，排卵后体温可升高 0.5℃ 左右，直至下次月经来临。基础体温的升高与孕激素作用于下丘脑体温调节中枢有关。临床上常利用测定基础体温作为监测排卵和指导避孕的方法之一。

（4）其他作用：孕激素和雌激素有拮抗作用，能促进钠、水排泄。另外，孕激素能使血管和消化道肌张力下降。因此，妊娠期妇女易发生静脉曲张、痔疮、便秘、输卵管积液等。

二、卵巢功能的调节

（一）下丘脑 - 腺垂体对卵巢活动的调节

正常情况下，下丘脑 GnRH 的分泌是呈脉冲式释放，由此导致腺垂体 FSH 和 LH 分泌的波动性，进而导致卵巢性激素分泌和排卵的周期性。雌激素可以增加下丘脑 GnRH 脉冲式释放的频率，孕激素的作用则与雌激素相反。因此，在卵泡发育期，随着卵泡性激素的分泌增加，下丘脑 GnRH 的分泌频率也渐渐增加，进而导致腺垂体出现 LH 分泌高峰，此高峰进一步导致卵泡的排卵和黄体的形成。

（二）卵巢激素对下丘脑 - 腺垂体系统活动的反馈调节

卵巢分泌的激素如雌激素、孕激素和抑制素等对下丘脑和腺垂体的功能具有反馈性调控作用。一般认为，抑制素和孕激素对下丘脑和腺垂体功能的调节为负反馈调节。即随着抑制素和孕激素的分泌增加，腺垂体 FSH 和 LH 的分泌相应减少。雌激素对下丘脑和腺垂体的反馈调节则比较复杂，既有负反馈调节，也有正反馈调节。一般认为，在黄体期，当血液雌激素处于中等水平时，雌激素主要以负反馈方式抑制腺垂体 LH 的分泌。但在卵泡成熟期，当血液中雌激素较长时间处于高水平时，雌激素则以正反馈的方式促进下丘脑 GnRH 和腺垂体 LH 的分泌。

三、月经及月经周期

（一）月经及月经周期

女性自青春期起，在整个生育期内（妊娠期除外），其生殖系统的活动呈规律性变化，称为生殖周期。其中最明显的表现是每月一次的子宫内膜剥落和出血现象，称为月经（menstruation），因此，女性的生殖周期也称为月经周期。从上一次月经来潮的第一天到下次月经来潮前的第一天为止所经历的时间，称为月经周期（menstruation cycle）。月经周期历时 20～40 天，平均 28 天。一般 12～14 岁开始第一次来月经，称为月经初潮。45～50 岁月经周期停止，称为绝经。

（二）月经周期中卵巢和子宫内膜的变化

在月经周期中，子宫内膜会出现一系列形态和功能的变化（图 12-3）。

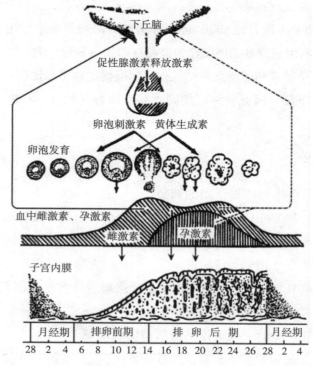

图 12-3　月经周期中卵巢和子宫内膜周期性变化示意图

根据子宫内膜的变化将月经周期分为三期：①月经期；②增生期；③分泌期。

1. 增生期　从月经停止到排卵为止，即月经周期第 5～14 天，称增生期。在此期间，卵泡不断发育并分泌雌激素。雌激素促使子宫内膜逐渐增殖，血管及腺体增生，但腺体尚不分泌。至此期末，卵巢内有一个卵泡发育成熟，出现排卵。

2. 分泌期　从排卵后到下次月经前，即月经周期的第 15～28 天，称分泌期。排卵后的卵泡形成黄体，开始分泌孕激素和雌激素，子宫内膜在增生期的基础上进一步增生变厚，血管扩张腺体迂曲，并具有分泌功能，为受精卵着床和发育做好准备。如果在此期间受孕，黄体则发育成妊娠黄体继续分泌孕激素和雌激素，使子宫内膜形成蜕膜。如未受孕则黄体萎缩，进入月经期。

3. 月经期　从月经开始到出血停止，即月经周期第 1～4 天，称月经期。在此期间，由于黄体开始退化、萎缩，血中孕激素和雌激素水平迅速下降。子宫内膜由于失去这两种激素的支持，使子宫内膜功能层的螺旋小动脉痉挛，导致内膜缺血、缺氧、脱落，引起出血，即月经来潮，血量为 50~100mL，因其富含纤溶酶而不易凝固。月经期内，子宫腔内膜剥落，表面形成创伤面容易感染，应注意保持外阴清洁，并避免剧烈运动。

（三）月经周期的形成机制

月经周期的形成主要是下丘脑－腺垂体－卵巢轴周期性功能活动的结果（图 12-3）。

1. 增生期的形成　青春期前，下丘脑、腺垂体发育尚未成熟，GnRH 分泌很少，腺垂体 FSH、LH 分泌极少，不足以引起卵巢和子宫内膜的周期性变化。随着青春期的到来，下丘脑发育逐渐成熟，下丘脑分泌的 GnRH 增多，使腺垂体分泌 FSH 和 LH 也增多，FSH 促使卵泡生长发育成熟，并与 LH 配合，使卵泡分泌雌激素。在雌激素作用下子宫内膜发生增生期的变化。在增生期末，约相当于排卵前一天左右，雌激素在血中的浓度达到高峰，通过正反馈作用使 GnRH 分泌进一步增加，进而使 FSH 和 LH 分泌增加，尤其以 LH 分泌增加更为明显，形成 LH 峰。在高浓度 LH 的作用下，引起已发育成熟的卵泡排卵。

2. 分泌期和月经期的形成　卵泡排卵后，在 LH 作用下，其残余部分形成黄体，继续分泌雌激素和大量孕激素。这两种激素，特别是孕激素，使子宫内膜发生分泌期变化。随着黄体的不断增长，雌激素和孕激素的分泌也不断增加。到排卵后的第 8~10 天，它们在血中的浓度达到高峰，通过负反馈作用抑制下丘脑和腺垂体的功能，导致 GnRH、FSH 和 LH 分泌减少。由于 LH 的减少，黄体开始退化、萎缩，导致雌激素和孕激素的分泌减少，血中浓度迅速下降到最低水平。子宫内膜由于突然失去了性激素的支持，而发生脱落流血，形成月经。

随着血中雌激素、孕激素浓度的降低，对下丘脑、腺垂体的抑制作用解除，卵巢中的卵泡又在 FSH 和 LH 的共同作用下生长发育，新的月经周期便又开始。到 50 岁左右，卵巢功能退化，卵泡停止发育，雌激素、孕激素分泌减少，子宫内膜不再呈现周期性变化，月经停止，进入绝经期。

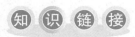

女性更年期

女性更年期，是指由卵巢功能逐渐衰退到完全消失的一个过渡时期，包括绝经前期、绝经期和绝经后期（月经停止 1 年以后）。在我国，更年期平均年龄在 50 岁左右，大多数在 44~54 岁间。目前有些学者主张使用围绝经期一词代替更年期。

进入更年期以后，卵巢功能开始衰退，卵巢体积缩小，重量仅为性成熟期卵巢的 1/2~1/3，卵泡不能发育成熟和排卵，雌激素分泌水平下降，表现为月经量逐渐减少或月经失调，最后完全停止。进入更年期后，可出现自主神经功能紊乱为主的一系列症候群，主要表现为潮热、出汗、易激动、抑郁、失眠、心悸等症状。更年期虽是女性的自然生理过程，但更年期症状却因人而异，大多数妇女可通过神经内分泌的自我调节适应这种变化，不出现自觉症状或仅有轻微症状。但也有少数妇女由于更年期生理与心理变化较大，机体不能很快适应，症状比较明显，影响身心健康，极少数症状严重，甚至影响生活和工作。

四、妊娠与避孕

(一) 妊娠

妊娠（pregnancy）是指子代新个体的产生和孕育的过程。包括受精、着床、妊娠的维持、胎儿的生长发育。卵子受精是妊娠的开始，胎儿及其附属物从母体排出是妊娠的终止。妊娠全过程平均约 38 周，是一个非常复杂、变化极为协调的生理过程。

1. 受精　受精是指精子穿入卵子与卵子相互融合的过程。

（1）精子的运行：精子射入阴道后经过子宫颈、子宫腔、输卵管到达输卵管壶腹部，与卵子相遇。男子一次射精精液内含精子 0.2～4 亿个，其中只有数量不足 15～50 个活动能力强的精子才能到达受精部位，最后只有一个精子冲破层层屏障与卵子相遇而使之受精。

（2）精子获能：精子必须在女性生殖道内停留几个小时才能获得使卵子受精的能力，称为精子获能。精子经过在附睾中的发育，已具备了使卵子受精的能力，但由于在附睾和精液中存在去能因子，可使精子失去使卵子受精的能力。精子进入女性生殖道后，去能因子可被去除，从而使精子恢复受精的能力。

（3）受精过程：卵子从卵巢排出后进入输卵管，停留在输卵管壶腹部等待受精。精子和卵子在女性生殖道内保持受精能力的时间很短，精子为 1～2 天，卵子仅为 6～24 小时。精子与卵子接触后，精子顶体外膜与精子头部细胞膜融合、破裂，释放出顶体酶，使卵子外围的放射冠及透明带溶解，这一过程称为顶体反应。顶体反应中释放出的酶，协助精子进入卵细胞。当精子进入卵细胞后，激发卵母细胞中的颗粒释放，释放物与透明带反应，封锁透明带，使得其他精子难以再进入。因此，一般只有一个精子能与卵子结合（图12-4）。

2. 着床　着床是指胚泡植入子宫内膜的过程。约在受精第 3 天，受精卵分裂成由 16 个细胞组成的实心细胞团，称为桑葚胚。约在受精第 4 天，桑葚胚进入子宫腔，此时已形成胚泡，在受精后第 8 天，胚泡开始着床。胚泡吸附在子宫内膜上，通过与子宫内膜的相互作用而逐渐进入子宫内膜，于排卵后 10～13 天，胚泡完全植入子宫内膜中（图12-4）。

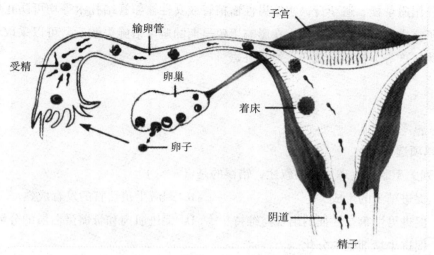

图 12 - 4 排卵、受精与着床示意图

3. **妊娠的维持与激素的调节** 正常妊娠的维持有赖于垂体、卵巢和胎盘分泌的多种激素相互配合。受精与着床之前，在腺垂体促性腺激素的作用下，卵巢黄体分泌大量孕激素和雌激素，使子宫内膜进入分泌期，为妊娠做好准备。如果受孕，在受精后第 6 天左右，胚泡滋养层细胞开始分泌人绒毛膜促性腺激素（hCG），并刺激卵巢黄体转化为妊娠黄体，继续分泌孕激素和雌激素。胎盘形成后，即成为妊娠期一个重要的内分泌器官，大量地分泌激素，对维持妊娠起着关键作用。

（1）人绒毛膜促性腺激素：hCG 是由胎盘绒毛合体滋养层细胞分泌的一种糖蛋白激素，在妊娠 8 ~ 10 天出现，故检测母体血中或尿中的 hCG，可作为诊断早孕的指标。

（2）雌激素和孕激素：在整个妊娠期内，孕妇血中雌激素和孕激素都保持在较高水平，对下丘脑 - 腺垂体系统起负反馈作用。因此，卵巢内没有卵泡发育、成熟和排卵，故不来月经，也不会再孕。胎盘分泌的雌激素主要为雌三醇，如果在妊娠期间胎儿死于宫内，雌三醇会突然减少，因此，检测母体血或尿中雌三醇的含量，可判断胎儿是否存活。

（3）人绒毛膜生长素：具有生长激素的作用，可调节母体与胎儿的糖、脂肪与蛋白质代谢，促进胎儿生长。

4. **分娩** 分娩（parturition）是指成熟的胎儿及其附属物从母体子宫产出体外的过程。人类妊娠时间约 280 天。在妊娠末期，子宫平滑肌兴奋性逐渐提高，导致强烈的节律性收缩，子宫颈变软，宫口开放，将胎儿娩出。

（二）避孕

避孕（contraception）是指采用一定的方法使妇女暂时不受孕。目前研究和使用的避孕方法大致有：①抑制精子和卵子生成；②防止卵子受精；③抑制着床；④促进胚胎由子宫排出。如，使用口服避孕药（主要成分为雌激素、孕激素）来抑制排卵；使用安全套、子宫帽、外用避孕栓、避孕膏，实施男性输精管或女性输卵管结扎术等均可防止精子与卵子相遇；子宫内安放宫内节育器；在影响生殖早期的避孕措施失败后，可以采取早期人工流产、药物流产等方法引起流产，终止妊娠。

复习思考

一、单项选择题

1. 下列关于睾酮生理作用的叙述，错误的是（　　）

　　A. 促进精子的生成　　　　　　　　　　B. 刺激生殖器官的发育成熟

　　C. 促进男性第二性征的出现与维持　　　D. 促进肌肉和骨骼蛋白质的分解

　　E. 促进生精细胞的分化

2. 关于孕激素生理作用的叙述，不正确的是（　　）

　　A. 刺激子宫内膜呈增生期变化　　　　　B. 使子宫肌活动减弱

　　C. 降低母体免疫排斥反应　　　　　　　D. 刺激乳腺腺泡的发育

　　E. 促进能量代谢，有产热作用

3. 女性卵巢功能正常时，排卵的标志是血中何种激素出现高峰（　　）

　　A. 催乳素　　　　B. FSH　　　　　C. LH　　　　　D. 孕激素　　　　E. 雌激素

4. 在月经周期中，形成雌激素分泌第二高峰的直接原因是（　　）

　　A. FSH 分泌增加　　　　　　　　　　B. LH 分泌增加

　　C. 雌激素的正反馈作用　　　　　　　D. 雌激素的负反馈作用减弱

　　E. 孕激素的正反馈作用

5. 育龄期女性的月经出现在（　　）

　　A. 雌激素急剧减少　　　　　　　　　B. 孕激素急剧减少

　　C. 雌激素和孕激素都急剧减少　　　　D. 催乳素急剧减少

　　E. 催产素急剧减少

二、问答题

1. 睾丸的生精过程受哪些激素调节？

2. 为什么妊娠期间不来月经也不再受孕？

扫一扫，知答案

索　引

名词术语中英文对照

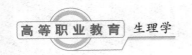

主要参考书目

1. 王玉勤．生理学［M］．北京：中国中医药出版社，2015.

2. 白波．生理学［M］．7 版．北京：人民卫生出版社，2014.

3. 朱艳平．生理学［M］．3 版．北京：人民卫生出版社，2015.

4. 潘丽萍．生理学［M］．2 版．北京：人民卫生出版社，2014.

5. 牛欣．生理学［M］．9 版．北京：中国中医药出版社，2012.